WESTEND

Mehr über unsere Autoren und Bücher:
www.westendverlag.de

Die Deutsche Nationalbibliothek verzeichnet diese
Publikation in der Deutschen Nationalbibliografie; detaillierte
bibliografische Daten sind im Internet über http://dnb.d-nb.de abrufbar.

MIX
Papier aus verantwortungsvollen Quellen
FSC® C083411
FSC www.fsc.org

ISBN 978-3-86489-296-7

Umschlaggestaltung: Buchgut, Berlin
Satz: Publikations Atelier, Dreieich
Druck und Bindung: CPI – Clausen & Bosse, Leck
Printed in Germany

Das Leben besitzt einen erschreckenden Mangel an Takt. Seine Katastrophen ereignen sich auf unpassende Weise und treffen die falschen Leute.

(Oscar Wilde)

Inhalt

Vita Gunter Böhnke – Teil 1 9

1. Einleitung – Gesund werden im Schlaf 15
2. Und immer auf der Flucht – von Dresden nach Merzwiese 32
3. Bäbbeln und Gaggsch machen – eine Kindheit in Dresden 38
4. Meine Eltern und meine Schwester 54
5. Die Schule – meine Traumfabrik 62
6. Pionierrepublik »Wilhelm Pieck« 66
7. Leipzig und kein Ende 69
8. Babelsberg und Hochzeit 99
9. Und meine Frau? 104
10. Das Neue Forum 112
11. »Die Wende« 121
12. Wie ich Dickens entdeckte 125
13. Die Geldkarten mögen mich nicht 128
14. Die Schweiz 133
15. Zwischen Softeis und Broilerbude … 136
16. Die Trasse 140
17. Die zweite Diagnose 147

18. Der Unfall 151
19. Berlin – eine Episode und zwei Knaben 154
20. Edition Leipzig 161
21. Übersetzer 168
22. Die Fähre verbindet 194
23. Skatwandern 200
24. Hamlet 206
25. Lob der Müdigkeit 209
26. Wie wird man Schriftsteller? 213
27. Bernd-Lutz Lange 75 215
28. Die Sächsische Hitparade 219
29. Lene Voigt hat die Sachsen wirklich geliebt 221
30. Tausend kleine Katastrophen 224
31. In der südlichsten Leihbibliothek Europas 229
32. Projekte 234
33. Was wäre wenn … 237
34. Neben großen Kolleg*innen 239
35. Kurzer Abriss 244
36. Nibelungen 247
37. Was wird aus dem Tafelsilber? 249
38. Poetenzuflucht im Poetenweg 251
39. Arno Amselhain 254
40. Abgesang 258
41. Was mir (dienstlich) besonders gefiel 260

Vita Gunter Böhnke – Teil 2 262

Nachwort 267

Vita Gunter Böhnke – Teil 1

1943	geboren in Dresden-Pieschen (»Dialekt-Zentrum«)
1944	nach Merzwiese (heute Polen) zur Tante Else
1944	Weihnachten: heimlich halbe Gans gefressen (gebraten!)
1945	Flucht aus Merzwiese nach Dresden
1945	März ausgebombt
1945	nach Ferbitz (hinter Wittenberge)
1946	Rückkehr nach Dresden in die Wohnung der Großeltern (Dresden-Mickten)
1947	24. Dezember Rückkehr des Vaters aus französischer Kriegsgefangenschaft
1948	Umzug in eigene Wohnung (Dresden-Trachau)
1948	Straßenfußballer (Cottbuser Straße hinten) erster Besuch in Leipzig: Mutter gewinnt als Handballerin (»Rotation Dresden«) gegen Leutzsch
1948	erste Bühnenrolle: vierter Zwerg in »Schneewittchen«
1950	Geburt der Schwester Gudrun 40. Grundschule in Dresden-Trachau Mittelstürmer bei Chemie Radebeul (VEB Arzneimittelwerk Dresden – kein Doping!)
1953	erstes eigenes Fahrrad (Vorkriegs-Damen-Schmedde)
1954	Fußballer bei Motor Dresden-Neustadt
1955	Rechter Verteidiger bei Motor Trachenberge-West Erste Übersetzung: Russkiye Skazki = Russische Märchen Cosmo Medici in Brechts »Leben des Galilei« im Staatstheater Dresden

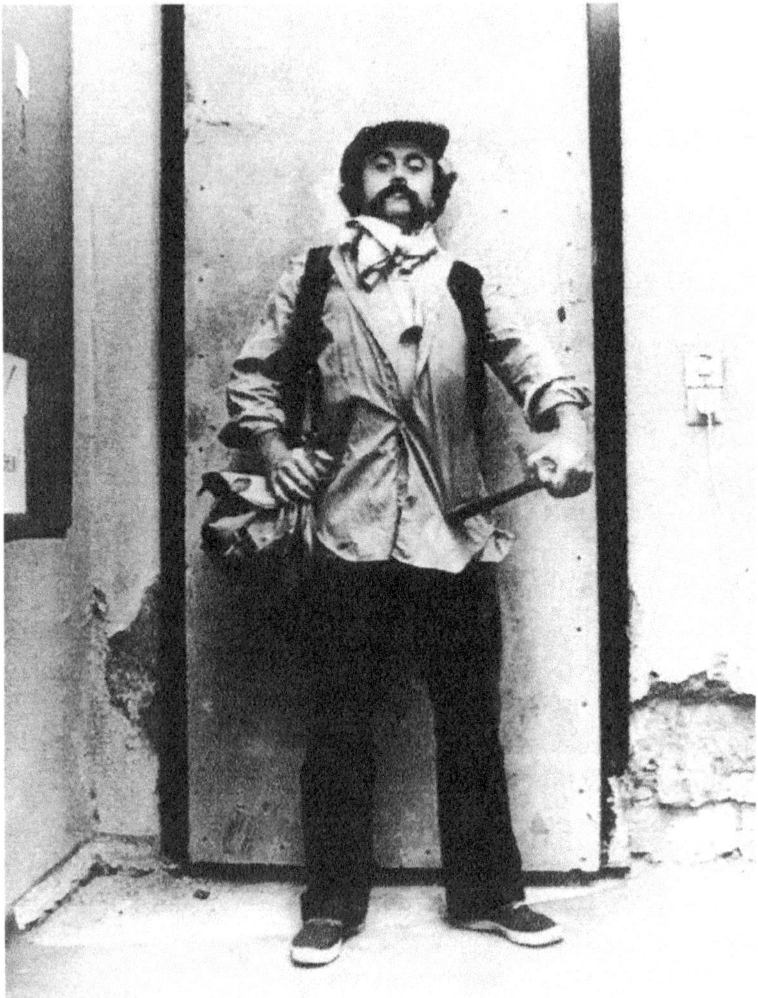

Gunter Böhnke im Kostüm seiner Wahl auf der Baustelle »academixer«-Keller mit geschlossenen Lidern

1957 letzte Reise in den Westen (Hannover/Stuttgart)
1958 Konfirmation in der Trachauer Apostel-Kirche
Besuch der Erweiterten »Pestalozzi«-Oberschule & Lehre als Transformatorenbauer
Gespräch auf Russisch mit Offizieren der Sowjetarmee

1959 Fußballer in der Bezirksauswahl Dresden (mit Ede Geyer)
1960 erstes Fernsehspiel (»Lehrer Stephan«)
Einladung nach Österreich, keine Genehmigung der Oberschule (»Österreich = NATO-Staat« (!))
Kabarett an der Erweiterten Oberschule, Auftritte in Betrieben
1961 Ende der Fußballerkarriere
Fahrerlaubnis Motorrad (»Pitty«-Roller)
Pergamonmuseum – Übersetzung für Engländerin
Ausbildung als Sportreporter angepeilt
zweites TV-Spiel: »Stützen der Gesellschaft« von Ibsen mit Horst Schulze
1962 Eignungsprüfung an der Leipziger Schauspielschule bestanden, Aufnahmeprüfung nicht
Abitur in Dresden und Lehrabschluss als Transformatorenbauer
Statist am Theater
Chemie-Hilfsarbeiter im Arzneimittelwerk Dresden (Coffeinherstellung)
Motorrad MZ-RT (125 ccm) 1800 Mark
1963 zweite Aufnahmeprüfung: nicht bestanden
1964 Studentenbühne Leipzig, zweiter Greis im »Unternehmen Ölzweig« von Ewan McColl
Konfirmation der Schwester
1965 Referat »Shakespeares König Lear und das Volksbuch« mit Kommilitonin Reinhild Krauspe
1966 Mitbegründer Kabarett »academixer«, an der Karl-Marx-Universität
Verlobung mit Reinhild Krauspe in Prag ist Voraussetzung für Urlaub am Krummen See in Mecklenburg
1967 Heirat, Trauung in Thomaskirche durch Schwiegervater, Pfarrer Hans Krauspe
»Hochzeitsreisen« Harz, Budapest, Balaton
1968 Staatsexamen
DDR-Rundfahrt mit dem Motorrad – Unfall Ribnitz-Dam-

garten auf der zweiten Etappe (eingeschlafen, Schädel-Hirn-Trauma)
eine Woche Krankenhaus
Lehrdienstverweigerer
arbeitslos
redaktioneller Mitarbeiter bei ADN-Zentralbild in Berlin

1969 erste Übersetzung für den Verlag Volk und Welt: *A Kestrel for a Knave* (Film KES) von Barry Hines
Geburt des Sohnes Robert im achten Monat

1970 Kündigung beim ADN
freischaffender Übersetzer/Dolmetscher
Lehrer im Hochschuldienst an der Berliner Humboldt-Universität und in der Volkshochschule

1971 bis 1978 Lektoratsleiter Fremdsprachen im Verlag Edition Leipzig

1971 Geburt des Sohnes Dietmar

1972 erstes Auto (VW-Käfer, Baujahr 1957)
erste Dienstreise London und Chichester

1974 erste Schallplatte (nicht erschienen: »Arbeiter weigerten sich, solchen Schmutz zu pressen.«)

1975 erstes Kabarettprogramm im Deutschen Fernsehfunk (DFF) der DDR

1976 zweites Programm im DFF

1978 Halbtagsplanstelle bei Edition Leipzig
drittes und letztes Kabarettprogramm im DFF bis 1990

1979 Berufskabarettist (freischaffend)

1980 Eröffnung des »academixer«-Kellers
Kabarettist beim Rat der Stadt Leipzig
bis 1989 Gastspiele in der DDR, Polen, Finnland und der Sowjetunion (Erdgas-Trasse);
erstes sächsisches Mundartprogramm: »Dr Saggse – Mänsch un Miedos«

1981 Sohn Dietmar im Thomanerchor

1983 Konfirmation des Sohnes Robert (nach Diskussion über DDR-Verfassung mit Direktor)

Robert: Erweiterte Thomas-Oberschule

1985 Konfirmation des Sohnes Dietmar (wieder Diskussion über DDR-Verfassung mit Direktor)

Dietmar: Erweiterte Thomas-Oberschule

drittes Auto: GAZ 69 (geländegängiges Kfz, Baujahr 1968 – »Russenjeep«)

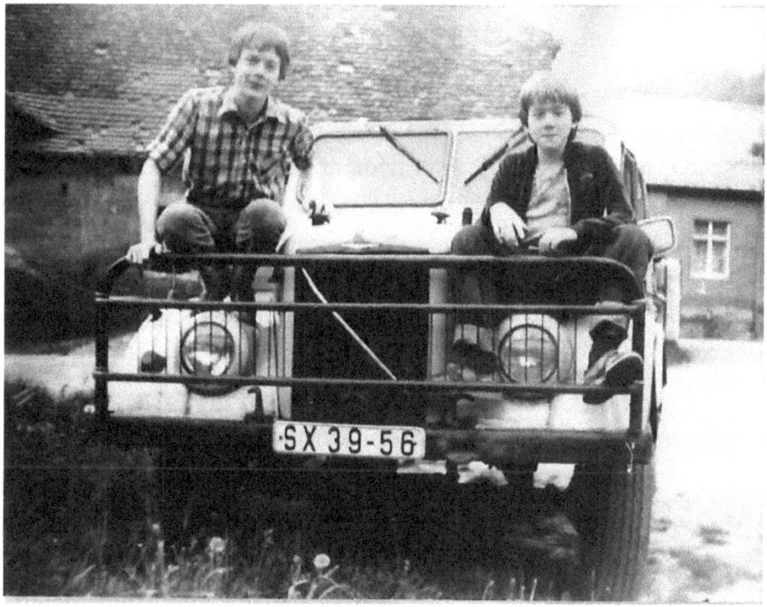

Robert und Dietmar Böhnke auf dem »Russenjeep«

Reise mit Reinhild nach Großbritannien (über Schriftstellerverband)

1986 erstes Treffen mit Gerhard Polt im »academixer«-Keller

1988 Gastspiel in der Schweiz (ohne Honorar!)

erstes Duo-Programm mit Bernd-Lutz Lange: »Mir fangn gleich an« (Kurzer Abriss von Leipzig)

Robert Abitur

Robert Wehrdienst bei Berlin

Schlaf, den REM-Schlaf[1]. Der tritt ein paarmal in der Nacht auf. Und dann träumst du. Manchmal lange Geschichten, manchmal wirres Zeug. Wenn du Glück hast, träumst du etwas Schönes, wenn die Straßenbahn um die Ecke quietscht, und du wirst wach, dann passiert es manchmal – eigentlich fast nie –, dass du da weiterträumst, wo du warst, ehe die Bahn kam. O Glückliche*r!

Aber manchmal kommen auch Albträume. Ungerufen und unerklärlich. Immer zur gleichen Zeit. Und du kannst nicht ausweichen. Dann schlaf doch nicht »zur gleichen Zeit«. Ganz easy. Aber nicht für mich. Denn ich habe einen Defekt. Ja, ich bin suchtkrank. Nein, damit spaßt man nicht. Es handelt sich nicht um Heroin, Alkohol oder Nikotin. Ich leide an der Schlummersucht. Zugegeben: Diese Bezeichnung ist überholt. Sie ist ja eigentlich auch keine Sucht, die Narkolepsie, sondern eine Anfallskrankheit. Sie äußert sich, als ob man einen Schalter umlegt: Eben noch im interessantesten Gespräch, verändert sich plötzlich die Artikulation, die Augäpfel beginnen zu kreisen, die Nackenmuskulatur verliert ihre Stützfunktion, und der Kopf fällt auf die Brust. Oder in die Suppe – ohne Mist. Nach zehn Sekunden ist der Spuk vorbei. Er kann sich aber auch wiederholen, dann ist der Abend gelaufen. Aber auch als Wiederholungstäter wird man nicht als Kranker betrachtet, sondern als schläfriger Sonderling: »Was macht Ihr Mann eigentlich, wenn er nicht schläft?«

An *Narkolepsie* leiden schätzungsweise etwa 40 000 Menschen in Deutschland. Das sind 0,05 Prozent der Bevölkerung. Die Dunkelziffer ist hoch. Weltweit sind es drei Millionen. Nicht jeder Arzt kennt die Funktionsstörung der Schlaf-Wach-Regulierung. Das frappierendste Kennzeichen der »Schlafkrankheit« oder »Schlummersucht« ist die Zeitspanne zwischen dem Auftreten der Krankheit und der Diagnose. Im Durchschnitt sind es zwölf Jahre. In zahlreichen Fällen wird die Krankheit als Epilepsie oder psychische Störung behandelt, manchmal sogar als Schizophrenie.

---

1 REM-Schlaf: Rapid-Eye-Movement-Schlaf. Traumschlaf, der bis zu 25 Prozent ausmacht, beginnt nach 90 Minuten.

Bei mir waren es bis zum medizinisch begründeten Verdacht 13 Jahre, bis zur endgültigen Diagnose noch einmal 25 Jahre. Als die Krankheit ausbrach, war ich zwölf, zur Zeit der Diagnose 50. Medikamente nahm ich schon seit meinem 25. Lebensjahr. Die Medikamente unterliegen dem Betäubungsmittelgesetz und wurden in einigen Fällen nach ein paar Jahren vom Markt genommen. Ich habe die besten Erfahrungen mit Ephedrin gemacht. Der Zeitraum zwischen Einnahme und Wirkung betrug genau 90 Minuten. Ich war also sicher, nach eineinhalb Stunden nicht einzuschlafen, sondern zum Beispiel einem Konzert hellwach folgen zu können. Diese zuverlässige Wirkung habe ich seitdem bei keinem Medikament erlebt. Anfang der 90er-Jahre verschwand Ephedrin mit der Begründung, es sei als Dopingmittel eingesetzt worden. Und zwar ausgerechnet bei Fußballern! (Die Wirkungsdauer betrug etwa fünf Stunden.) Ich kenne als ehemaliger Fußballspieler kein Spiel, das 300 Minuten dauerte ...

Alle Medikamente, die ich seitdem eingenommen habe (Tradon, Reactivan und Vigil), wirken nicht so sicher.

Schlaf soll ja so gesund sein. Richtig. Wenn er keine Krankheit ist. Deshalb schlafen ja auch die kleinen Kinder so viel. Ihr Körper braucht das, um sich zu entwickeln. Und ich schlafe zu wenig – zumindest nachts. Deshalb fällt mir das Entfalten am Morgen so schwer. Das Okapi schläft nur 30 Sekunden, aber dafür mehrmals. Ich auch, aber am Tage. Ich ähnele also einer afrikanischen Waldgiraffe. Nicht in der Farbe. Nicht in der Größe. Doch im 30-Sekunden-Schlaf! Darüber müsste ich mal nachdenken.

Mich interessiert: Was bedeutet eigentlich «Das mach ich doch im Schlaf.« Ist es identisch mit »Das mach ich doch mit links und 40 Fieber.«?

Da der Schlaf als Zustand des geschwundenen Bewusstseins verstanden wird, ist das Machen im Schlaf umso höher zu bewerten. Die linke Hand ist (für Rechtshänder) die schwache, und 40 Grad Fieber schränken das Handlungsvermögen beträchtlich ein. Wer da zum Macher wird, beweist überdurchschnittliche Fähigkeiten. Er ist cool, und was er macht, ist megageil! Ich glaube, jetzt wird das Eis dünn. Doch wer sich auf dünnem Eis sicher bewegt, der ist voll krass.

Ich glaube, ich bin mit dem Titel *Das mach ich doch im Schlaf* auf dem richtigen Weg. Außerdem ist mein Titel doppelbödig. Er bedient nicht nur die Redewendung, sondern beschreibt ganz realistisch einen Teil meines Lebens.

Wie oft habe ich andächtig im Gewandhaus gesessen und war ein ganz normaler Konzertbesucher. Dachten die anderen. Während ich zu einem »verum gaudium« entschwebte. Und wie oft habe ich vor meinem Teller gesessen – daheim oder im Restaurant – und ein leckeres Mahl verspeist, ohne zu wissen, was es ist und wie es geschmeckt hat. Ich war abgehoben.

Wie damals, als ich fünf war. Nur – da lag ich neben mir. Nachdem ich abgehoben war und dem Fahrradkindersitz entschwebte. Also einem geflochtenen kleinen Sitz auf dem Gepäckträger des NSU-Rades (Halbballon) meiner Mutter. Ein kleines Körbchen, das zum Katapult wurde.

Und das kam so: Meine Mutter spielte bei Rotation Dresden Handball. An jenem Sonntag hatte sie noch vor Spielbeginn die große Wäsche gemacht, also gewaschen und aufgehängt. Dann schwang sie sich aufs Fahrrad und fuhr in einem »Affentempo« von Mickten nach Trachenberge. Sie erreichte den Sportplatz kurz vor dem Anpfiff. Die Einfahrt wies ein Gefälle auf, sodass bei flotter Passage Gepäckstücke vom Gepäckträger in die Luft geschleudert wurden – in diesem Falle ich. In hohem Bogen landete ich im Gras. Meine Mutter rief: »Gerhard, kümmere dich um den Gunter.« Gerhard – ein Spielerin-Mann – kümmerte sich. Ich heulte. Dass just dieser Sturz möglicherweise der Auslöser meiner späteren Schlummersucht sein könnte, konnte ich zu diesem Zeitpunkt natürlich nicht ahnen.

Müde war ich schon immer. Bei meiner Geburt soll ich so langsam gewesen sein, dass der Doktor Unterdörfer schon die Zange geholt hatte, als ich dann doch noch den Kopf raussteckte und so laut schrie, dass dem Arzt die Zange aus der Hand fiel. Es handelte sich also nicht um eine Zangengeburt!

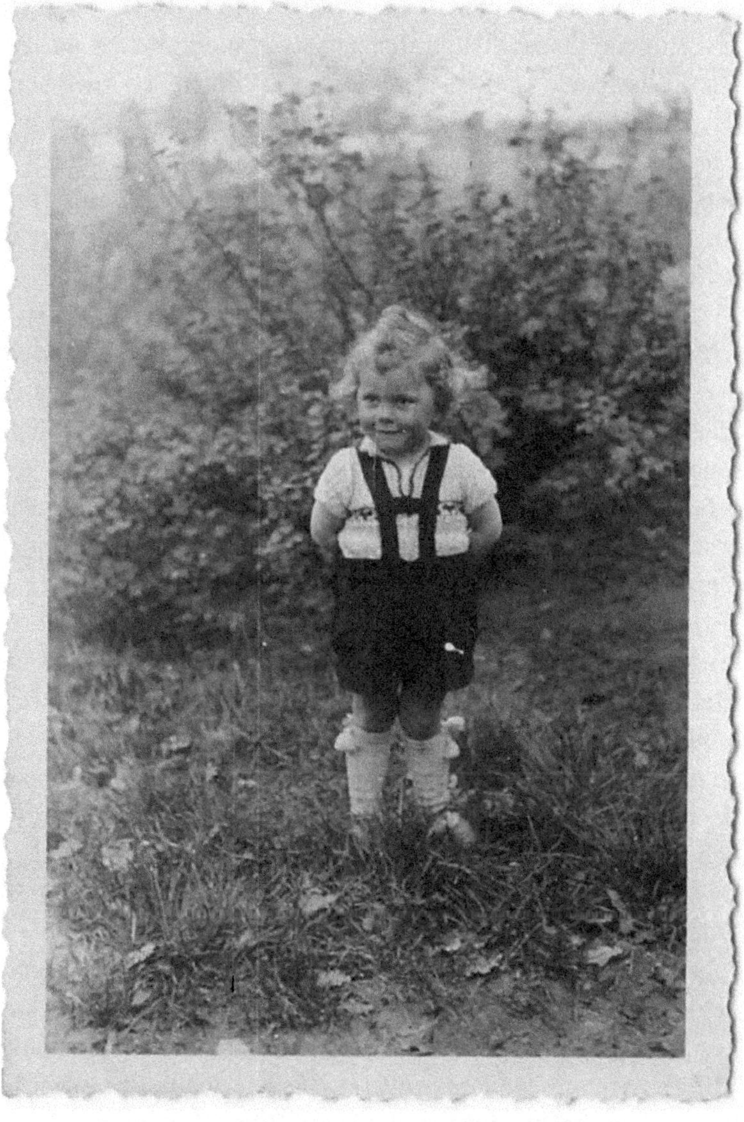

Gunter Böhnke als Dreijähriger mit »Hahnenkamm«

So laut wie bei meiner Geburt habe ich später nicht mehr geschrien, aber ich war auch nicht sprachlos. Ich war ja von Anfang an nicht auf den Mund gefallen. Meist nur auf die Knie. Die

Narben sind heute noch zu sehen. Beim Fußballspielen bin ich übrigens nie eingeschlafen. Ich saß auch nicht einmal auf der Auswechselbank. Und beim Wandern? Da durfte ich mich beim Rasten nicht auf eine Bank setzen, sonst schlief ich sofort ein. Das beweisen viele Fotos von Klassenfahrten. Einmal bin ich in der Sächsischen Schweiz beim Klettern sogar in einer Klamm eingeschlafen – klammheimlich. So wird erzählt, aber erzählt wird viel …

Zum Beispiel soll ich bei einer Radtour im Muldental zwei schlafende Biber überfahren haben. Das entspricht keineswegs der Wahrheit. Erstens war ich nicht im Muldental, sondern im Werratal unterwegs. Zweitens handelte es sich nicht um Biber, sondern um Eichhörnchen. Und drittens habe ich sie nicht umgefahren, sondern umfahren. Außerdem haben die Tiere nicht geschlafen. Ich habe geschlafen. Natürlich im übertragenen Sinne.

Dabei werden unzählige Bürger in unserem Land von Schlaflosigkeit geplagt. Nur ich nicht. Ich kann immer schlafen. Wenn ich will und auch wenn ich nicht will. Ich träume schon nach fünf Minuten, das kann nicht jeder. Aber fast jeder kann sich nicht an seine Träume erinnern. Ich auch nicht. Mit einer Ausnahme: Nachmittagsträume. Die sind immer grausam und eindrücklich. Glücklicherweise handelt es sich nicht um Wiederholungsträume. Jedes Mal passiert etwas anderes Schreckliches – nur im Traum, zum Glück.

Nach unserer Geburt träumen wir im Schlaf etwa neun Stunden. Mit acht Jahren sind es nur noch drei, und das bleibt für den Rest unseres Lebens so. Die Bezeichnung für den Traumschlaf (REM) ist englisch: *Rapid Eye Movement*, schnelles Augenrollen. Und das bei geschlossenen Lidern. Eigentlich paradox für einen Schlafenden. Und so ist die deutsche Bezeichnung: Paradoxer Schlaf. Entdeckt wurde das Phänomen erst vor 50 Jahren von Wissenschaftlern in Chicago.

Und wissen Sie, wer gar nicht träumt? – Der Ameisenigel und der Delfin! Deswegen weisen die beiden eine hervorragende

Betroffene mit voller Ausprägung aller Symptome kann keinen normalen Beruf ausüben oder nur mit wesentlichen Einschränkungen. Es gibt in diesen Fällen Einstufungen als Schwerbeschädigte von mindestens 80 Prozent. Beim Treffen der Deutschen Narkolepsie-Gesellschaft, die aus deutschlandweiten Selbsthilfegruppen besteht, waren die Vorträge kurz. Mit mehreren Pausen, da das Auditorium sonst wegschnarcht. Im Hotel lehnten die Teilnehmer wie die Fliegen an der Wand. Vom Frühstücksraum bis zum Vortragssaal. Da die Schlafphasen nur kurz sind, erreichten alle pünktlich den ersten Beitrag.

In der Schule erhaschte ich den ersten Beitrag des Lehrers mühelos. Dann wurde es schwierig. Ich saß meist in der letzten Bank (guter Schüler!) mit gesenktem Kopf und geschlossenen Augen. Was dem Lehrer nicht besonders auffiel, denn die meisten Schüler machten irgendwas unter der Bank. Ja, wir hatten noch Vorkriegsschulbänke mit versenkten gläsernen Tintenfässern – falls sie noch vorhanden waren. Benutzt wurden sie ohnehin nur bis zur zweiten Klasse, vielleicht bloß in der ersten.

Die Aktivitäten unter der Bank machten dem Lehrervortrag durchaus Konkurrenz. Da wurde »Schund- und Schmutzliteratur« gelesen. Von »Mickey Mouse« bis »Tom Mix«. Es wurden Kaugummi-Bilder getauscht oder Fortsetzungsgeschichten geschrieben. Natürlich auch Liebesbriefchen: »Hehe, Mouni, willsde mid mir gehn?« Nie kam die Rückfrage: »Ja, und wohin?« Die Antwort lautete vielleicht: »Ich denke, du gehst middr Rousi, där Schlambe?« Oder auch: »Habbe keene Zeit. Muss Einkellerungsgartoffeln auslesen.«

Und einer schlief. Wurde er aufgerufen, sprang er auf und antwortete auf die Frage des Lehrers nach dem Triumvirat der Marxschen Lehre. »Die drei Musketiere!« – »Fünf! Setzen!«, parierte der Lehrer. Der Schüler hatte eigentlich gar nicht provozieren wollen – die Antwort war auch unter seinem Niveau. Er war im Traumschlaf bei den drei Musketieren gelandet, und die Frage des Lehrers hatte ihn in eine Traum-Realität katapultiert. Schnell fand er sich auf dem Boden der Tatsachen wieder.

Narkolepsie ist eine organische Krankheit. Der Erkrankte kann sich nicht durch Willensanstrengung gegen die Symptome wehren. Entscheidend für sein Leben mit der Krankheit ist die Akzeptanz durch die Umwelt. Viele der Betroffenen versuchen die Krankheit zu verheimlichen. Sie schämen sich ihrer Schlafanfälle. Und eine große Anzahl weiß gar nicht, dass sie unter einer Krankheit leidet. Sie werden gemobbt, verlieren ihre Arbeit, ziehen sich zurück.

Ich habe als Schüler sowohl die Schlafattacken als auch gelegentlich Kataplexien wahrgenommen, wäre aber nicht auf die Idee gekommen, dass es sich dabei um eine Krankheit handelt. Von meinem zwölften Lebensjahr an habe ich als Kinderdarsteller am Theater und beim Fernsehen gearbeitet. Seit meinem siebten Jahr habe ich in einer Mannschaft Fußball gespielt. Das heißt, ich habe mich körperlich verausgabt und bin oft erst nach Mitternacht ins Bett gegangen. Einschlafen in der Schule gehörte dazu, und weder meine Eltern noch die Lehrer schöpften Verdacht.

Im Schulchor, im Dramatischen Zirkel, in der Turnerriege und beim Fußball fielen mir nie die Augen zu. Auch nicht im Mathezirkel, den ich jahrelang leitete. Vielleicht habe ich bevorzugt in den Pausen geschlummert. In den Pausen wurden aber auch die Hausaufgaben vom vergangenen Tag gemacht, und es gab Ringkämpfe und Rempeleien, durch die die Rangordnung festgelegt wurde. Eigentlich kaum Gelegenheit zum Schlafen in den Schulpausen.

Anders in der Universität. Da gab es Vorlesungen, Seminare und Versammlungen. Wie geschaffen für einen Schlummersüchtigen. Topfavoriten waren die Vorlesungen in Pädagogik, Didaktik und Methodik, pädagogischer Psychologie und Geschichte der Pädagogik. (Pädagogik galt bei uns Lehrerstudenten als das »Klofenster zur Wissenschaft«.) Allerdings gab es für einen Schläfer (das konnte man damals noch ohne Probleme sagen) ein Problem: Da die Vorlesungen nur von einer »Delegation« der Seminargruppe besucht wurden und für die anderen mit mehreren Bögen Durchschlagpapier mitgeschrieben werden mussten, konnte man nur jede dritte Vorlesung schwänzen. Meine Mitschriften entbehrten nicht einer gewissen grafischen Gestaltung. Auf manchen Seiten verschlangen sich die Wörter zu kalligrafischen Ungetümen, die in einem senkrechten Absturz zusammenbrachen. Im Anschluss war die Schrift wieder ganz normal. Nur selten schmuggelte sich ein Wort in den Text, das nicht dazu gehörte. Es konnte dann schon mal vorkommen, dass neben »Mitschurin« ein »Fußlappen« auftauchte.

Einmal in meinem Leben hat mich die »Krakelschrift« nicht verraten. Als ich Lektoratsleiter im Verlag »Edition Leipzig« war, musste ich nebenbei ein postgraduales Studium absolvieren. Falls ich mich recht erinnere, wurden die DDR-Verlage vom Kulturministerium »verdonnert«, Mitarbeiter zu diesem Studium zu schicken. (Wahrscheinlich gab es keine Studenten, die freiwillig am Institut für Buchhandel und Verlagswesen der Karl-Marx-Universität studiert hätten.) Es dauerte anderthalb Semester, und man erhielt am Ende ein Zeugnis sowie eine Urkunde, die den erfolgreichen Abschluss des postgradualen Absitzens beglaubigten.

Da ich nebenbei noch zu Hause »Maschineschreiben mit zehn Fingern« praktizierte, streikte mein rechter Arm, und ich bekam einen »Tennisarm«, das heißt eine Sehnenscheidenentzündung. Sehr schmerzhaft und langwierig. Einen Vorteil hatte die Erkrankung: Ich konnte in Vorlesungen und Seminaren nicht mitschreiben. (Was sowieso eigentlich nicht sinnvoll gewesen wäre.) Nachdem ein Dozent mich vor der Gruppe ob meiner Faulheit gerügt hatte, schlug er mir vor, mit links zu schreiben. Das versuchte ich auch. Mit dem Ergebnis, dass meine Krakelschrift in den Einschlafattacken jetzt ganz normale »Linksschrift« wurde. Obwohl die Schrift kaum zu lesen war, fehlte mir kaum Stoff für die Prüfung. Es war ohnehin viel »marxistisches Kauderwelsch« über die Bedeutung der Arbeiterklasse für die Entwicklung des Grauwerts[1] der Seite.

---

1 Unter *Grauwert* wird in der Typografie und im Grafikdesign der reflektierte beziehungsweise absorbierte optische Farbdurchschnittswert eines monochro-

Eine Ausnahme gab es im Lehrplan: Die Seminare des Slawisten Ralf Schröder. Die waren hochinteressant. Er berichtete über neue Entwicklungen der Gegenwartsliteratur in der Sowjetunion, die in der DDR noch tabu waren. Und er holte aus seiner abgeschabten Ledertasche eine Flasche Bier, die er während der Vorlesung trank. Böse Zungen behaupteten, es sei Wodka gewesen.

Eines Tages beobachteten wir, wie Ralf Schröder mit dem Fahrrad auf den Hof des Instituts fuhr und dort vom Institutsdirektor gestoppt wurde. Es folgte ein kurzes Gespräch, der Slawist nahm einen Schluck aus der Bierflasche, stieg aufs Rad und fuhr davon. Kurz darauf wurde uns mitgeteilt, dass Ralf Schröder krank sei und seine Vorlesungen bis auf weiteres ausfielen. Aber wer aus politischen Gründen sechs Jahre in Bautzen gesessen hatte, dem konnte das Nachtreten der kleinkarierten Parteibürokratie nur ein müdes Lächeln abringen.

Kommen wir zum Versammlungswesen: Bei FDJ[1]- und Institutsversammlungen gab es eine Anwesenheitspflicht. Parteilehrjahre[2], zu denen in den 70er-Jahren auch Nichtgenossen geladen waren, gab es damals offenbar noch nicht. Zu den Versammlungen des Instituts für Anglistik lud die Sekretärin, Fräulein Schulze. Sie leitete auch die ansehnliche Bibliothek, die kurz vor der Sprengung der Universität 1968 in die feuchten Keller des Dolmetscher-Instituts ausgelagert wurde.

Fräulein Schulze war Jahrgang 1902 und eine Kommilitonin von Professor Dr. Walther Martin, dem Institutsdirektor. Das

---

men Schriftbildes oder eines monochromen Schriftsatzes im Sinne von hell und dunkel, unbedruckt und bedruckt beziehungsweise unbeschrieben und beschrieben verstanden.

1 Freie Deutsche Jugend war der Kadernachwuchs der SED. Die Jugendorganisation wurde 1937 in Paris im Exil gegründet. Nach 1945 war Erich Honecker der Vorsitzende der FDJ. Als »Junger Pionier« wurde ich in der 8. Klasse automatisch in die FDJ übernommen.

2 Im obligatorischen Parteilehrjahr wurden die SED-Mitglieder regelmäßig geschult.

Schicksal hatte die beiden, nach dem gemeinsamen Studium Ende der 20er-Jahre und der Arbeit in der Schule danach, in das gleiche Institut an der Leipziger Karl-Marx-Universität geführt. Wir hatten durchaus den Eindruck, dass – bei anderem Schicksalsverlauf – auch Fräulein Schulze hätte Institutsdirektor sein können. Damals. Heute natürlich Institutsdirektorin.

Also sie lud uns ein. Den Direktor, seinen Stellvertreter, alle Lehrkräfte, Anglisten und Amerikanisten. Sechs Herren und zwei Damen, beide waren Fräulein Doktor. Heute natürlich Doktorin. Es gab zwei Tagesordnungspunkte: Einsatz als Lehrer*in und Übergang in die Universitätskirche. Zwei Themen, die nicht direkt mit dem Studium der englischen und amerikanischen Sprache und Literatur verbunden waren.

Wir wurden darüber aufgeklärt, dass für eine Fortsetzung des Studiums unser schriftliches Einverständnis erforderlich sei. Ich meinte, nachdem ich kurz eingenickt war – mit weit geöffneten Augen -, ich sei voll und ganz für die Weiterführung. Das sei nicht das geforderte Einverständnis, wurde ich gebremst. Wir sollten erklären, dass wir nach dem Abschluss des fünfjährigen Studiums ohne Zaudern und Zagen in der Schule unterrichten würden, an der uns Partei und Regierung einzusetzen gedächten. Das klang ziemlich unverfänglich, hatte aber mindestens einen Haken. Zumindest für mich. Seit dem zweiten Studienjahr hatte ich ein Auge auf eine Kommilitonin geworfen, um es euphemistisch auszudrücken. Ich stellte mir nun vor, dass sie an eine Schule nach Rostock käme und ich an eine nach Suhl. Die Entfernung betrug zwar nur 500 Kilometer, aber die Zugreise dauerte damals sieben Stunden. Vorsichtig fragte ich, ob man – falls man zu zweit war – wenigstens in einem Bezirk eingesetzt werden könnte. Dann wäre die Entfernung zwischen den Arbeitsstätten maximal 200 Kilometer. Darauf wurde mir klargemacht, dass »zu zweit sein« absolut unpräzis ausgedrückt sei. Falls ich damit eine vom Standesamt beglaubigte Ehe meinte, gäbe es schon Möglichkeiten, dass die Ehepartner näher zusammengerückt würden. Wenn auch nicht gleich auf Sichtweite, scherzte ein Professor.

Ich glaube, diese Aussage hat nicht unwesentlich zu unserem Entschluss beigetragen, noch während des Studiums zu heiraten.

Der zweite Tagesordnungspunkt, Übergang in die Universitätskirche, war so zu verstehen, dass es für Lehrerstudenten keinen geben sollte. Neben unserer Institutsbibliothek – dem Reich von Fräulein Schulze – gab es eine kleine Tür, die in den alten Kreuzgang aus dem 13. Jahrhundert führte. Er war der Rest des Dominikanerklosters, das beim Bau der Universität verschwunden war.

Wenn man aus der Institutsbibliothek kam und zehn Schritte nach links machte, stand man in dem düsteren Gang, der unmittelbar an die Universitätskirche grenzte. Uns wurde nun klargemacht, dass der Weg aus der Bibliothek nach rechts führte, zum Ausgang aus der Universität.

Falls ich mich recht erinnere, wurde die kleine Tür bald danach verschlossen, sodass man sich die Belehrung hätte schenken können.

Die FDJ-Versammlung, an die ich denke, verlief kurz und schmerzhaft. Die FDJ-Universitätsleitung hatte eine Vorlage ausgearbeitet, der wir uneingeschränkt zustimmen sollten. Die Erklärung besagte, dass wir bereit sein sollten, uns mit der Waffe in der Hand an jedem Ort der Deutschen Demokratischen Republik einzufinden, den Partei und Regierung bestimmten. Eine Abstimmung fand nicht statt. Eine zustimmende Unterschrift wurde überraschenderweise auch nicht verlangt. Ich bin sicher, dass einhundertprozentige Zustimmung nach oben gemeldet wurde. Diesmal hatte ich nichts verschlafen.

Die meisten Deutschen verschlafen ohnehin nichts. Und dass sie aus Sachsen kommen, dürfte auch nicht zum Allgemeinwissen zählen. Oder?

Die meisten Deutschen sind aus Sachsen.
Das merkt der Mensch auf Reisen schnell:
Aus Chemnitz, wo die Strümpfe wachsen,
Aus Dresden, wo sie höllisch hell,
Aus Leipzig, wo sie egal drucken

Der Sachse kriegt den Kram nicht satt.
Und alles muss er sich begucken,
Was auf der Welt zwei Sternchen hat.

Wenn du ein stilles Plätzchen fandest,
Sei's deiner Heimat fern, sei's nah.
Wenn du bei den Lofoten landest –
Ein Sachse ist gewiss schon da.
Wenn dich die höchsten Gipfel grüßen,
Zieht es dich in die Wüste hin,
Liegt dir ein Paradies zu Füßen –
Ein Sachse liegt schon mitten drin.

»Unsere lieben Sachsen«. Ernst von Wolzogen. 1901
– Ausgerechnet ein Preuße! –

Und immer auf der Flucht – von Dresden nach Merzwiese

Nach dem 13. Februar 1945, den wir – meine Mutter und ich – im Keller unseres Hauses in Dresden-Pieschen überlebt hatten, wurden Frauen mit kleinen Kindern aufgefordert, die brennende Stadt zu verlassen.

Unser Haus gehörte meinem Urgroßvater mütterlicherseits, Robert Wachs. Er arbeitete auf dem Schlachthof und versorgte die manchmal tagelang auf ihren Tod wartenden Tiere mit Futter.[1] Er lieferte ihnen sozusagen die »Henkersmahlzeit«. Er war Kleinunternehmer, obwohl er einen Meter fünfundsiebzig groß war. Seine Kinder hießen Hulda, Hella, Hedwig (meine Großmutter), Hilma, Linda und Liddy, Emil (fiel im 1. Weltkrieg), Paul (fiel im 2. Weltkrieg), Otto und Hugo. Die Frauen waren alle ziemlich klein. Wie ich als Kind bemerkte. Zum Ausgleich hießen sie Großtanten. Hulda und Hella waren nicht verheiratet. Sie lebten in einer Wohnung. Hilma hatte keine Kinder. Hugo war lustig, schielte aber mächtig, sodass man nie wusste, wann er einen anschaute. Linda hieß die Hempel-Linda, weil sie mit Walter Hempel verheiratet war. Onkel Walter war immer zu Späßen aufgelegt. Also eigentlich eher selten. Denn meist saß er in einem alten LKW und fuhr nach Hamburg. Dabei ist er dann

---

1 Im Mai 2019 spielten wir im Alten Schlachthof unser Programm »Mir Saggsn gehn nich under«. In dem Saal, in dem mein Urgroßvater vor 80 Jahren gearbeitet hatte.

auch verunglückt. Er war Beifahrer. Der Fahrer ist eingeschlafen und eine Böschung hinuntergefahren, in den Wald. Ihm ist nichts passiert, aber Onkel Walter war tot. Er war der erste Tote in meiner Verwandtschaft, an den ich mich erinnern konnte. Ich war etwa drei Jahre alt. Da soll ja das Erinnerungsvermögen einsetzen.

Genau erinnern kann ich mich noch an die große gehäkelte Decke. Sie war aus roter Wolle und etwa fünf Quadratmeter groß. Vielleicht ist sie in der Erinnerung etwas größer, als sie wirklich war. Aber sie wärmte wie fünf Quadratmeter Wolle. Diese Decke hatte meine Mutter gehäkelt, nachdem mein Vater seinen vorletzten Fronturlaub gehabt hatte und ich – noch weltentrückt – zu strampeln begann. Eine große Rolle sollte diese Decke auf unserer Flucht im Januar 1945 spielen.

Meine Mutter und ich waren schon Ende 1943 aus Dresden aufs Land gefahren, um den drohenden Bombenangriffen zu entgehen. Wir fuhren nach Merzwiese, einem Ort, der 35 Kilometer östlich von Guben lag. Da wohnte die Schwester meines Vaters, die aus Ostpreußen dorthin geheiratet hatte. Sie arbeitete in der Kreisstadt Crossen als Krankenschwester.

Merzwiese war ein Dorf umgeben von pommerschen Kiefernwäldern. Hinter dem Ortseingangsschild quert man auch heute noch die Bahnlinie Guben – Crossen. Dahinter steht das Stellwerk oder Schrankenwärterhaus mit dem Schild »Wezyska«, wie der Ort seit 1945 heißt. Die katholische Kirche sieht man schon aus einiger Entfernung. Ein Backsteinbau, vermutlich vom Ende des 19. Jahrhunderts. Sie steht an einem großen Platz, der von Einfamilienhäusern flankiert wird. Die Nummer 28 ist das dritte Haus von der Kirche. Ein kleiner Vorgarten, ein größerer Hof.

70 Jahre später klingel ich an diesm Haus. Ein etwa 45-jähriger Mann öffnet. Ich erkläre ihm, warum ich hier bin, und frage, ob ich einen Blick ins Haus werfen darf. Die Wohnung befindet sich im Erdgeschoss. Im Wohnzimmer ein Kachelofen. Unser Ofen (das heißt der meiner Tante) aus dem Jahre 1935. Die Kacheln glänzen. Ich bedanke mich bei dem polnischen Mann, der mich

durch die Wohnung führt, nachdem ich ein Foto aus dem Jahre 1944 gezeigt hatte: Ich als Baby vor dem Kachelofen.

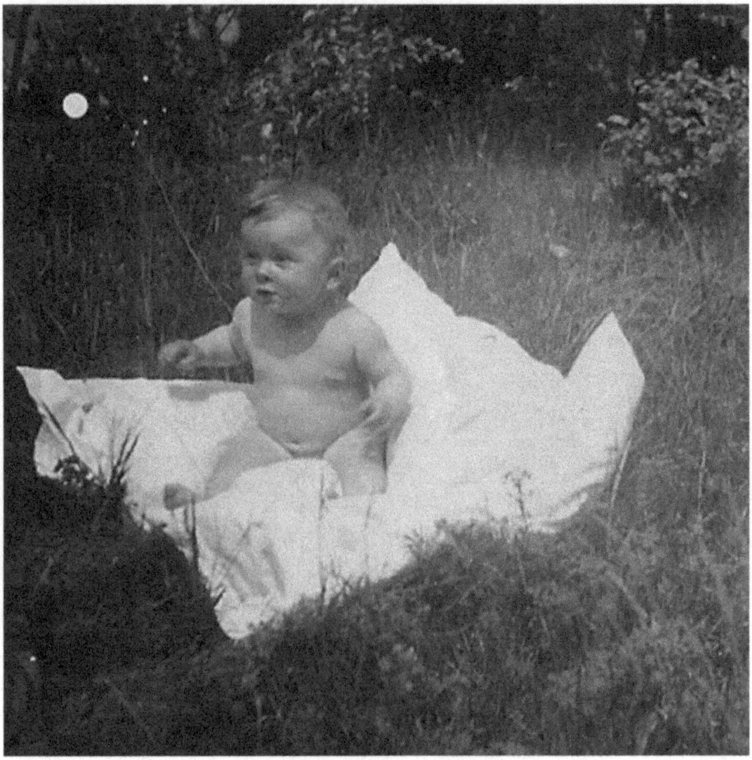

Gunter Böhnke unter einem Jahr

Merzwiese war ein unbedeutendes pommersches Straßendorf hinter der Oder. Nicht weit von dem Ort lagen die Dörfer Hundsbelle und Brankower Theerofen. Nicht alle Orte hatten solch sprechende Namen. Übrigens wurde Theerofen 1842 nach Merzwiese eingepfarrt. Und 1852 dem Amtsbezirk angeschlossen. Weitere wertvolle Informationen konnte ich mir noch nicht erschließen. Oder doch? 1939 hatte der Ort 1027 Einwohner. Die Besitzerin unseres Hauses hieß Frieda Heidingsfeld. Seit 1979 liegt sie auf dem Friedhof Neu-Aumund.

Wir lebten in Merzwiese, bis sich im Januar 1945 die Front näherte. Am 2. Januar hatte die Rote Armee die Offensive begonnen, mit der sie innerhalb von sechs Wochen die Oder-Neiße-Linie erreichte. Wir verließen den Ort in Richtung Westen. Natürlich nicht ohne die rote Häkeldecke. Dass wir den Ort überhaupt verlassen konnten, verdankten wir einem Hauptmann, der meine Mutter, meine Tante und mich in einem Schützenpanzerwagen mit Kettenantrieb mitnahm, was den Truppen strengstens verboten war. Zivilisten durften bei Rückzugsbewegungen auf keinen Fall die Beweglichkeit der Truppe einschränken. Und ich war mit 16 Monaten nur eingeschränkt für einen Rückzug geeignet. Außerdem war meine Ernährung nur bedingt gewährleistet, und mich plagte ein rücksichtsloser Durchfall. Dennoch schleppte der Offizier uns mit seiner Raupe bis nach Cottbus, klingelte an einem vornehmen Bürgerhaus, in dem noch Licht brannte, und erreichte, dass eine freundliche Dame in den besten Jahren die beiden Frauen und mich aufnahm. Ich revanchierte mich und hinterließ den Inhalt meiner überquellenden Windeln auf dem echten Perserteppich.

Die freundliche Dame quittierte das Geschehen mit einem bitteren Lächeln: »Das macht gar nichts, den Teppich und alles andere kriegen sowieso bloß die Russen.« Auf jeden Fall haben wir uns irgendwie nach Dresden durchgeschlagen. Und als die Rote Armee an der Weichsel stand, waren wir in Dresden-Pieschen. Es war der 12. Februar 1945. Am nächsten Abend saßen wir wieder in unserem Keller. Wir wussten nicht, dass in der Nacht und am folgenden Tag Dresden unwiederbringlich zerstört werden würde. Am 14. Februar verließen wir Dresden und blickten von Wahnsdorf im Norden auf die noch immer brennende Stadt. Wir waren bei einer Handballerin aus der Mannschaft meiner Mutter untergekommen.

Als wir wieder nach Dresden zurückkehrten, war unser Haus eine Ruine. Es war bis zum Erdgeschoss abgebrannt. Wir besaßen noch zwei Wäschekörbe, die im Keller gewesen waren: in einem war Geschirr, in dem anderen Dokumente und Bücher. Ausgebombt …

Die Eltern und die Schwester meiner Mutter lebten in kleinen Wohnungen. Kein Platz für meine Mutter mit dem Winzling. Doch es gab ja noch die Tante aus Ostpreußen, die wir nach der gemeinsamen Flucht hinter Cottbus verloren hatten. Bisher gab es kein Lebenszeichen von ihr.

Wir machten uns wieder auf den Weg zur Handballerin. Es fuhr keine Straßenbahn. Der Kinderwagen war gleichzeitig Transportkarre für das Nötigste: Teller und Besteck, ein Tischtuch und Windeln.

An der Stadtgrenze zwischen Dresden und Radebeul kommt uns ein großer, von einem Pferd gezogener Tafelwagen entgegen. Auf der Ladefläche fast 20 Personen. Plötzlich ein Schrei: »Irmi!« (Meine Mutter hieß Irmgard.) Wir erstarrten. Also meine Mutter. Ich starrte nur aus dem Kinderwagen: Tante Else!

Die Tante Else aus Ostpreußen wohnte jetzt in einem kleinen Dorf hinter Wittenberge an der Elbe. Nach dem Bombardement Dresdens hieß es in Brandenburg, die Bombennacht habe niemand überlebt. Tante Else glaubte es nicht. Sie fuhr nach Dresden. Und begegnete uns an der Stadtgrenze. Es war ein Wunder.

Wir fuhren – mit welchen Verkehrsmitteln auch immer – mit ihr nach Ferbitz. So hieß das Dorf. Es hatte etwa 100 Bewohner. Auf jeden Fall 52 Feuerstellen (Wohnhäuser). 1423 fand das Runddorf erstmalig Erwähnung. Dort lebten wir fast zwei Jahre. Meine Mutter arbeitete auf dem Feld und auf dem Bauernhof. Und ich lebte zwischen Hühnern, Gänsen und Kaninchen. Mit dem Hofhund Karlfriedrich war ich befreundet. Er verjagte die Gänse, die mich bedrohten. Und ich brachte ihm manchmal einen Knochen vom Mittagessen. Offensichtlich gab es ab und an Fleisch. Davon konnte man in Dresden nur träumen. Manchmal durfte ich zum Melken der Kühe mit in den Stall. Da war es immer schön warm. Die Kühe brummten zufrieden, wenn das Euter geleert war. Und ich bekam einen Schöpflöffel Milch, die durch ein Leinentuch geseiht wurde, direkt von der Kuh.

Damals war ich ein munterer Knabe mit lockigem Haar, welches erstaunlicherweise strahlend blond war. Ich machte brav meinen Mittagsschlaf und schlief auch des Nachts ohne Murren und Knurren. Von Narkolepsie war noch nichts zu bemerken. Wenn ich einen Witz hörte, knickten mir nicht die Knie ein und wenn ich im Kinderstühlchen am Tisch saß, gab ich nicht vor, gerade ein Buch zu lesen oder ein Auto zu steuern. Auch waren meine Äußerungen kurz vor den Mahlzeiten gut zu verstehen und die Sätze wohlgeformt und enthielten Subjekt, Prädikat und Objekt in der korrekten Folge.

Als ich die Tante Else kurz vor ihrem 99. Geburtstag in Stuttgart, wo sie seit 1953 wohnte, besuchte, erzählte sie mir (zum ersten Mal!), dass ich eines Tages von den Soldaten der Roten Armee kam, die im Dorf stationiert waren, und aufgeregt »Wojna kaputt! Wojna kaputt!« rief. – Alle waren froh, dass der Krieg aus war.

1965 wurde Ferbitz in den sechs Kilometer entfernten Ort Lanz eingemeindet. Die Wikipedia verzeichnet zwei Persönlichkeiten, die in Lanz geboren wurden: Turnvater Friedrich Ludwig Jahn (1778 – 1852) und einen Oberstleutnant und Parteisekretär im Ministerium für Staatssicherheit der DDR, Horst Behrendt (1910 – 1975). Da bin ich aber froh, dass ich das jetzt weiß!

Bäbbeln und Gaggsch machen[1] – *eine Kindheit in Dresden*

»Eine Kindheit in Dresden« ist nichts Besonderes und leicht verständlich. Sie ruft Assoziationen hervor: Die drei großen »K's«: Kreuzchor, Canaletto-Blick und Erich Kästner: »Als ich ein kleiner Junge war«. Aber dann: »Bäbbeln und Gaggsch machen«. Jetzt wird es schwierig für Nichtsachsen.

Nicht ganz so schwierig für Leser der Leipziger Volkszeitung. Denn sie konnten lesen: Beliebtestes sächsisches Wort gekürt: BÄBBELN. Die Laudatio hielt Ede Geyer[2]. Aha, das Wort muss etwas mit Fußball zu tun haben. Richtig. Es heißt »Fußball spielen«. Aber nur in Dresden und Umgebung. Der Leipziger wunderte sich. Er kannte ebenfalls ein sinngemäßes sächsisches Wort: »Fäddn«. Zur Not noch »Bolzen«. Na gut.

Die Veranstaltung, in der das beliebteste sächsische Wort verkündet wurde, fand im Großen Haus des Staatstheaters Dresden statt. Mitwirkende: Tom Pauls aus Dresden, Uwe Steimle aus Dresden, Dr. Peter Ufer aus Stolpen. Ja, ich war auch dabei. Aber die Vorschläge kamen von den Lesern der Sächsischen Zeitung. Aus Dresden und Umgebung. Und damit Sie es gleich wissen: Ich komme auch aus Dresden.

Ich kam. Vor 50 Jahren. Aber »Bäbbeln« sag ich immer noch.

Also ein Paradies war das nicht direkt, in dem ich als Sachse

---

1 Gaggsch machen – sächsisch für Spaß machen.

2 Bekannter DDR-Fußballer, 1989 – 1990 Trainer der DDR-Nationalmannschaft.

lag, als ich im drittletzten Kriegsjahr in Dresden geboren wurde. Aber ich wurde nicht nur in der sächsischen Landeshauptstadt geboren, sondern im Dialekt-Zentrum Dresdens – in Pieschen.

Am Ende unserer Straße stand die Markuskirche. Sie steht immer noch da. Ich wurde dort getauft. Geboren wurde ich in der Markusstraße 13. Dem einzigen Haus der Straße, das nicht mehr steht. Beim letzten Bombenangriff auf Dresden hatten die amerikanischen B-17-Bomber, die in England gestartet waren, starken Rückenwind. Beim Rückflug hatten sie Gegenwind und der Sprit war knapp. Also wurde die letzte Bombe schnell noch ausgeklinkt. Genau über unserem Haus.

Dumm gelaufen. Gelaufen bin ich übrigens schon mit elf Monaten. Mit 15 Monaten habe ich heimlich eine halbe gebratene Weihnachtsgans aufgefressen. Das sieht man heute nicht mehr ... Nur mit der Sprache haperte es noch ein wenig. Ist ja auch kein Wunder. Bei dem Dialekt! Wir müssen ja unseren Kindern erst mal den Unterschied beibringen zwischen Birnbaum »B« und Babbelbaum »B«. – Merken Sie sich die oberste sächsische Konsonantenregel: »De Weechn besiechen de Hardn!« Es gibt natürlich auch harte Konsonanten im Sächsischen. Aber meist dort, wo sie gar nicht hingehören. So fährt der Sachse in Dresden sein Audoh abends in die Karasche!

Übrigens hatte ich, als ich noch klein war – als ich noch Kind war –, durchaus Schwierigkeiten mit unserem Dialekt. Meine Großmutter sagte oft zu mir: »Un du bleibst offn Driddewahr!« Da hab ich überlegt: Das erste Wahr, das zweite Wahr, das dritte Wahr? Damit konnte ich aber nichts anfangen. Bis ich nach 1990 einmal in Paris war und hörte, wie eine Großmutter zu ihrem Enkelsohn sagte: *»Reste chez moi, reste sur le trottoir!«* Mensch, das kenn ich doch!. *Sur le trottoir.* – Natürlich: offn Driddewahr! – auf dem Fußweg!

Wir haben ja im Sächsischen vielen französischen Wörtern Asyl gewährt – dafür hätte sich Napoleon auch mal bei uns bedanken können: Mir is *bliemerand* zumute, ich fiele mich direkt *malade*. Die Diehre is vrleichd *laweede*. Gestern war in dr Stadt ä *Dehmeleh*. Da bin ich vom *Driddewahr* gerutscht un offn *Däds* gegnallt. – Erst im Sächsischen gewinnt das Französische seinen wahren Wohlklang!

Und wissen Sie, was Joachim Ringelnatz zum Dialekt meinte?

Wenn man den sächsischen Dialekt
Ein bißchen dehnt und ein bißchen streckt
Und spricht ihn noch ein bißchen thran'ger,
Dann hält einen jeder für einen Spanier!

Sie merken, ich bin wieder beim Sachsen. Als ich vier war, besaß ich einen eigenen Tirolerhut mit einer echten Fasanenfeder. Genau ein Jahr später trat ich das erste Mal den Ball. Damit begannen 40 Jahre Bäbbeln. Als Fünfjähriger kannte ich übrigens schon alle Handballfelder Sachsens. Damals gab es noch Großfeldhandball, dem meine Mutter allsonntäglich frönte. Selbst am Wahlsonntag.

Es war Wahljahr in der jungen DDR. Schon im Sommer 1950 wurde überall für die Volkskammerwahlen im Oktober geworben. Wer für den Frieden war, sollte mit JA stimmen. Und damit war das Parlament gewählt. Es gab ohnehin nur eine Einheitsliste. Und wer wollte nicht für den Frieden sein, fünf Jahre nach Kriegsende, ohne Friedensvertrag? Denn die bösen amerikanischen Imperialisten versuchten mit allen Mitteln, den warmherzigen sozialistischen Aufbau durch den kalten Krieg zu stören. Nicht nur, dass sie mit Hilfe des Marshallplans im Westen die Schaufenster wieder gefüllt hatten, nein, sie genierten sich auch nicht, die Wirtschaft im Osten an der Erfüllung des ersten Fünfjahrplans zu hindern. Dabei scheuten sie vor den unglaublichsten Dingen nicht zurück. Kartoffelkäfer und Kartoffelkäferlarven würden sie über unseren Feldern abwerfen, so lernten wir es in der Schule.

In den 50er-Jahren existierte am Nordrand Dresdens, am Hellerberg (215 Meter über N.N.), noch ein ehemals beliebtes Ausflugslokal, das »Gasthaus zum letzten Heller«, im Volksmund die ›Hellerschänke‹ genannt. In den großen Ferien konnte man dort für einen Betrag von 15 Mark sein Kind drei Wochen zur Ferienbetreuung abgeben. So tobte ich im Sommer 1952 durch diese Gegend. Im angrenzenden Wald spielten wir »Räuber und Schampampel«, was eine Variante von »Trapper und Indianer« war. Es gab noch eine Menge Schützenlöcher aus dem Zweiten Weltkrieg, und manchmal fanden wir sogar eine durchgerostete Panzergranathülse.

Als ich in den 90er-Jahren von Dresden nach Leipzig fahren wollte, war am Wilden Mann – dem Stadtteil am Rand der jungen Heide – der Wald links und rechts der Autobahn verschwunden. Der Wald meiner Kindheit! Während der Ferienspiele 1952 hatten wir dort Eicheln vergraben und täglich gegossen. Und bei jedem Waldspaziergang hatte ich meine Eltern und meine Schwester stolz zu dem kleinen Eichenhain geführt. Ich war ein grünes Kind. Und nun hat eine schnöde Black & Decker meinem Wald den Garaus gemacht: »Verbreiterung der A 4« hieß es lakonisch. Mir ist die A 4 breit genug!

Die erste geplante Reise gab es 1951 in den Sommerferien. Es ging nach Mecklenburg. Da gab es Kühe und Kartoffelkäfer. Dann die wahnsinnig aufregenden Fahrten mit dem Interzonenzug nach »drüben«. Dort gab es Kaugummi und Cola. Die letzte Reise »vor der Mauer« von Dresden nach Stuttgart und Hannover im Jahre 1957.

Einmal nach dem Westen fahren! Das war in der DDR das Größte. Ich erinnere mich noch gut an meine drei Westreisen zwischen 1954 und 1957. Die Interzonenzüge glichen Sardinenbüchsen. Gut, das ist vielleicht etwas übertrieben. Sie glichen Sardellenbüchsen. Auf jeden Fall waren sie unvorstellbar überfüllt, langsam und unbequem. Ob es Platzkarten gab, weiß ich nicht mehr. Sie hätten auch keinen Sinn gehabt. Denn auf einer Viererbank saßen mindestens acht Menschen. (Der durchschnittliche Hüftumfang der Deutschen scheint damals doch etwas geringer gewesen zu sein als heute.)

1954 war ich bei meinen Verwandten im Hessischen. Meine ersten Eindrücke vom Westen waren ein baumlanger schwarzer GI mit weißen Gamaschen und ein grüner Vivil-Automat auf dem Bahnhof in Gelnhausen. Seitdem verbinde ich mit der Farbe grün nicht nur den Umweltschutz, sondern auch Pfefferminzgeschmack. Als Stadtkind fand ich das Landleben großartig. Nicht nur, dass es hier Wurst aus Einweckgläsern gab, ich erfuhr von meinem Cousin auch, wie junge Schweine entstehen. Und dass es bei den Menschen so ähnlich wäre.

Ich war sehr misstrauisch gegenüber seinen Erklärungen und hielt das Ganze für eine ziemliche Sauerei. Deshalb fuhr ich noch zu einer anderen Tante nach Stuttgart. Dort gab es keine Schweine. In dem Haus, in dem meine Tante, mein Onkel und meine Cousine wohnten, lebten nur Ostflüchtlinge. Als ich wieder abreiste, sammelten sie Geld und schenkten mir ein Paar »Haferl«-Schuhe. Das waren gehobene Wanderschuhe mit handwerklicher Rahmennähtechnik aus echtem Leder mit verdeckten Schnürsenkeln. Praktisch und elegant. Die konnte man sogar in die Oper anziehen. Leider war die Semperoper in Dresden damals noch Ruine.

Mit 14 diskutierte ich in Hannover bei einem Frühschoppen mit Unternehmern. Sie wollten mir weismachen, dass die »Zone« am Ende sei und in kurzer Zeit der CDU wie eine reife Birne in den Schoß fallen würde. Da waren aber in den Gruppenratssitzungen der Jungen Pioniere in Dresden ganz andere Informationen an mein Ohr gelangt. An der Seite der Sowjetunion würden wir dem Kapitalismus schon zeigen, was eine Harke ist. Die Unternehmer bestanden jedoch darauf: »Wir holen euch rein!« Ich habe ihnen damals einen Vogel gezeigt. Doch kaum waren 35 Jahre um, da ging's.

Dass die reife Birne noch mal eine ganz andere Bedeutung bekäme, ahnte ich damals natürlich nicht.

Etwa in dieser Zeit begann ich auch meine Übersetzerlaufbahn. Mit der Übersetzung von *Russkiye Skazki:* Russische Märchen. Sie endete nach 40 Jahren mit der Übersetzung aus dem Angelsächsischen ins Sächsische: Aus Chestertons *The Angry Street* wurde *De Wuhdsche Strasse*.

Bei der Schulaufführung des Weihnachtsmärchens »Die Glücksuhr« wurde ich für das Staatstheater Dresden entdeckt.

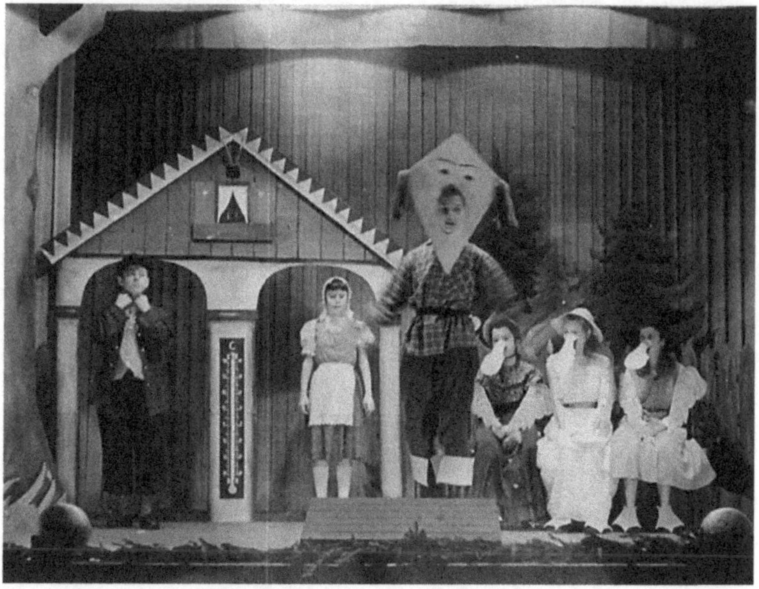

Weihnachtsmärchen

Wahrscheinlich war meine Darstellung zweier so unterschiedlicher Charaktere wie der des Musterschülers Klaus und der des verschlagenen Brutalo-Wichtels so überwältigend, dass die zufällig im Zuschauerraum sitzende Souffleuse des Staatstheaters Dresden sich sicher war: Dieser Schüler war der geborene Cosmo Medici für Bertolt Brechts »Leben des Galilei«.

Ich ging zum Medici-Casting und wurde engagiert.

(Sie werden sich sicher erinnern, dass Brecht in dem Stück beschreibt, wie Galileo Galilei zwischen Wissenschaftler-Ethos und Fleischtöpfen steht und den elf-jährigen Fürsten Medici als Hauptsponsor für seine Forschungen gewinnen will.)

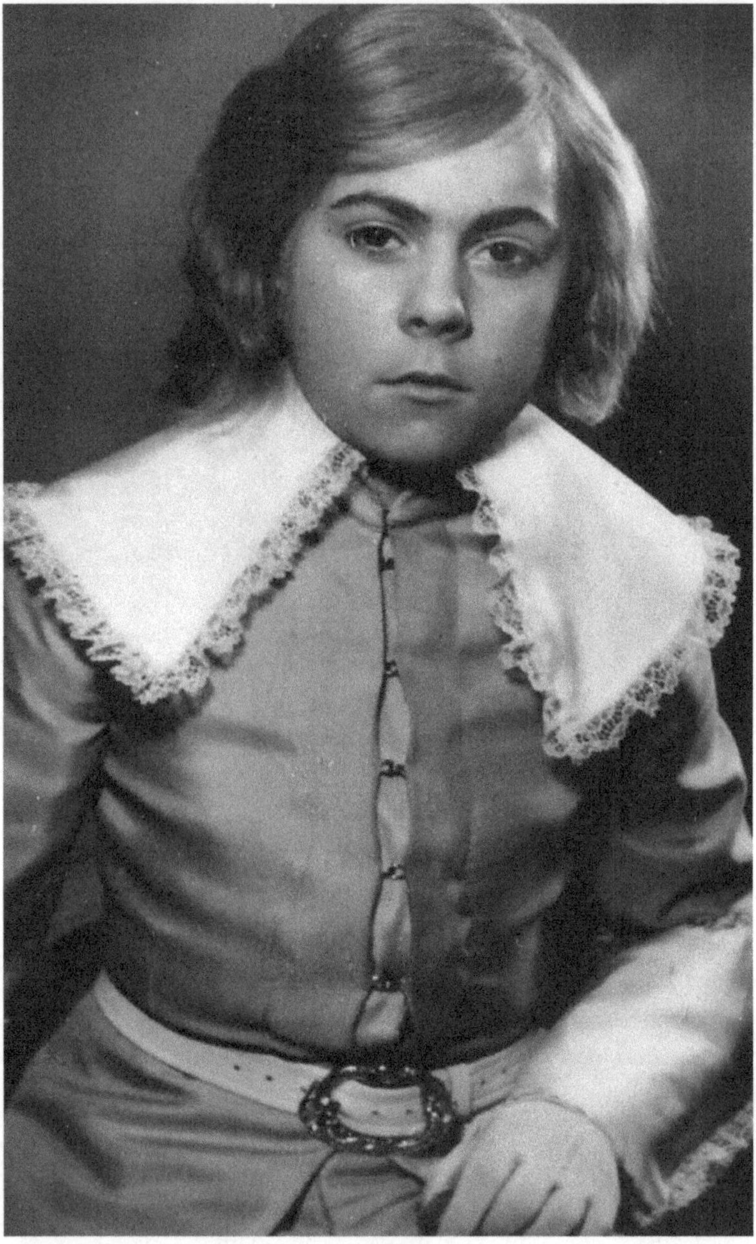

Cosmo Medici

Da meine Rolle darin bestand, Galilei gegen den Willen der katholischen Kirche in seinen Forschungen durch einen Batzen Geld zu unterstützen, ihm aber auch die drohenden Vergeltungen der Inquisition vor Augen zu führen, ergab sich für mich ein weites mimisches Aktionsprogramm. Zumal mir wenig Worte gegönnt waren, der komplizierten Problematik Ausdruck zu verleihen. »Ist etwas mit meinen Sternen nicht in Ordnung?« war alles, was mir der Regisseur von Brechts Text gelassen hatte. Also musste ich alle Register ziehen, um mit Stirnrunzeln, Augäpfelwanderungen, Seufzen und Denkprozessdarstellungen die Aufmerksamkeit der Zuschauer zu gewinnen.

Das führte dazu, dass alle anderen – durchweg gestandene Schauspieler älteren Datums – sich in der Szene an die Wand gespielt fühlten. Eines Tages sprach mich der Regisseur vor der Vorstellung an und machte mir klar, dass mein Einsatz auf der Bühne großartig sei. Falls ich aber den Ehrgeiz hätte, noch größeren Eindruck beim Publikum zu hinterlassen, so sollte ich eiskalt auf meinem Thronsessel verharrend dem Disput folgen, keine Miene verziehen und dann mit schneidendem Ton, aber ohne jede äußerliche Regung, meinen Satz wie einen Schwerthieb herniedersausen lassen: »Ist etwas mit meinen Sternen nicht in Ordnung?«

Leider war eines Abends mit meinen Sternen wirklich etwas nicht in Ordnung. Als ich gegen 21 Uhr vom Fußballtraining nach Hause kam, las meine Mutter die Zeitung. Plötzlich sagte sie tonlos: »Du warst heut Abend Cosmo Medici.« Ich lachte und entgegnete: »Ich war heut Abend Hamlet.«[1] Meine Mutter schüttelte den Kopf, blickte mich traurig an und zeigte auf das Datum der Zeitung. Der 13.! Es war wie ein Schlag in den Magen. Ich hatte die Vorstellung vergessen. – Das war das erste und einzige Mal in meinem Leben. – Toi, Toi, Toi!

Später spielte ich auch als Statist am Theater.

Ich hatte meist tragende Rollen. Ich trug einen Speer über die Bühne, schleppte eine riesige griechische Vase aus Pappe von links

---

1 Mein Spitzname beim Fußball.

Kein Traum, sondern hart erarbeitete Wirklichkeit war meine Laufbahn als Fußballer. Als 17-Jähriger spielte ich in der Dresdner Bezirksauswahl. Und vielleicht wäre ich sogar noch aufgerückt, wenn ich mich nicht der Bühne verschrieben hätte …

Ein Jahr vorher hatte ich geglaubt, beide Sphären vielleicht verbinden zu können. Ich hatte mich beim Berliner Rundfunk um eine Ausbildung als Sportreporter beworben. Da – so meinte ich – könnte ich verschiedene meiner Vorstellungen verbinden: Ich wäre dem Fußballspiel nahe, könnte mein Talent der flotten Rede nutzen und reisen. Doch just am Tag des entscheidenden Gesprächs musste ich mit dem Staatstheater Dresden zum Gastspiel nach Görlitz reisen.

Fürs Reisen hatte ich schon immer eine Schwäche. Besonders für die Fortbewegung auf dem Wasser. Entdeckungsreisen standen dabei an erster Stelle.

Bereits in meiner Kindheit hatte ich davon geträumt, ein Floß zu bauen und auf dem Wasserweg unbekannte Lande zu suchen. Als sich dann – es war inzwischen ein halbes Menschenleben vergangen – die Stämme für das Floß in unserem Keller stapelten, wollte ich eigentlich nur noch auf dem Leipziger Elsterstaubecken kreuzen. Aber es kam alles ganz anders …

Doch beginnen wir von vorn. (Was ist eigentlich bei einem Floß vorn?) Als ich Schüler der Erweiterten Polytechnischen Oberschule in Dresden war – sie hieß im Volksmund »Das rote Kloster« –, fiel mir ein Gedicht in die Hand:

In Hamburg lebten zwei Ameisen,
die wollten nach Australien reisen.
Bei Altona, auf der Chaussee,
da taten ihnen die Beine weh.
Und da verzichteten sie weise
dann auf den letzten Teil der Reise.
So will man oft und kann doch nicht
Und leistet dann recht gern Verzicht.

Der berühmte Seemann Kuttel Daddeldu, also Joachim Ringelnatz, der einmal in Leipzig an der Alten Elster wohnte, hatte es geschrieben.

Ich hatte absolut kein Verständnis für diese Ameisen. Mein Gott, wenn ich jemals nach Hamburg kommen sollte (damals unvorstellbar!), würde ich auf keinen Fall bei Altona auf der Chaussee umdrehen. Keinesfalls. Ich würde »niewermachen« nach Amerika, »nunder« nach Afrika und »hindnnunder« nach Australien.

Jedes Kind träumt. Das ist zuerst einmal eine Behauptung. Doch wer erinnert sich nicht an die Schule, wo das Träumen recht wenig erwünscht war. In irgendeiner Form oder Variante haben wir es alle schon einmal gehört: »Träume nicht! Wir sind im Unterricht! Das Einmaleins, das kannst du nicht!« – »Wo guckst du denn schon wieder hin! Schau zur Tafel! Vorn ist die Musik! Hier wird nicht geträumt!«

Vorn sollte die Musik sein? Vor der Klasse stand der Lehrer oder die Lehrerin. Von Musik keine Spur. In den meisten Fällen waren es völlig unmusikalische Menschen. Sie verstanden weder etwas von dem Rhythmus, den Eichhornpfoten auf das Zinkblech trommelten, das die Schulhofmauer deckte, noch vom Klang des hinter der Turnhalle in die Schleuse gurgelnden Wassers.

Wie sollte ein Lehrer verstehen, dass es draußen viel interessanter war als im Klassenzimmer. Nie habe ich einen Lehrer gesehen, der am Fenster stand und uns erzählte, was er am Himmel sah. Dass Wolken Eisberge waren, die im klaren eisblauen Wasser schwammen, die zerflossen und als bizarre Gebilde wieder auftauchten. Dass Eisschollen vorüberschwebten, auf denen sich Robben, Pinguine und Eisbären tummelten. Selbst ein Kamel hatte sich mal verlaufen und stand zwischen ihnen. Problemlos stieg es am Kirchturm herab, als die Eisschollen dort hängenblieben.

Nichts davon erzählten die Lehrer. Oder hätten sie uns nicht wenigstens einmal ein Luftschloss zeigen können – selbst, wenn es von der Arbeiterklasse besetzt worden war?

Ich träumte als Kind immer wieder von drei Dingen, die im Lehrplan der polytechnischen Oberschule nicht vorkamen. Erstens wollte ich in die von dem Deutschen Dr. Blumenau gegründeten brasilianischen Stadt gleichen Namens auswandern. Zweitens wollte ich im Winter in Italien arbeiten. Und drittens wollte ich am Nordpol oder Südpol mit einem Floß übers Eis segeln. Wo genau, das war mir gleich, Hauptsache unter minus 45 Grad.

Man sieht, die Temperaturen des jeweiligen Landes waren für die Geografie meiner Träume nicht entscheidend. Eher spielte wohl eine gewisse Exotik eine Rolle. Und die war weder in Dresden-Pieschen noch in Dresden-Mickten in den 50er-Jahren ein bestimmendes Element des täglichen Lebens.

Obwohl ich mich auf meine Art den Träumen zu nähern versuchte, rückten sie immer mehr in weite Ferne. Nachdem ich mehrere Jahre im Selbststudium Spanisch gelernt hatte, erzählte mir irgendein Schnösel aus dem Westen, in Brasilien werde portugiesisch gesprochen. Dabei wusste ich ganz genau, dass sowohl Francisco Pizarro als auch Hernán Cortés Spanier waren. Und die haben schließlich Peru und Mexiko erobert.

Aber wir waren als Kinder immer noch damit beschäftigt, die Dresdner Heide zu erobern.

'S HEIDEREESLEIN IN SACHSEN
Midden uff dr Dräsdner Heide
Schtand ä Weib in rosa Seide.
Schigge Schtrimbe, Bubigäbbchen,
An dn Ohrring' goldche Gnäbbchen.
Da gam ä Modorradfahrer.
Ohne Soziusbubbchen warer.
Däm lief mit gogädder Miene
's Freilein flink vor de Maschine.
»Hald!« so rief de gägge Gleene,
»Nimm mich mit, sonst wär'ch gemeene!«
Wubbdich, schwang se sich uffs Rädchen. –
Ja, so sinn de sächs'schen Mädchen.
(Lene Voigt)

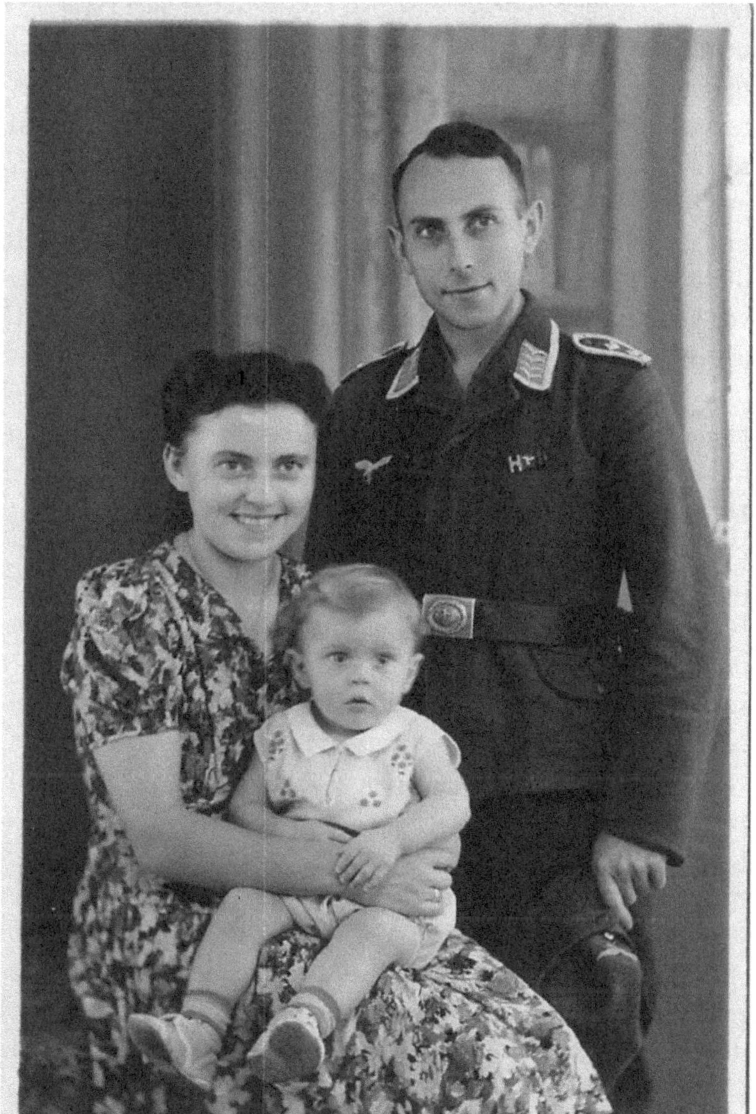

Toddler mit Eltern

nicht, denn der kleine Willi meinte: «Ich geh doch nicht von meinem Lehrer Hohlwein weg!« Also lernte er vier Jahre später Gärtner auf dem Rittergut Pomedien. Nach drei Jahren war er Gärtnergehilfe und ging in eine Baumschule nach Elbing. Irmgard, seine spätere Frau, machte zur gleichen Zeit ihren Grundschulabschluss. Danach musste sie Geld verdienen und »ging in Stellung«, das heißt, sie arbeitete als Haushaltshilfe. Willi leistete in dieser Zeit seinen Wehrdienst bei der Infanterie in Löbau ab. Zuvor hatte er fast drei Jahre als Gärtner bei der Brüder-Unität in Herrnhut gearbeitet.

Irmgard war inzwischen Haushaltshilfe und ungelernte Verkäuferin im Wild- und Geflügelgeschäft – für 25 Reichsmark im Monat. Und Willi wurde Berufssoldat im Luftgau (Verwaltung der Luftwaffe) in Dresden.

Als ich ihn 50 Jahre später fragte, wie so ein entschiedener Antimilitarist wie er diesen Schritt tun konnte, antwortete er: »Sie waren alle so nett.« Und das fand Irmgard auch, wenn sie von ihren Kolleginnen in der »Kosmos«-Zigarettenfabrik sprach, wo sie seit 1938 als »Fabrikmädel« für 140 Reichsmark im Monat arbeitete. Kurz zuvor hatte sie das Angebot, als »deutsches Hausmädchen« nach Amerika zu gehen, ausschlagen müssen. Die Eltern waren entsetzt von der Idee der 17-Jährigen.

Im Sommer vor dem Beginn des Zweiten Weltkrieges traf meine Mutter, die mit ihren Sportkameradinnen zum Tanz auf dem »Burgberg« (beliebte Dresdner Gaststätte) war, auf den »Schlipssoldaten« (die Ausgangsuniformen der Luftwaffe waren besonders elegant) Willi Böhnke. Leichtsinnigerweise fragte dieser nach Irmgards Familiennamen. Und als er erfuhr, dass sie *Liebe* hieß, heiratete er sie vom Fleck weg. – Nein, das ist eine Legende. Die Verlobung folgte nach zwei Jahren, die Hochzeit im dritten Kriegsjahr.

Ich wurde im vierten Kriegsjahr geboren, am Weltfriedenstag. Mein Vater kam aus Russland vorbei und verschwand wieder – nach Weißrussland. Gegen Ende des Krieges musste er an der Ardennen-Offensive teilnehmen. Er wurde von den Amerikanern gefangen genommen. Ein amerikanischer Offizier spielte später Schach mit ihm und verlor. (Das war das einzige Kriegserlebnis, welches wir je von unserem Vater hörten.) Mein Vater kam in das amerikanische Rheinwiesenlager Bad Kreuznach. Im Juli 1945 wurde das Kriegsgefangenenlager an die französische Armee übergeben. Den Winter verbrachten die Gefangenen in selbstgegrabenen Erdlöchern. Anfang 1946 kam mein Vater mit einem weiteren Gefangenen zu einer Tischlerfamilie in eine kleine französische Stadt. Dort mussten sie dem Tischler zur Hand gehen. Sie saßen wie alle Familienmitglieder beim Essen am Tisch und wurden wie diese behandelt. Als die Kriegsgefangenen sich heimlich aus der Schnapsflasche desTischlermeisters bedienten und sie mit Wasser auffüllten, meinte dieser am Abend: »Weißt du, Willi, was man nie machen darf: Schnaps mit Wasser verdünnen. Da gibt es weiße Flocken am Boden.« Es musste sich um einen Anis-Schnaps gehandelt haben.

Für mich war mein Vater damals »im Krieg«. Als er am Weihnachtstag 1947 überraschend an mein Bett trat – meine Mutter war auf Arbeit – und behauptete, mein Vater zu sein, schüttelte ich den Kopf und zeigte auf die Fotografie mit dem schneidigen Oberfeldwebel. Der Mann vor mir trug einen alten Uniformmantel ohne Rangabzeichen.

Glücklicherweise hatte Willi es abgelehnt, Offizier zu werden. Und er trat nicht der NSDAP bei. So wurde er im Krieg auch nicht durch einen Kopfschuss getötet wie der Offizier neben ihm. Und er wurde nur als Kriegsverbrecher III. Klasse eingestuft. Er durfte zwar – als Absolvent der Höheren Gärtnerlehranstalt – nach dem Krieg nicht Berufsschullehrer werden, aber er musste – dank der Solidarität eines Unternehmers – auch nicht in den Uranbergbau.

Unsere Wohnung in Pieschen war bei einem der letzten Angriffe auf Dresden ausgebombt. Wir wohnten jetzt zu dritt bei den Großeltern in einem Zimmer. Kohlen und Kartoffeln lagerten unter dem Bett. Nach einem reichlichen Jahr zogen wir von Mickten nach Trachau in eine eigene Zweizimmerwohnung (Stube, Kammer, Küche und Toilette auf halber Treppe). In den ersten Wochen klingelte es pünktlich abends um acht. Vor der Tür stand jeweils ein sowjetischer Offizier und verlangte nach »Gertrude«. Unsere Vormieterin war offensichtlich einem Nebenerwerb nachgegangen …

Willi arbeitete in privaten Gärtnereien. Zwei Jahre war er Friedhofsgärtner und musste auch Gräber ausheben. Das Angebot eines Luftgau-Kollegen und ehemaligen NSDAP-Mitglieds, der nach 1945 in der SED-Bezirksleitung arbeitete, dorthin als Mitarbeiter zu wechseln, lehnte er ab. In eine Partei würde er auch jetzt nicht eintreten. Er verdiente jämmerlich, klagte aber nie, war freundlich und ausgeglichen. Meine Mutter stickte Muster für Kissen und Tischdecken in Heimarbeit. Bei jeder kleinen Ungenauigkeit trennte sie das Muster auf und begann von Neuem. Entsprechend war ihr Verdienst und ihr Nervenkostüm. Dennoch hatten wir Kinder – kurz nach meiner Schuleinführung bekam ich eine Schwester – nicht das Gefühl, wir müssten etwas entbehren. Gudrun war aus meiner Sicht ein Wunschkind. Ich hatte Monate vor ihrer Geburt Zucker aufs Fensterbrett gestreut, damit das neue Kind ein Mädchen würde. Ultraschalluntersuchung gab es damals noch nicht. Heute ist sie in ihrem 70. Lebensjahr, muss keine Tablette schlucken und spielt Tennis. Sport spielte bei uns in der Familie immer eine große Rolle. Unsere Mutter Irmgard war von 1945 bis 1955 Handballerin in der DDR-Oberliga. Mit Chemie Radebeul wurde sie DDR-Meister aller Chemie-Mannschaften. Leider war sie zuletzt oft verletzt. Als es an einem Sonntag klingelte und meine Großmutter – die uns Kinder hütete – die Tür öffnete, stand Irmgard, von zwei Sanitätern gestützt, davor. Ihr Bein steckte im Gips. Meine Großmutter rief: »Ach, du grüne Neune!« Und knallte die Tür zu. Vor Schreck. Dann ging die Tür wieder auf.

Als Gudrun vier war, begann Willi als Gärtner bei der Stadt. Er sollte die nächsten 30 Jahre als Gärtner und später Brigadier im VEB Grünanlagen und Landschaftsgestaltung Dresden arbeiten. Bis zu seinem 70. Lebensjahr arbeitete er noch einen Tag in der Woche. Und die nächsten fünf Jahre half er aus, wenn Not am Mann war. Oder an der Frau.

Mein Vater war in seinem Arbeitsleben nie krank. Nur einmal – mit 47 Jahren – lag er mit einer Angina pectoris darnieder. Die Medikamente, die er danach nehmen musste, zerstörten sukzessive seine Nieren. Das wurde aber erst 33 Jahre später bei einer Besuchsreise in der BRD festgestellt. Man versuchte, die Nieren zu retten. Es war zu spät. Und so musste mein Vater die letzten fünf Jahre seines Lebens wöchentlich drei Mal zur Dialyse, zur Blutwäsche. Klaglos stand er diese Tortur durch. Im 88. Lebensjahr gab der Körper auf. Zu seinem Geburtstag erschien immer eine Abordnung der Arbeitskollegen bei uns zu Hause. Und selbst nach seinem Tode kam an dem Tag noch jemand mit einem Blumenstrauß.

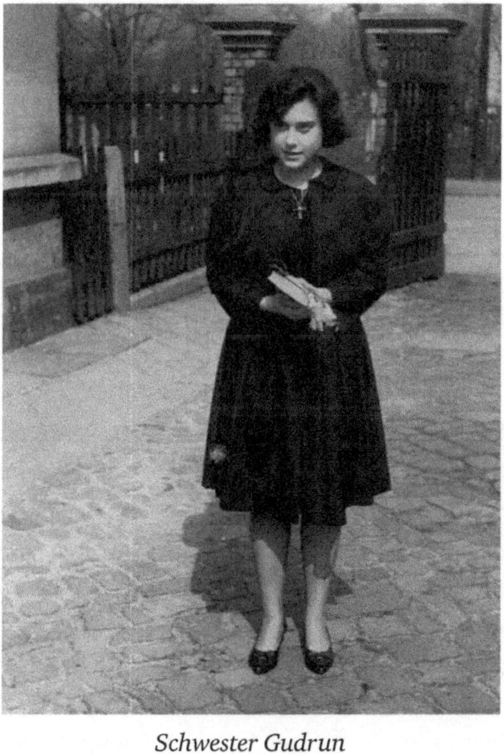

Schwester Gudrun

Als meine Schwester Gudrun 14 war, wollte sie zu Che Guevara in die Berge, die Revolution unterstützen. Allerdings waren die Grenzen dicht. Schon die Berge der Sächsischen Schweiz schienen bedrohlich. Und dann war da noch Haydée (Heidi) Tamara Bunke Bíder …

Also es wurde nichts. Aber es wurden zwei Berufe erlernt: Buchhändlerin und Chemiefacharbeiterin. Nebenbei wurde noch das Abi gemacht. Für wenig Geld (im doppelten Sinne) verkaufte sie Bücher und studierte anschließend Chemie. Ernüchterung in der Praxis. Viele Jahre übernahm sie (auch als Personalrätin) im Krankenhauslabor Verantwortung und kämpfte gegen Bürokratie und Besserwisserei. Auch gegen importierte. Irgendwann kamen zwei Söhne und zwei Enkel.

Gudrun spielte viel Tennis und wanderte gern. Mit uns in Rumänien und in London. Und das Italienisch perlte von Jahr zu Jahr besser. Aber auch Sächsisch und Hochdeutsch im Deutschen Burgenverein. Und natürlich tiefes Verständnis von deutscher und sächsischer Geschichte. Und damit kritisch-wohlwollende Sicht auf meine Schriften.

In den 70er-Jahren vertrat Irmgard die Interessen ihrer Kolleginnen als Gewerkschaftsvertrauensfrau in der Gewerkschaft Textil-Bekleidung-Leder.

Meine Mutter arbeitete die letzten zehn Jahre vor der Rente (mit 60 für Frauen!) als »Mädchen für alles« – auch Sachbearbeiterin und Schreibkraft – in einem Kfz-Instandsetzungswerk.

Erst 1991 erhielten meine Eltern, die Trümmerfrau und der Landschaftsgestalter für die Stadt Dresden, eine altersgerechte Wohnung: zwei Zimmer, Bad und Balkon mit Blick ins Grüne.

Die letzten fünf Jahre vor seinem Tod betreute und pflegte Irmgard ihren Mann bis an die Grenze ihrer Kräfte. Nach dem Tod meines Vaters lebte meine Mutter, die noch mit 82 Rad fuhr, zehn Jahre in steter Erinnerung an ihren Mann in der gemeinsamen Wohnung. Nach einem Sturz musste sie ins Pflegeheim, wo sie sich in den ersten Jahren rege am Heimleben beteiligte. Durch den ständigen Einsatz meiner Schwester ging es ihr gut. Als die

Erinnerungslücken einsetzten, verlegten sich die Gespräche in die Zeit des Feldhandballs. Mit fast 92 Jahren starb Irmgard und hinterließ zwei Kinder, vier Enkel und drei Urenkel.

Unsere Eltern haben uns früh eigene Entscheidungen treffen lassen. Wir entschieden uns in der DDR für die Konfirmation und gegen die Jugendweihe. Und wir lehnten es ab, Mitglied einer Partei zu werden, die zur Heuchelei erzog und kritische Stimmen mit aller Härte zum Schweigen brachte – auch wenn mit voranschreitender Zeit die Methoden ziviler wurden. Und die Kraft, diese Entscheidungen zu treffen, vermittelten uns die Eltern. Ich denke, sie haben uns gut erzogen.

Die Schule – meine Traumfabrik

Für mich war die Schule eine Traumfabrik. Nein. Kein Hollywood. Einfach nur die 40. Grundschule in Dresden-Trachau. Aber immerhin vom Stadtbaumeister Hans Erlwein. Oder war das die Oberschule am Pestalozzi-Platz? Egal. Eine Traumfabrik kann ja auch in einem stinknormalen Haus sein.

Der Kindergarten war nicht in einem normalen Haus. Er war in einer vornehmen Villa mit einem großen Garten. An der Grenze zwischen Dresden und Radebeul. Oder fast an der Grenze. Also im Grenzgebiet. Aber noch ganz einfach ohne Passierschein zu erreichen. Und doch wirkte das Eingangstor, das Gartentor, unüberwindlich. Das heißt, die Unüberwindlichkeit schien zu wachsen. Von Woche zu Woche. Ging ich im Sommer noch gern in den Kindergarten, so zeigte sich im Herbst ein Widerwille, die Straße hinaufzugehen, an deren Ende die Villa stand. Und im Winter kostete jeder Tag, der im Kindergarten verbracht werden sollte, Überwindung. Obwohl im Winter das Weihnachtsmärchen gespielt wurde. Mit dem Schneewittchen, das ich so liebte. Zumindest entsprach das meinem Text: »Schneewittchen, Schneewittchen, ich liebe dich!« Und das war ein Vollblutschneewittchen. Nicht zu vergleichen mit dem Disney-Turteltäubchen. Und dennoch war der Kindergarten keineswegs meine Traumfabrik. Eher eine Albtraumfabrik. Die Ursachen für die zunehmende Bedrohung, die von der Villa ausging, kenne ich nicht. Meine Mutter brachte mich jeden

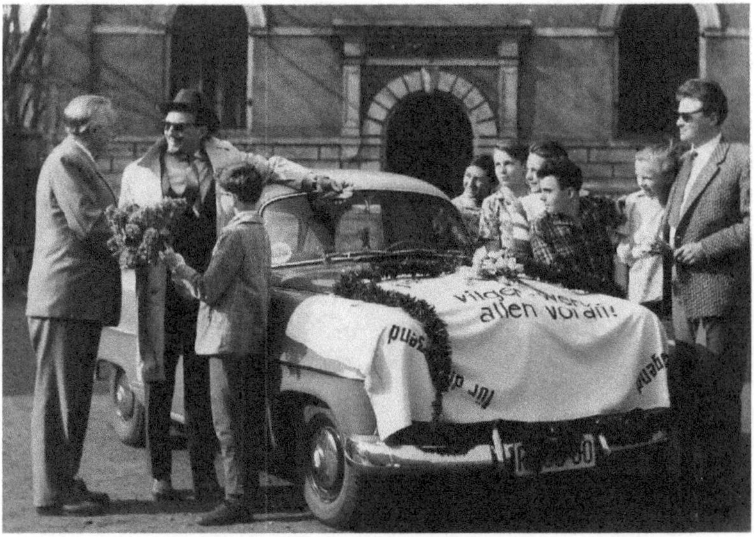

Fernsehspiel »Lehrer Stefan«

Morgen bis zum Fuß des Hügels, auf dem die Villa stand, und holte mich nachmittags pünktlich am Gartentor ab. Wenn sie in die Straßenbahn stieg und zum Wohnungsamt fuhr, in dem sie arbeitete, überkam mich eine leichte Panik. Die steigerte sich mit den Jahreszeiten. Und im Winter rannte ich eines Morgens durch den Schneematsch zwischen den Schienen hinter der Bahn her. Glücklicherweise war meine Mutter in den Triebwagen eingestiegen und konnte mich nicht sehen.

Der Kindergarten existiert heute noch. Er heißt jetzt »Trachauer Spatzennest«. Spatzen gibt es kaum noch, und der Drache ist ohnehin Legende. Obwohl das angrenzende Stadtgebiet Trachenberge heißt. Aber die Berge gibt es noch. Es waren bis ins 17. Jahrhundert Weinberge. Und die kleine Kirche dort heißt Weinbergkirche. Daneben ist ein Kleingartenverein. Im Spartenheim haben wir als Abiturienten Skat gespielt. Und jede Menge Bier getrunken. Traumhaft.

Doch keinesfalls zu vergleichen mit der Schule, meiner Traumfabrik. Ganz real war der erste Schultag mit Ranzen, Schiefertafel, Schwamm und Griffel. Für das Mittagessen mussten wir in einer langen Schlange stehen. Ich zeigte den Klassenkameraden, wie man einen Ball über die gegnerische Abwehr schlenzte. Natürlich ohne Ball. Aber mit großen Gesten. Plötzlich ein stechender Schmerz am Schienbein. Ein imaginärer Gegner? »Hier wird nicht aus der Reihe getanzt!« Die kleine Mathematiklehrerin hatte mit ihren hohen Schnürstiefeln zugetreten. Nicht viel später wurde Schienbeintreten zu meiner liebsten Freizeitbeschäftigung. Ich war Mittelstürmer in der C-Jugend. Die geschenkten Fußballschuhe hatten Stahlkappen. Später standen solche Schuhe auf dem Index. Schienbein- und Wadenbeinbrüche dezimierten die Reihen der Verteidiger.

Glücklicherweise war der Unterricht frei von Knochenbrüchen. Die Übergriffe der Lehrer*innen beschränkten sich auf gelegentliche Kopfnüsse und das »Zwiebeln« der kurzen Haare über den Ohren. Das war eine beliebte Methode des Russischlehrers, der beim Lehrervortrag neben einem Schüler stand und mit Unschuldsmiene dessen Haar zwischen den Fingern zwirbelte. Der Schüler verzog vor Schmerz das Gesicht, durfte aber keinen Laut von sich geben. Meist traf es einen, der Ulbricht hieß. Wenn er sich bei der Tortur muckste, kommentierte der Lehrer das mit Sätzen wie: »Der Ulbricht sollte sich zusammenreißen. Der Ulbricht ist ein Trottel.« Die Klasse johlte.

Ob die Klasse johlte, wenn ein Lehrer ein Stück Kreide nach mir warf, weiß ich nicht. Denn ich war eingeschlafen. Gerade hatte ich noch im Stehen dem Lehrer auf eine Frage geantwortet. Ich setzte mich, und sofort fiel mein Kopf nach vorn, und ich war eingeschlafen. Obwohl ich ein guter Schüler war, lief der Unterricht reibungslos weiter, auch ohne meine Teilnahme. Ich war mal wieder »weggetreten«. Ich glaube, von den zwölf Schuljahren habe ich mehrere Monate verpennt. Das schien keinen zu stören. Und ich hab es ja nicht bemerkt. Ich war in meiner Traumfabrik.

Die Lehrer hatten vor allem die Problemschüler im Blick. Zu denen gehörte ich glücklicherweise nicht. Und wenn ihr Blick doch mal auf den Schlafenden in der vorletzten Reihe fiel, dann erinnerten sie sich: Der spielt abends im Staatstheater als Kinderdarsteller und Komparse und kommt erst um Mitternacht nach Hause. Außerdem spielt er ja noch Fußball – ein Störer weniger …

Das Pausenklingeln weckte mich. Manchmal wurde ich auch vorfristig wach, wenn mein Nachbar mir einen angespitzten Bleistift senkrecht unter die Nase hielt. Das war kein schönes Erwachen. Aber ich konnte dem Unterricht sofort wieder folgen. Ich war ja auch ausgeruht.

Kein Lehrer kam je auf die Idee, dass es sich bei den häufigen Schlafattacken um etwas anderes als latente Müdigkeit handeln könnte, für die es eine plausible Erklärung gab.

Was ich damals nicht ahnte, war die Tatsache, dass meine Traumfabrik und die, welche als Synonym für den Filmbetrieb in Hollywood stand, noch einmal in meinem Leben eine Rolle spielen sollte.

Pionierrepublik »Wilhelm Pieck«

Im Herbst 1955 verließ ich zum ersten Mal in meiner Schulzeit meine Heimatstadt Dresden und den Fußballverein, weil ich zu einem Aufenthalt in die Pionierrepublik »Wilhelm Pieck« delegiert worden war. Das war eine ganz besondere Auszeichnung für aktive »Junge Pioniere« mit herausragenden schulischen oder gesellschaftlichen Leistungen. Die beiden Schüler, die ausgewählt worden waren, hatten beide abgesagt. Und so wurde ich in die Republik in der Republik gesandt. Sie galt als Kinderparadies und Kaderschmiede. Davon wusste ich natürlich nichts. Mir hatte man gesagt, dass ich drei Monate in einer landschaftlich schönen Gegend, in der Schorfheide, nicht weit von Berlin verbringen würde. Die Lehrer wären besonders qualifiziert. Und der Clou: sonnabends kein Unterricht. Da war ich aber sehr gespannt. In Dresden gab es am Sonnabend natürlich Schule.

Das Paradies für Junge Pioniere war mit 18 Millionen Mark in einem Jahr aus dem Boden gestampft worden. 1952 war das »Ferienlager« vom DDR-Präsidenten Wilhelm Pieck, dessen Namen es auch trug, eröffnet worden. In der Schorfheide lagen am Ufer des Werbellinsees, malerisch zwischen Bäumen, alle Gebäude, die für einen Schulbetrieb mit Internatscharakter nötig waren. Und eine mongolische Jurte!

Das Pionierlager war nach dem sowjetischen Vorbild des Lagers Artek am Schwarzen Meer auf der Krim gebaut worden. Das reichlich einen Quadratkilometer große Areal in der Schorfheide war hervorragend geeignet für Geländespiele und Lagerfeuer. Auch Tanzabende gehörten zum Programm. Ich kann mich nicht erinnern, ob es Volkstanz oder Boogie-Woogie war. Aber amerikanische Musik war unerwünscht. Wahrscheinlich haben wir den russischen »Kalinka« getanzt. Ich war ja damals sehr sportlich.

Also das mit der Sonnabend-nicht-Schule stimmte tatsächlich. Das fanden wir fetzig. Und als ich nach drei Monaten wieder in Dresden zur Schule ging, waren wir im Stoff nicht zurück. In manchen Fächern sogar weiter.

Vielleicht hing das auch damit zusammen, dass den Lehrern der Unterricht offenbar Spaß machte. Und den Lehrerinnen auch. Selbst wir fanden es spannend bis interessant. Die Geländespiele waren aufregend und kollektivbildend. Sie hatten ausschließlich militärischen Charakter. Es kämpften die »Roten« gegen die »Weißen«. Vorbild war der Kampf der Rotgardisten gegen die Weißgardisten in der frühen Sowjetunion. Die Waffen (Pistolen, Gewehre, Maschinenpistolen und Maschinengewehre) hatten wir aus Stöcken und Pappen selbst gebaut.

Abends am Lagerfeuer wurden vorwiegend Arbeiter- und Kampflieder gesungen. Wir liebten besonders die mit einem tragischen Flair: »Auf, auf zum Kampf, zum Kampf! Zum Kampf sind wir geboren. Auf, auf zum Kampf, zum Kampf! Zum Kampf sind wir bereit. Dem Karl Liebknecht, dem haben wir's geschworen. Der Rosa Luxemburg reichen wir die Hand.«

Auch das italienische Partisanenlied »Bella Ciao« sangen wir mit Inbrunst. Deutsche Volkslieder gab es nicht.

Dafür gab es häufig Fahnenappelle. Wir trugen auch eine Art Uniform: Hemd mit blauem Pionierhalstuch, eine dunkelblaue Trainingshose, eine olivgrüne Windjacke und eine dunkelblaue »Skimütze«, wie sie von den Jungen des »Volkssturms« am Ende des Kriegs getragen wurde.

Etwa 1000 Pioniere der ersten bis achten Klasse waren in einem Durchgang. Ich war in der fünften Klasse von Mitte September bis Mitte Dezember dort. Die Teilnehmer einer Ausbildung am Werbellinsee sollten »in ihrem Klassenstandpunkt gefestigt«

an die Schulen im Heimatort zurückkehren. Mein Klassenstandpunkt war rechts vor der letzten Reihe, unbefestigt. In der Arbeitsgemeinschaft »Schiffsmodellbau« kippte mein Boot immer um. Es hatte offenbar keinen festen Klassenstandpunkt.

Etwa 400000 Junge Pioniere wurden im Laufe der Jahre in der kleinen Republik geschult und justiert. Und alle mussten ein »Persönliches Tagebuch« führen. Das war ein blaues DIN-A5-Rechenheft. Ich habe es nach meiner Rückkehr noch mehr als fünf Jahre weitergeführt. Leider hat meine Mutter den Heftstapel zwei Jahre danach beim Aufräumen entsorgt. Auf meinen Wunsch. Das war dumm. Denn heute wären die Hefte ein Dokument der Skurrilität. In meinem »Persönlichen Tagebuch« gab es nicht eine einzige Eintragung, die persönlichen Charakter hatte. Eventuell stand mal bei einem Filmbesuch *interessant.* Ich weiß auch noch genau warum. In dem Tagebuch durfte man keinen Gedanken finden, kein Urteil über ein Buch oder Theaterstück. Ich hatte Angst – falls die Stasi das Tagebuch finden sollte –, »negative« Notizen zu hinterlassen. Mein »Persönliches Tagebuch« sollte einer *tabula rasa* gleichen.

Seit 2006 ist die »Europäische Jugenderholungs- und Begegnungsstätte Werbellinsee« die größte Freizeit- und Erholungsstätte Europas.

Übrigens war es genau hier, wo ich bewusst meine erste Narkolepsie-Attacke erleben musste. Beim Schreiben eines Diktats entglitten mir die letzten Zeilen zu einem kalligrafischen Wunder, das der Lehrer mir kopfschüttelnd mit den Worten übergab: »Du bist wohl am Ende mal kurz eingeschlafen?« – Alle lachten …

Leipzig und kein Ende

Eigentlich wollte ich – wie viele Mitschüler damals – Archäologie studieren. Da die Altertumswissenschaftler in Potsdam nur alle zwei Jahre immatrikulierten, bewarb ich mich an der Schauspielschule in Leipzig. Schließlich hatte ich ja seit meinem zwölften Jahr am Theater und auch im Fernsehen gespielt. Die Eignungsprüfung bestand ich sofort. Die Aufnahmeprüfung bewies, dass ich »noch sehr jung« sei und nach einem Jahr in der sozialistischen Produktion wieder vorsprechen solle. Also arbeitete ich als Chemiehilfsarbeiter im Arzneimittelwerk Dresden (das nicht in Dresden, sondern in Radebeul war) und stellte Coffein her. Die Herstellungskosten lagen zwar 30 Mark über dem Weltmarktpreis, aber wir verkauften es offenbar fleißig weiter. Ich memorierte ebenso fleißig meine Rollen für die zweite Aufnahmeprüfung in Leipzig. Die Kollegen gewöhnten sich daran, dass ich ab und an einen Ballon Ameisensäure mit »Doktor Faustus« anredete. Und ich war echt sauer, als ich die zweite Aufnahmeprüfung doch nicht bestand. Das Verdikt lautete: »Zu wenig Humor und zu gute Zensuren!« Tatsächlich wurden mir neben einem Mangel an Humor »so gute Abiturnoten« attestiert, dass ich »doch auch etwas Richtiges (oder war es etwas anderes?) studieren könnte«.

Also bewarb ich mich an der Karl-Marx-Universität in Leipzig. Dort studierte Klaus Werner, den ich von der Dresdner Pestalozzi-Oberschule kannte, Germanistik bei Professor Hans Mayer.

Und er schwärmte von seinem Professor. Dessen Vorlesungen im Hörsaal 40 seien legendär. Also bewarb ich mich um ein Germanistik-Diplomstudium. Dafür musste man sich nicht zu einem dreijährigen Dienst in der Nationalen Volksarmee verpflichten wie die Medizinstudenten. Aufsätze hatte ich immer gern geschrieben, bei Rezitationswettbewerben gesiegt. Und um solche Sachen würde es ja in diesem Studium auch gehen. Also stand ich bald selbst vor dem berühmten Hörsaal 40. Hans Mayer sollte lesen.

Der Beginn der Vorlesung verzögerte sich. Die Studenten des fünften Studienjahres, die hinter mir standen, lachten, als einer von ihnen sagte: »Der Dietze soll jetzt Professor sein. Ich dachte immer, eh der das wird, hab ich ä eichnes Auto!« – die Wartezeit für ein Kfz betrug damals circa zehn Jahre. Professor Dietze wetterte vor Beginn seiner Vorlesung gegen Wissenschaftler, die ihrer Heimat DDR den Rücken kehrten. »Aber wir weinen ihnen keine Träne nach!«

Die erste Vorlesung von Professor Mayer fand also nicht statt. Stattdessen wurde uns mitgeteilt, Hans Mayer habe die Republik verraten. Er sei auf einer ihm großzügig gewährten Vortragsreise »in der imperialistischen Bundesrepublik« geblieben. Aber man werde ihn hier nicht vermissen …

Ich vermisste den Mann schon, wegen dessen weithin gerühmten Vorlesungen im Hörsaal 40 der Alten Leipziger Universität ich mich zum Germanistikstudium hatte einschreiben lassen.

Statt eines Diploms in Germanistik würde ich am Ende des Studiums ein Staatsexamen als Lehrer für Deutsch und Englisch ablegen. Diplomanden gab es genug, Lehrer*innen wurden gebraucht. Und ich würde in der Fußballmannschaft des fünften Studienjahres mitspielen. Am Ende doch etwas Positives. Es waren aber nur wenige Spiele, in denen ich als rechter Verteidiger (wie bei Motor Trachenberge-West) die Ehre der Anglisten verteidigen konnte. Als Lehrer an der Universität hatten Anglisten keinen besonderen Ruf. Zumindest verglichen mit Altmeister Schücking. Levin L. Schücking hatte in den 20er- und 30er-Jah-

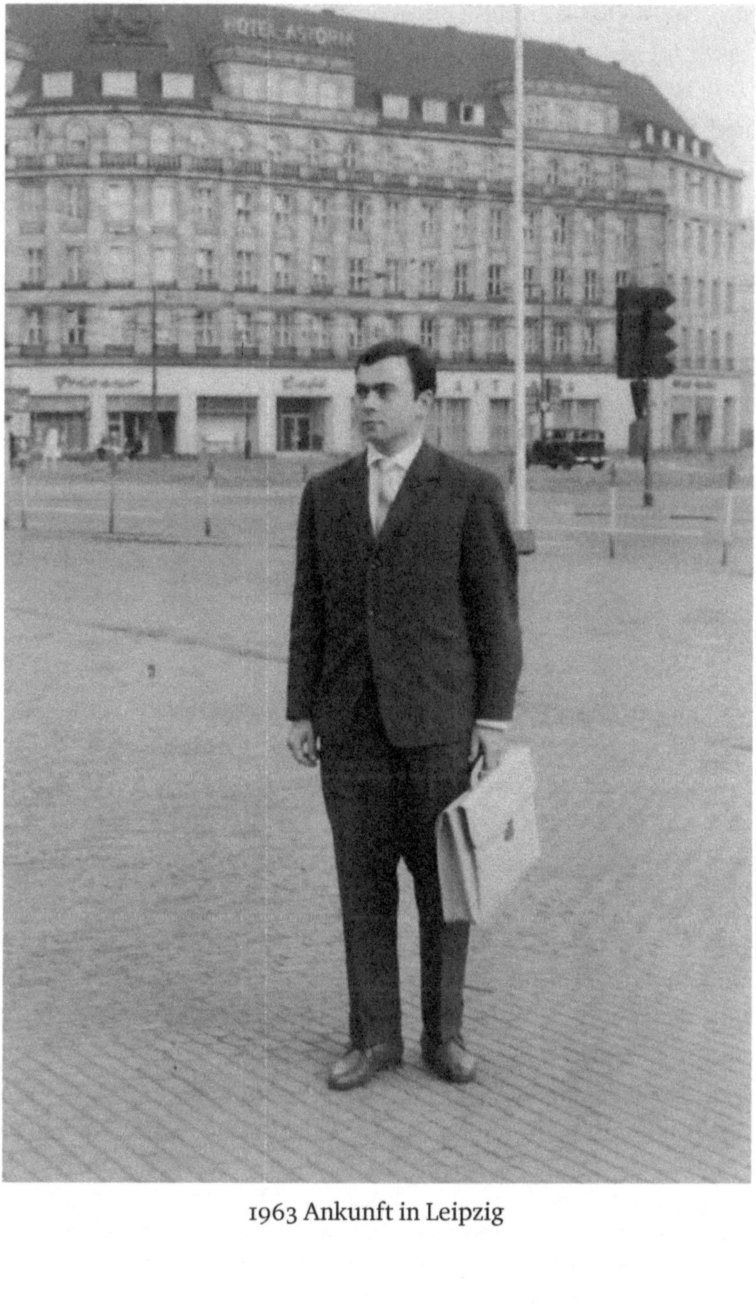

1963 Ankunft in Leipzig

ren die Anglistik an der Universität zu einer weithin geachteten Disziplin gemacht.

Er widerstand den Nationalsozialisten als einer der wenigen bis in die 40er-Jahre. Dann musste er die Universität verlassen. Seine Großnichte Beate Schücking konnte die Geschicke der Leipziger Universität von 2010 an für zwei Amtsperioden lenken. Sie setzte sich – aus dem Westen Deutschlands kommend – besonders für Genderfragen ein. Das Gendern gehört zu den Lieblingsaktivitäten an unseren Hochschulen. Für bedrückte Heiterkeit sorgte sie, als plötzlich die männlichen Professoren Briefe unterschreiben mussten, in deren Kopf allein das Wort »Professorin« stand. Nun, das Rad der Geschichte überrollte auch die feminisierten Professoren, deren Geschlechtsumwandlung glücklicherweise nur auf dem Papier stattfand.

In der DDR fand auf dem Papier mehr statt als in der Realität. Und nicht nur mehr, sondern auch qualitativ Entscheidendes. Von den siegreichen Schlachten der Erntekapitäne über die wirtschaftlich Umwälzendes produzierende Bassow-Methode[1] bis zum Allwissen der Partei- und Staatsfunktionäre (»Wissenschaftler lassen sich von Erich Honecker beraten.«). Die Wirklichkeit verlachte die auf dem Papier vorgegebene Realität. Satire war inhärentes Element im real existierenden Sozialismus. Aus der Fallhöhe zwischen auf dem Papier behaupteter und real existierender Wirklichkeit resultierte – wie beim politischen Witz – das befreiende Lachen. Und der so oft verarschte Bürger fühlte sich dieses eine Mal als Sieger. Das Verlachen der Macht und der Mächtigen wurde zum Lebenselement des Alltags. So, und was hat das alles mit meinem Studium zu tun? Die Diskrepanz zwischen Schein und Sein. Sehr viel, denn schon zu Beginn des Studiums schrieb ich mich für die Studentenbühne ein. Für

---

1 Der sowjetische Vorzeigearbeiter A. D. Bassow – hochdekoriert – sorgte durch Ordnung und Sauberkeit am Arbeitsplatz dafür, dass seine Brigade in 28 Jahren keinen Arbeitsunfall hatte. Ein sächsischer Kommentar: »Zwee arbeedn und viere bassn off. Bass off, dass dn Feierahmd nich verbassn duhsd.«

mich war das eine ganz normale Fortsetzung meiner Mitwirkung in Theaterstücken und Fernsehspielen in Dresden von 1955 bis 1962. Genauso normal empfand ich es, mich in Leipzig nicht am Städtischen Theater zu engagieren, sondern in der Studentenbühne. Die bestand seit 1949 und hatte schon beachtliche Erfolge aufzuweisen. Davon wusste ich nichts, ich wollte einfach spielen und geriet in ein ambitioniertes Projekt: Vier Regisseure inszenierten das »Unternehmen Ölzweig«, ein Stück des englischen Dramatikers und Folksängers Ewan MacColl, der die »Lysistrata« des Aristophanes für die Gegenwart bearbeitet hatte. Die Bearbeitung der Bearbeitung durch das Berliner Maxim Gorki Theater war der Gegenstand unserer Inszenierung. Die griechischen Frauen um Lysistrata zwingen ihre Männer durch einen Bettstreik den Krieg zu beenden.

Gleich vier Regisseure gleichzeitig. Das Stück wurde in Episoden aufgeteilt. So hatte jeder Regisseur sein eigenes Feld zu beackern. Also uns. Aber bevor die Arbeit am Stück begann, mussten wir erst mal in der kleinen Bühne an der Nikolaikirche ackern, das heißt, vorrichten. Der auch für das Bühnenbild verantwortliche Michael Hebecker sah immer aus wie ein Pantomime – aber am ganzen Körper. Ihm konnte man nichts mehr weismachen. Ich glaube, er hat oft zwischen den Farbeimern unter den Füßen der Nikolaikirche übernachtet.

Ich spielte den zweiten Greis. Damit erreichte meine Bühnenkarriere ihren ersten Höhepunkt. Zuvor hatte ich ja den vierten Zwerg und den dritten Wichtel gespielt.

Zur Immatrikulationsfeier (oder war es nur die Einschreibung?) kam ich von Dresden nach Leipzig. Ich hatte mich »fein« gemacht. Trug meinen Konfirmationsanzug – der passte noch. Als ich am Hauptbahnhof aus der Unterführung kam, stand da ein Fotograf, zückte seinen Apparat, sagte »dankeschön«, und schon war ich für die darauf folgenden Fotos zehn Mark los. Ich war beeindruckt.

Wurde eigentlich jeder in der Messestadt eintreffende Student solchermaßen begrüßt? Oder galt es nur denjenigen, die bei dem berühmten Professor Hans Mayer studieren wollten? Oder hatte gar meine Bereitschaft, der Studentenbühne der Leipziger Karl-Marx-Universität beitreten zu wollen, den Fotografen zum Bahnhof getrieben? Vielleicht hatte er eine Spürnase für zukünftige Seiteneinsteiger ins komische Rollenfach.

Natürlich hatte ich mich auf einem Fragebogen, der mir vor Beginn des Studiums zugestellt worden war, für eine Freizeitoption entschieden, die meinen Neigungen zu Theater und Fußball entsprach.

Im Dezember 1963 nahm ich noch am letzten Treffen der deutschen Studentenbühnen teil. Die Diskussionen verliefen normal. Es gab keinen Alleinvertretungsanspruch. Das Hamburger Studententheater kam mit einer sehr interessanten Inszenierung. Wie sie hieß und warum sie so interessant war, habe ich leider vergessen. Aber sonst war es sehr schön.[1]

Der Programmzettel aus dem Jahre 1965 listet dann auch auf, was wir dem Zuschauer eigentlich sagen wollten: Wir haben uns mit »Unternehmen Ölzweig« dem Kampf um den Frieden angeschlossen. Wir haben dieses Stück gewählt, damit mal mehr als drei Mitglieder der Studentenbühne gleichzeitig auf der Bühne stehen. »Vordergründig aktuelle Anspielungen« sollten unterbleiben. Schließlich war der XXII. Parteitag der KPdSU (Kommunistische Partei der Sowietunion) schon vorüber, und der Genosse Chruschtschow hatte das Sagen. Bei uns war gerade das unsägliche 11. Plenum[2] im Gange. Deshalb scheint es mir heute direkt mutig, wenn der Programmzettel vermerkte: »Bei der Gestaltung

---

1 Mein Kommilitone Bernhard Scheller meinte, es sei Claus Peymann gewesen. Wahrscheinlich hatte er recht.

2 Brigitte Reimann schrieb in ihrem 1998(!) veröffentlichtem Tagebuch: »Heute war die Rede Honeckers auf dem ZK-Plenum abgedruckt. Die Katze ist aus dem Sack: die Schriftsteller sind schuld an der sittlichen Verrohung der Jugend. Destruktive Kunstwerke, brutale Darstellungen, westlicher Einfluß, Sexualorgien, weiß der Teufel was – und natürlich die böse Lust am Zweifeln. Die Schriftsteller stehen meckernd abseits, während die braven Werktätigen den Sozialismus aufbauen.«

der Senatoren und des Chefstrategen versuchten wir, jede Vergröberung und Verzerrung zu vermeiden, um die reale Gefährlichkeit im Missbrauch der Macht nicht abzuschwächen.«

Das war drei Jahre nach dem Verbot des Studentenkabaretts »Rat der Spötter« in Leipzig – die meisten Ensemblemitglieder wurden verhaftet und saßen ein Jahr im Gefängnis – durchaus nicht selbstverständlich. Zumal die offizielle Parteilinie immer noch respektlos durch den Volksmund kolportiert wurde: Wir lebten »in der schönsten und größten DDR der Welt«. Und die drei bedeutendsten Staaten der Welt fingen mit »U« an: die UdSSR, die USA und Unsere Deutsche Demokratische Republik!

Wir spielten das »Unternehmen Ölzweig« in Leipzig als »Kellerkinder« am Nikolaikirchhof und auf Gastspielen in Potsdam, Merseburg und Heuckewalde, bis unser kleines Theater aus »baupolizeilichen Gründen« geschlossen wurde.

Der Universitätsbetrieb ging weiter, und ich war am Ende des zweiten Studienjahres Germanistik/Anglistik Beststudent geworden. Das war nicht nur schmeichelhaft, sondern bedeutete auch eine Stipendienerhöhung von 190 auf 230 Mark im Monat. Mein Vater verdiente als Gärtner im VEB »Grünanlagen und Landschaftsgestaltung Dresden« reichlich 500 Mark Brutto.

Und zu unser aller Überraschung erhielten acht Studenten zu Beginn des dritten Studienjahres das Angebot, als Beststudenten ins Hauptfach Anglistik zu wechseln und nach einem zusätzlichen Studienjahr als Lehrer für die Klassen fünf bis zwölf abzuschließen. (Wir waren mit dem Ausbildungsziel Lehrer für die Klassen fünf bis zehn immatrikuliert worden.) Außerdem wurden wir »Erstfachanglisten«. Im Prinzip absolvierten wir ein Diplomstudium, was es offiziell nicht mehr gab. Für mich bedeutete das: ein Jahr länger mit Schlafattacken kämpfen. Aber auch zwölf Monate länger von der sanften Hand meiner Nachbarin geweckt zu werden. Die Lehrkräfte schienen von der Maßnahme auch überrascht worden zu sein. In manchen Fächern schien der Lehrstoff nicht auszureichen. So konnten wir die Seminare in eigener Regie durchführen. Das fanden wir großartig. Wir diskutierten

»dekadente« Schriftsteller, die im Lehrplan nicht vorkamen. Erstaunlicherweise wurden die Veranstaltungen offenbar nicht kontrolliert. Als aber einige von uns als zweites Nebenfach Theaterwissenschaften wählten, wurden wir zurückgepfiffen. Wir seien wohl mit unserem Haupt- und Nebenfach nicht ausgelastet. Das könne man im Rektorat für Studienangelegenheiten gern ändern ... – daran hatten wir natürlich kein Interesse.

Ein Angebot vom Außenhandelsbetrieb »Interpelz«, Reisekader in Englisch zu unterrichten, nahmen wir dagegen gern an. Zumal es ein Honorar gab. Allerdings hatten wir keine offizielle Genehmigung von der Universität. Wir waren sozusagen »Schwarzarbeiter«. Erstaunt waren wir, wie munter viele unserer NSW-Reisekader (nicht sozialistisches Wirtschaftsgebiet) ohne Rücksicht auf Grammatik und Aussprache drauflosredeten. Wenn wir sie korrigierten, waren sie erstaunt. Man hatte ihnen in Großbritannien tadelloses Englisch bescheinigt. Da wir als Studenten der englischen Sprache das Mutterland derselben während unseres Studiums nicht besuchen durften, ahnten wir nicht, wie höflich die Briten gegenüber Ausländern sind, wenn sie die Qualität des Englischen beurteilen. (In Frankreich ist das durchaus anders!)

Im Studium lief eigentlich alles ganz gut. Jeden Herbst gab es zu Studienbeginn die »Rote Woche«, in deren Verlauf wir geschult wurden, wie wir nicht nur physisch, sondern auch ideologisch den Bauern bei der Einbringung der Kartoffelernte helfen sollten. Immerhin lag das Ende der Kampagne zur Vollkollektivierung der Landwirtschaft erst wenige Jahre zurück. Am meisten freuten sich die Bauern, wenn wir nach getaner Arbeit mit ihnen in der Kneipe tüchtig die Gläser hoben. Dabei mussten wir nicht nur Bier trinken, sondern auch Weißen, Braunen und Stoni kippen. Beim Stonsdorfer musste man spezielle Vorsicht walten lassen. Es kam vor, dass sich am Boden der Flasche ein Satz betrunkener Fruchtfliegen gesammelt hatte. Und diese wollten offenbar mit dem Schnaps in mein Glas.

Nach der ersten Woche – wir weilten derer drei auf dem Lande – zog der Vorsitzende der Landwirtschaftlichen Produktionsgenossenschaft vor den Studenten eine Bilanz. Er vermisse den gewissen sozialistischen Schwung bei einigen Studenten. Ja, es sei ihm sogar berichtet worden, dass Studenten an der Kartoffelsortiermaschine förmlich einschliefen. Sie warfen gesunde Kartoffeln statt der auszusortierenden Steine aufs Feld zurück. Wenn ihre fest geschlossenen Augen sie nicht entlastet hätten, müsste man von Sabotage sprechen. Und das hätte er von im Marxismus-Leninismus geschulten Universitätskadern am wenigsten erwartet. Auch seien einige Studenten nach nächtlichen Orgien morgens nicht zum Dienst erschienen. Dazu könne er nur sagen: »Saufen ja – aber nur, wenn sich die gelesenen Kartoffeln im *Korb* verdoppeln! Nicht im *Blick* der Studenten.«

Ich bekam einen roten Kopf. Nicht wegen des Saufens, wohl aber wegen meiner Schlummersucht. Die Monotonie des Laufbandes hing wie ein voller Kartoffelsack an meinen Lidern. Erst wenn ein gegen Metall knallender Stein mich weckte, griff ich wieder zu.

Leider verfolgte mich das Phänomen der Tagesschläfrigkeit auch in den Vorlesungen und Seminaren. Da ich selbst es nicht wahrnahm, war ich auf die Hilfe meiner Kommilitonen angewiesen. Leichte Knuffe in die Seite halfen da sehr. Manchmal reichte auch eine sanft meinen Handrücken berührende Hand der Nachbarin. Da wir im Seminar nur zu acht waren – wenn keine*r fehlte –, blieben diese Berührungen dem Professor keineswegs verborgen. Denn sie geschahen direkt vor seiner Nase. Im wahrsten Sinne des Wortes.

Am Ende des dritten Studienjahres verlobte sich meine Freundin mit mir. Oder ich mit ihr. Auf jeden Fall trug ich an der linken Hand einen Ehering. Ein Referat über Shakespeares »King Lear« hatte uns zusammengebracht. Wir waren zwar im gleichen Studienjahr, aber nicht in einer Seminargruppe. Als der direkt vor mir sitzende Professor den Ring entdeckte, gratulierte er mir – und meiner mich immer wieder durch Handauflegen ins Wachsein zurückholenden Nachbarin. Wir ließen es geschehen. Zumal diese Dame später meinen besten Freund heiratete. Dass auch andere

Lehrkräfte meiner Schlummersucht ansichtig geworden waren, erfuhr ich aus der Parteiversammlung.

Da ich selbst kein SED-Mitglied war, verließ ich mich auf die Informationen eines Kommilitonen, der uns fast von jeder Parteiversammlung etwas berichtete, das eigentlich nur für die Genossen bestimmt war. So meinten sich die Mitglieder der SED-Parteigruppe einer gewissen Exklusivität zu versichern, hatten aber nicht mit dem Mitteilungsbedürfnis des Kommilitonen gerechnet. Also erfuhr ich zum wiederholten Male von Professoren, die sich über mein arrogantes Verhalten in Seminaren und Vorlesungen beschwerten. Ich würde in den Veranstaltungen oft längere Zeit schlafen. Dass meine geschlossenen Augen Ausdruck der Verinnerlichung der Geschichte der englischen Arbeiterbewegung oder des literarischen Vormärz 1848 in Deutschland sein könnten, vermuteten sie nicht.

Aber nicht nur im Universitätsbetrieb musste ich versuchen, den weit geöffneten Armen von Morpheus zu entgehen. Auch bei profanen Tätigkeiten während der Frühjahrs- oder Herbstmesse, die der Ergänzung des 190-Mark-Stipendiums dienten, musste ich ständig gegen Schlafattacken kämpfen. Besonders verheerend wirkten sie sich in meinem Job als Broiler-Entsorger bei der HO-Lebensmittel aus. Ich arbeitete während der Messe als Beifahrer und Transportarbeiter.

Unsere Aufgabe war die Entsorgung von »Restbroilern« aus Geflügelgeschäften und Imbiss-Einrichtungen. Die Arbeit begann früh am Morgen in der Innenstadt. Ich stieg in den Framo-Transporter[1]. Die Sonne stand niedrig und grüßte mich durch die Frontscheibe. Ich nickte ihr zu und vergaß den Kopf wieder zu heben. Wir steuerten die erste Geflügel-Verkaufsstelle mit Broiler-Imbiss an. Der Framo bremste. Die Fahrertür knallte. Ich schreckte hoch. Stieg aus. Noch gab es keinen »Ausschuss«. Es lief alles wie geplant. Die Planerfüllung war nicht in Gefahr. Wir fuh-

1 Sächsischer Kleintransporter (seit 1927). Framo GmbH baut seit 2014 Elektro-Lkw.

ren weiter. Die Sonne blendete. Ich schloss die Augen. Am Ende der Straße winkte der »Broiler-Hafen«, eine Geflügel-Gaststätte. Über der Tür ein Werbeplakat, das auf Wellen schaukelnde Hähnchen zeigte, in deren Bauch ein Mast steckte, an dem ein Segel flatterte. Darunter stand MASTHÄHNCHEN. Im Hintergrund war ein Hafen zu sehen. Nein, ich hatte nicht geträumt. Sozialistischer Realismus, echte Wirklichkeit.

Wir übernahmen eine Stiege verkohlter Broiler. Der Temperaturfühler war ausgefallen. Die Verkäuferin »hatte mal eine geraucht« und es nicht bemerkt. »Na, da haben Sie ja heute schon ganz schön Kohle gemacht«, witzelte ich. Die Verkäuferin drohte mir mit der Bratgabel. »Du, dir fehlt gleich ä Ohr!« Am nächsten Imbissstand hatte sich ein Spieß beim Einhängen in den Grillautomaten selbständig gemacht. Die Hähnchen waren voller Sägespäne und mit Rudimenten eines Scheuerlappens verziert. Sie lagen hinter dem Imbissstand und rochen schon etwas streng. Schließlich holten wir an verschiedenen Verkaufseinrichtungen die nicht verkauften Reste des täglichen Broiler-Aufkommens ab. Wir fuhren zur Abdeckerei. Die Sonne stand schräg im Westen. Ich schlief auf dem Beifahrersitz, bis mich ein Windzug weckte: Gammelfleischgeruch. Uns kamen Männer entgegen, denen der Gestank nichts auszumachen schien. Sie entluden den Framo und schütteten unsere Vögel in große Container.

Als wir zurückfuhren, fragte der Fahrer: »Sach ma, hat dich forleich änne Tsetse-Fliege gestochen? Du sitzt noch nich ma richtig im Auto, da sinn de Oochen zu.« – »Ja, das frage ich mich ooch.«

Und dennoch war die Zeit von 1963 bis 1968 – neben endlosen Proben – nicht nur ein Kennenlernen studentischer Theatertradition, sondern für mich der Anfang eines neuen Berufs, den ich 15 Jahre später dann auch wirklich ausüben sollte. Nach zwei Jahren bei der Studentenbühne begannen die Vorbereitungen zu einer Neugründung des Kabaretts »academixer«, das heute das zweitälteste Kabarett Leipzigs mit einer eigenen Spielstätte geworden ist.

Daran war natürlich nicht zu denken, als wir unser erstes (literarisch-musikalisches) Kabarettprogramm am 1. Mai 1966 auf die Bühne brachten. Es hatte den didaktischen Titel »..., dass 66 kein 33 werde!«

Da diese Gefahr in der DDR nicht bestand, hoben wir drohend den Zeigefinger in Richtung Westen. Eigentlich haben wir damals schon das gesagt, was dann »die 68er« in der Bundesrepublik zu ihrem Thema machten: Die Rolle der Altnazis im westdeutschen Staat. Wir waren eben schon immer unserer Zeit voraus.

Falls noch ein Beweis dafür vonnöten sein sollte: Ich habe während des Ernteeinsatzes der Studentenbühne in einem Dorf südlich von Berlin, neben einer Abdeckerei, wo es so stank, dass sogar die Ackergäule kotzten, auf die Frage von Jürgen Hart, ob ich Interesse hätte, Kabarett zu spielen, gesagt: »Ja, warum nicht. Schlimmer als hier kann's auch nicht werden!« Und ich hatte recht. Unsere Arbeit im Studentenbühnenkeller am Nikolaikirchhof, dessen geschlossener Eingang noch bis Anfang der neunziger Jahre rechts hinter der Kirche neben dem Fußweg zu sehen war, nahm ein jähes Ende. Nachdem wir ihn in zahllosen Stunden renoviert hatten, wurde er überraschend von der Baupolizei geschlossen. Aber wahrscheinlicher ist, dass die Inszenierungen im Untergrund für die Genossen der Partei nicht den Optimismus des lichten Sozialismus ausstrahlten. Danach probte ich mit der Studentenbühne monatelang an Brechts Lehrstück »Die Ausnahme und die Regel«.

Die Regie lag in den Händen von Christoph Hein. Wir haben über das Stück diskutiert. Wir haben über Brecht diskutiert. Wir haben über die Kostüme lang und breit diskutiert. Das Stück wurde nie aufgeführt. Ich glaube Christoph Hein ging an die Berliner Volksbühne zu Benno Besson. Er kehrte nur für die Rolle des Kerkermeisters in Shakespeares »Cymbeline« kurzzeitig an die Studentenbühne zurück. Und ich kehrte der Bühne notgedrungen den Rücken, nachdem wir im Frühjahr 1966 unser erstes Kabarett-Programm auf die Bühne gebracht hatten. Es war eher ein Agitprop-Stück und verschwand nach wenigen Vorstellungen vom Spielplan. Außerdem beendete der Hauptakteur und Autor Jürgen Hart bald sein Studium als Deutsch- und Musiklehrer. Er unterrichtete an einer Schule, und es war nicht klar, ob die »academixer« ihren zweiten Geburtstag erleben würden.

Vor 50 Jahren lief es in einem DDR-Amateurkabarett etwa so: Eine Gruppe gleichgesinnter kritischer junger Menschen fand sich zusammen, um eine künstlerische Vorstellung in die Tat umzusetzen. Da konnte man aber nicht einfach so anfangen mit eigenständigen Ideen, die man aufschrieb, probte und aufführte. Nein, dazu bedurfte es eines Trägerbetriebes, der die Finanzen bereitstellte, und einer Zulassung vom Rat des Bezirkes, Abteilung Kultur. Der Trägerbetrieb stellte die finanziellen Mittel und den Probenraum bereit, und der Rat des Bezirkes stellte den Ausweis aus. Dann konnte es losgehen mit der künstlerischen Arbeit. Im Ausweis war festgelegt, wie hoch die Gage sein durfte.

Überregionale Bedeutung gewinnen konnte man als Amateurkabarett in der DDR durch die Teilnahme an den jährlichen »Arbeiterfestspielen« (oder gar durch den Gewinn einer Goldmedaille). Mit etwas Glück konnte man sogar ins Fernsehen kommen – allerdings nur als Amateur. Nachdem die »academixer« 1979 den Profistatus erlangt hatten, gingen für sie – wie für alle gleichrangigen Kabaretts in der DDR – bis 1990 die Fernsehlichter aus. (Ein Funktionär des Deutschen Fernsehfunks: »Das könnt ihr vor 300 Leuten in eurem Keller spielen, aber nicht für drei Millionen Fernsehzuschauer!«)

Was musste ein Kabarett beachten, damit seine Texte die Kontrolle der Funktionäre passieren konnten? Es musste zuallererst die Tabus respektieren: Keine kritische Darstellung der Parteilinie und der leitenden Funktionäre, keine kritische Darstellung der Nationalen Volksarmee – von der Staatssicherheit ganz zu schweigen. Jedes Programm musste eine »Westnummer« enthalten. (»Die Darstellung der imperialistischen Politik der BRD.«)

Dabei handelte es sich um meist peinliche Vorführungen dümmlicher Bürger aus der Bundesrepublik, deren »revanchistische Absichten« ad absurdum geführt werden sollten. Jürgen

Hart von den Leipziger »academixern« war meines Wissens der erste, der eine »Westnummer« schrieb, die im Osten spielte und in der zwei Leute aus der DDR agierten: »Tantenbekämpfung«. Wie man einer West-Tante Devisen »abluchst«.

»Mit leichten ideologischen Bauchschmerzen« wurde die Szene bei der Abnahme von den Funktionären »mit weggetragen«. Das heißt, sie durfte gespielt werden. Von den Zuschauern wurde sie mit Erleichterung und großer Zustimmung aufgenommen.

Am liebsten hätten die Funktionäre von Partei und Staat nur »positive Satire« auf der Kabarettbühne erleben mögen. Also Satire, die nicht – wie es ihrem Wesen entspricht – vernichtet, sondern die harmlos vernichtelt. Solange sich die Kritik auf niedere Funktionäre (der Gewerkschaft und der Massenorganisationen) beschränkte, gab es kaum Probleme. Aber schon der Name des Generalsekretärs der Partei durfte nur in »positivem« Kontext erwähnt werden.

Was die Zensur unserer Programme betrifft, so hatten wir das Glück, dass keines unserer Programme verboten wurde. (Die »Pfeffermühle« war weniger glücklich.) Es war uns durchaus bewusst, dass die Zensur mit der Schere im Kopf begann. Wir kannten die Tabus und versuchten, sie geschickt zu umschiffen. Während der Proben versuchten wir die Gratwanderung zwischen Kritik und harmlosem Humor zu bewältigen. Wenn einer das Gefühl hatte, wir müssten noch kritischer sein, wurde er mit der Frage konfrontiert: »Willst Du, dass das Programm verboten wird?« Natürlich wollte das keiner. Das Textbuch wurde den Verantwortlichen in der SED-Kreisleitung und der SED-Bezirksleitung vorgelegt. Ebenso den Gremien beim Rat der Stadt und beim Rat des Bezirks. Zunehmend siegte bei den Genossen die Faulheit über die Leselust. Entscheidend war letztlich die Abnahme. Vier Wochen vor der Premiere spielten wir das Programm vor den wenigen Funktionären von Partei und staatlicher Leitung vor. Das war unheimlich stimulierend vor fünf Personen im leeren Zuschauerraum. Jürgen Hart hatte uns »gebrieft«, die brisanten Passagen »zur Seite weg« zu sprechen und weniger gefährliche

Sachen »zum Verbot freizugeben«. Im Anschluss an das »Vorsingen« gab es eine Auswertung. Wir hatten einige ehemalige Unileute eingeladen, die inzwischen Karriere gemacht hatten und selbst in höheren Funktionen arbeiteten. Sie diskutierten – meist in unserem Sinne – mit den »Abnehmern«. Und am Ende bekannten sich die Funktionäre – manchmal mit Einschränkungen – zu unserem Programm. Mal mussten wir eine Liedstrophe weglassen, mal eine kritische Formulierung abmildern. Ein Verbot gab es nicht. Natürlich waren wir erleichtert. Denn wir wussten von den Pfeffermüllern, was es bedeutet, die Arbeitsergebnisse von einem Jahr durch ein Partei-Verdikt zu verlieren.

In regelmäßigen Abständen mussten wir vor einer Jury des »Komitees für Unterhaltungskunst« aus Berlin spielen. Aber da ging es wohl eher um Honorareinstufungen. Und es saßen immerhin zwölf Leute im Saal. Unser Programm IDEAL UND INTENSIWIRKLICHKEIT bekam folgende Gesamteinschätzung: »Ein Kabarettprogramm von ausgezeichneter Qualität, das sich durchweg den Dokumenten des IX. Parteitages widmet und in klarer parteilicher Haltung vom Positiven ausgehend produktiven Humor hervorbringt.« Na gugge – wer hätte das gedacht!

Übrigens haben wir 1977, als wir alle noch einen »bürgerlichen Beruf« ausübten, 251 Veranstaltungen und Sendungen durchgeführt.

Die längste Zeit meines Berufslebens stand ich auf der Bühne. Nach dem Abitur war ich zwölf Monate als Hilfsarbeiter mit der Herstellung von Coffein beschäftigt. Zwei Jahre verbrachte ich nach dem Studium als Bildredakteur beim Allgemeinen Deutschen Nachrichtendienst der DDR in Berlin. Und acht Jahre lang sorgte ich im Verlag Edition Leipzig für die Übersetzungen der Bücher in fremde Sprachen.

Nachdem ich dreizehn Jahre die Zuschauer neben meiner Arbeit putzmunter als Amateurkabarettist erfreut hatte – meine gelegentlichen Schlafattacken wusste ich geschickt zu verbergen –, wurden wir dann 1979 Berufskabarettisten. Zuerst drei Jahre freiberuflich (heute würde man von scheinselbständig sprechen) für die Kulturdirektion Leipzig. Danach mit Planstellen »Kabarettbeamte« beim Rat der Stadt Leipzig. Ohne Pension. (Wie auch die Kollegen von der »Pfeffermühle«) 1990 verließ ich die »academixer« und wurde wieder selbständig. Bernd-Lutz Lange (der schon 1988 ausgeschieden war) und ich spielten unsere Programme aber weiterhin als Gäste im »academixer«-Keller. Für die Zuschauer blieben wir beide Teil der »Mixer«. Bernd-Lutz Lange hatte – wie ich auch – schon in der Oberschule mit Kabarett begonnen. Er wurde in Zwickau sofort »wegen unangemessener Schärfe« verboten. Ich spielte etwa zwei Jahre recht erfolgreich bei Betriebsveranstaltungen in Dresden. Während er schon immer gern Kabarett gespielt hätte, spielte ich ja als Schüler am Staatstheater Kinderrollen und trat als Statist auf, was damals gerade »Komparse« genannt wurde. Mit Beginn des Studiums hatte ich mich wie selbstverständlich für die Studentenbühne gemeldet. Und ohne die Anfrage von Jürgen Hart im Ernteeinsatz 1965 wäre ich möglicherweise bei der Studentenbühne geblieben.

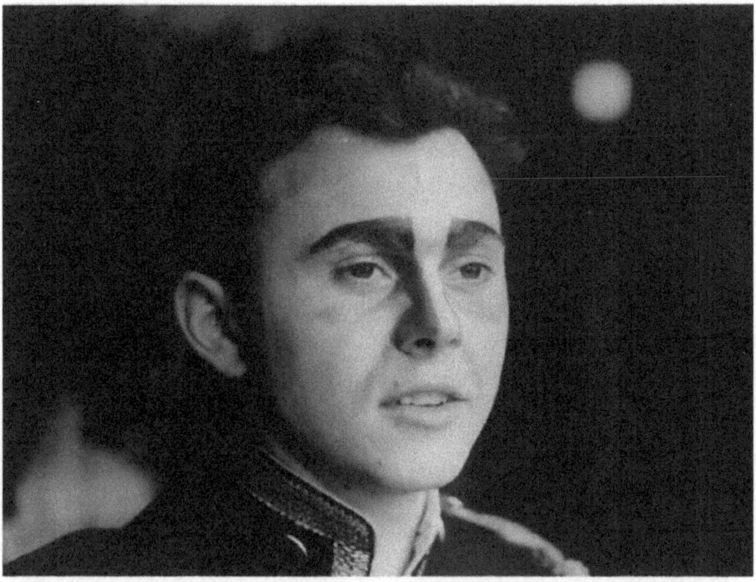

Komparse in »Die heilige Johanna der Schlachthöfe« von Brecht

1967 startete mit dem zweiten »academixer«-Programm KEIN X FÜR U die gemeinsame Kabarett-Zeit. Ich war im letzten Studienjahr und überlegte, wie ich dem Lehrerberuf entgehen könnte. Bernd-Lutz studierte an der Buchhändlerlehranstalt. Nach allem, was er erzählte, hatten die Studenten dort einen wahnsinnigen »Lenz«.

In den ersten Programmen spielten wir alle: Jürgen Hart, der textete und die Musik zu Liedern schrieb. Also die praktische Anwendung eines Lehrerstudiums für Deutsch und Musik. Inwieweit er auch damals schon für die Regie verantwortlich zeichnete, weiß ich nicht. Christian Becher, der Texte schrieb und schon bei den »alten« academixern dabei war. Bernd-Lutz Lange brauchte bald auch schon Texte. Ich schrieb anfangs noch keine Texte. Dorit Zallmann, eine Jurastudentin, und Rosemarie Radke, die Journalistik studierte, spielten mit. Für die Musik sorgte Christof Rüger, der an der Universität Musikwissenschaft, Klavier und Sinologie belegte.

Nachdem unsere beiden Damen ihr Studium erfolgreich beendet hatten, traten Katrin Bremer und Eva Fastenau an ihre Stelle. Wir schrieben das Jahr 1969 und unser drittes Programm hatte Premiere: IN KUL-DUR & MOLL. 1975 schied Eva Fastenau aus, und die frisch promovierte Germanistin Gisela Oechelhaeuser kam ins Ensemble. Ich kannte sie aus dem Studium, wo sie immer in der ersten Reihe saß und von den Professoren mit Namen angesprochen wurde. Aber ich hatte sie auch in der Studentenbühne erlebt, wo sie sich in einer Diskussion um das Verbot des Stückes »Die kleine Stabilisierung« des polnischen Autors Sławomir Mrozek gegen dogmatische Kulturfunktionäre gestellt hatte.

In dieser Zusammensetzung sollten wir die nächsten zehn Jahre spielen: Die frischgebackene Ehefrau Katrin Bremer-Hart, die aus Rostock stammte; die Germanistin Gisela Oechelhaeuser aus Weimar; der Primus inter pares Jürgen Hart, der aus Treuen im Vogtland kam; Christian Becher, Wirtschaftler aus Limbach-

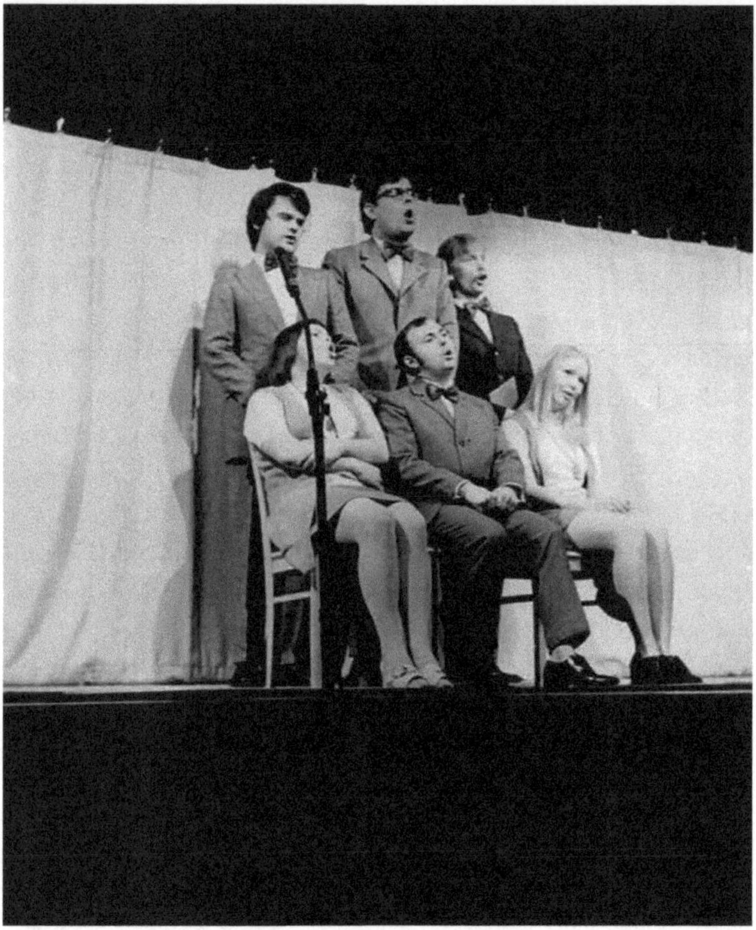

»academixer« 1975. Hinten (v.l.): Bernd-Lutz Lange, Christian Becher, Jürgen Hart; vorne (v.l.): Eva-Maria Fastenau, Gunter Böhnke, Katrin Bremer Hart

Oberfrohna; der Zwickauer Bernd-Lutz Lange, Redakteur beim Börsenblatt, und ich als Lektoratsleiter und Ex-Dresdner.

Wir brachten fast jedes Jahr ein neues Programm zur Premiere, obwohl sich die Probleme in der Gesellschaft, die wir beschrieben, kaum änderten. Die Bürokratie und die Mangelwirtschaft waren allgegenwärtig. Jürgen Hart, der meist den Inhalt des jeweils nächsten Programms vorschlug, orientierte sich zunehmend an Plenen oder Parteitagen der SED. So hießen unsere Programme WIR MACHEN EIN KULTURPROGRAMM – anlässlich des Kulturplenums, WIR ZEIGEN UNSRE X – zum zehnten FDJ-Kongress oder UNSER PARTEITAGTÄGLICH BROT – im Nachgang zum SED-Parteitag. Natürlich gab es auch unverfängliche Titel wie KULTUR IST KEINE KUNST (der Titel stammte von mir.), LENE VOIGT UNVERWÜSTLICH – ein Programm über die Leipziger Mundartdichterin oder einfach REPRISE. Es gab auch sehr schöne doppelbödige Titel wie SCHON ZEIT FÜR IDEALE oder WIR BRAUCHEN NACH WIE VORSICHT!

Nachdem wir in den ersten Jahren immer alle sechs auf der Bühne standen – der Pianist saß am Klavier, und der Techniker war hinter der Bühne –, kamen Kolleg*innen zu uns, die fast alle heute noch auf der Bühne oder vor der Kamera stehen. Peter Treuner kam als Schauspieler vom Rostocker Theater, Astrid Bless vom Schauspielhaus Leipzig und Manon Straché als Absolventin von der Leipziger Theaterhochschule. Von der Studentenbühne kam Burkhard Damrau, der inzwischen am Theater Altenburg spielte.

Damit änderte sich auch das Selbstverständnis im Ensemble. Bisher standen die Freude am Spiel und die Textarbeit, bei der viel gelacht wurde, im Vordergrund. Nun gab es plötzlich Sprecherziehung (für Sachsen!) und Bewegungsunterricht. Bernd-Lutz Lange und ich standen diesem »neumodischen Zeug« skeptisch gegenüber. Als ich nach der zweiten »Tanzstunde« Stepdance lernen wollte, stieß ich wiederum bei dem sehr freundlichen Ballettmeister Baumann auf skeptische Zurückhaltung. Die Sprecherziehung dagegen war recht unterhaltsam, weil wir uns mit der Lehrerin Kathrin Fischer viel über das Leipziger Theater und die Kultur in der Stadt unterhielten. Ob wir Gesangsunterricht nahmen, weiß ich nicht mehr. Ich glaube eher nicht. Denn außer mir und Kati Hart hatten die anderen in ihrer Schulzeit alle im Kirchenchor gesungen. Und ich hatte sogar zwei Jahre im Schulchor den Bass(!) verstärkt. Außerdem gab es bei den »academixern«

Sänger*innen und Nichtsänger*innen. Ich gehörte zu den Nichtsängern.

Was mich aber keineswegs daran hinderte, neben dem Gruppengesang auch ab und zu ein Solo zu wagen. Das wiederum führte zu einem Dialog mit meiner Kollegin Angelika Richter, die im Opernchor sang:

»Sag mal, du kannst doch gar nicht singen?«
»Das ist richtig.«
»Aber du hast doch mehrmals heute Abend gesungen!« »Ja.«
»Und wie geht das?«
»Hast du doch gemerkt. Das geht gut.«

Es ging sogar so gut, dass Bernd-Lutz Lange und ich nach 1990 eine CD mit Lene-Voigt-Liedern produziert haben.

In den 70er-Jahren entwickelten sich die »academixer«, die nun kein Studentenkabarett mehr waren, vom Kabarett der Karl-Marx-Universität zum »Kabarett an der Karl-Marx-Universität«. Das heißt, die Universität war zwar formal noch unser Trägerbetrieb – sie war für die inhaltliche »Sauberkeit« und finanzielle Unterstützung des Kabaretts verantwortlich –, aber beides wurde kaum noch von der Uni kontrolliert. Jürgen Hart, Christian Becher und Bernd-Lutz Lange waren bei der KMU angestellt und Gisela Oechelhaeuser wurde sogar Hauptabteilungsleiterin Kultur im Rang eines Sektionsdirektors. Auf diese Weise war die Kontrolle sichergestellt. Nur Kati Hart und ich waren nicht an der Uni beschäftigt.

Wobei ich um ein Haar auch Universitätskader geworden wäre. Und das kam so: Da die Anzahl der Vorstellungen immer mehr anstieg und für einen normal Werktätigen nicht mehr zu leisten war (wir waren 1978 bei circa 20 Vorstellungen monatlich), hatten wir das Privileg erhalten, halbtags zu arbeiten. Diese Regelung gab es in der DDR nur für Frauen. Mein Verlag sah keine Möglichkeit, einen Lektoratsleiter halbtags zu beschäftigen. Und doch hat es geklappt.

Aber wie ging das damals? Es ging in meinem Fall ganz einfach. Ich wurde als »academixer« zum ersten Prorektor, Prof. Dr. Horst Stein, gebeten, der in meiner Anwesenheit folgendes Telefongespräch führte: »Hallo, hier ist Stein. Bitte verbinden Sie mich mit Georg Seehase (Professor der Anglistik an der KMU). Hier ist Stein, Prorektorat. Hör mal, Georg, du brauchst doch sicher noch einen tüchtigen Anglisten. (Er grinste mich verschwörerisch an.) Der sitzt neben mir. Das ist der Gunter Böhnke. Der hat vor zehn Jahren bei dir studiert. Jetzt braucht er ne halbe Planstelle. Was heißt, die hast du nicht. Du stellst ihn einfach ein. Und ich schieb dir ne halbe Stelle rüber. Und ein Promotionsthema wird dir doch wohl einfallen. (Er nickte mir aufmunternd zu.) Gut, dann schick ich ihn gleich mal rüber. Morgen? (Er sah mich fragend an. Ich nickte.) Gut, morgen halb zwölf. Danke, Schorsch.«

Der Prorektor legte auf und hob die Hände: »Tja, so geht das.« Ich war erstaunt. Zehn Jahre hatte es für mich keine Arbeitsstelle an der Universität gegeben, und plötzlich fiel eine halbe Stelle vom Himmel. Am nächsten Morgen ging ich zu Professor Seehase, den ich in nicht allzu guter Erinnerung hatte, was die Studienzeit betraf. Er hatte meine Examensarbeit über John Osborne mir gegenüber ausdrücklich gelobt und mir die Note »eins« versprochen, bei der Zeugnisausgabe war es aber eine »zwei«. Erst viel später fand ich im Universitätsarchiv die Beurteilung meiner Arbeit. Eine DIN-A-4-Seite war in der Mitte durchgerissen und wieder zusammengeklebt worden. Die obere Hälfte mit Schreibmaschine, mit viel Lob; die untere Hälfte handschriftlich und ziemlich kritisch. (Übrigens wurde vor einigen Jahren im Archiv der handschriftliche Teil gegen einen maschinengeschriebenen ausgetauscht! Der Urheber dieser Aktion war nicht ausfindig zu machen.)

Das Gespräch jedoch verlief in angenehmer Atmosphäre. Der Professor war jovial und hocherfreut, als er von meinen Dienstreisen als Lektoratsleiter nach Frankreich und Großbritannien erfuhr. Ein Promotionsthema könne ich mir aussuchen. Wir vereinbarten einen Termin zur Unterzeichnung des Arbeitsvertrages, und ich wurde mit einem halben Lächeln verabschiedet. Auf dem Gang traf ich eine Mitarbeiterin des Anglistischen Instituts, die erfreut war, dass ich bald ihr Kollege werden würde.

Als ich zur Unterzeichnung wieder in die Uni kam, hatte sich das Lächeln ausgebreitet, das ganze Gesicht war verkniffen. Wahrscheinlich hatte der Professor in eine Zitrone gebissen. Umständlich erklärte er mir, dass die Stelle nicht genehmigt werde und dass die Promotionsthemen alle schon vergeben wären und überhaupt ... Als ich fragte, ob mein nicht vorhandenes SED-Dokument (Parteibuch) all diese Dinge ausgelöst haben könnte, verneinte er vehement. Er hätte sich sehr über meine Mitarbeit gefreut, aber leider ...

Da ich in der Zwischenzeit von meinem Verlag einen Arbeitsvertrag für eine 50-Prozent-Stelle als Stellvertretender Lektoratsleiter bekommen hatte, konnte ich auf das Angebot von Professor Stein verzichten, der mir bei den Germanisten eine Stelle zuweisen wollte. Ich war also jetzt mein eigener Stellvertreter. Nun, nicht ganz. Meine ehemalige Stellvertreterin, Christabel Heisig, wurde Lektoratsleiterin und ich Verantwortlicher Lektor. Natürlich ist eine Halbtagsstelle keine Teilzeitbeschäftigung. Die Arbeit muss erledigt werden. Und so musste ich als einziger »academixer« jeden Tag früh antreten. Die anderen Mitspieler (oder die meisten) hatten am Mittwoch um 14 Uhr ihre Arbeitswoche geschafft. Mein tägliches Pensum war um 14 Uhr nie erledigt. (Zumal ich in der Zeit auch noch meinen täglichen Narkolepsie-Anfall unterbringen musste.) Genug gejammert. Es ging mir gut. Ich konnte im letzten Jahr sogar noch nach Georgien und Großbritannien reisen. Und das natürlich nicht halbtags.

Mein Problem war, dass die neue Spielstätte – und damit die neue Arbeitsstelle – immer noch gebaut wurde. Die Arbeiten standen unter keinem guten Stern. Für den Umbau der Messe-Empfangshalle im Keller des »Dresdner Hofs« zu einem Kabarett-Theater gab es in Leipzig keinen Präzedenzfall. Und die »academixer« hatten nicht nur Freunde unter den Funktionären der Partei und den Funktionsträgern im Rathaus.

Andererseits hatten wir auch starke Befürworter. In der Szene kursierte sogar die Redewendung: »Der Dietmar Keller schenkt den ›academixern‹ 'n Keller.« Dr. Dietmar Keller war Sekretär für Kultur in der SED-Bezirksleitung und mit unserer Kollegin Gisela Oechelhaeuser verheiratet. (Er wurde 1990 der letzte DDR-Kulturminister.) Welchen Anteil er daran hatte, dass wir ein eigenes Theater im Keller des »Dresdner Hofs« bekamen, bleibt offen. Jedenfalls besitzen die »academixer« seitdem das einzige Kabarett-Theater Deutschlands im Art-déco-Stil. »Besitzen« bezieht sich auf die Stühle, nicht auf die Immobilie!

Leider gab es während der Bauarbeiten einen Wassereinbruch. 280 verchromte Stühle lagen längere Zeit im Wasser. Sie setzten sofort Rost an. Also putzten wir anschließend wochenlang das Metall mit «Elsterglanz«. Dadurch entstand die innige Beziehung, die wir bis heute zur Spielstätte in der Leipziger Kupfergasse haben. Diese Stühle waren ein Glückstreffer. Sie waren ein Nachbau des Gestühls in der Dessauer Bauhausbühne von 1926. Ein Naumburger Metallbetrieb hatte just 1978 eine Produktionslücke und konnte für uns das Gestühl (außer Plan) fertigen. Eine Leipziger Tapisseriefabrik lieferte die Sitz- und Rückenlehnenbespannung. Alles neben dem Plan mitten in der Planwirtschaft. Der Umbau der Empfangshalle des Messehauses »Dresdner Hof« in der Leipziger Kupfergasse – mitten im Stadtzentrum – erforderte enorme Anstrengungen. Ganz zu schweigen von der Einrichtung eines Theaters in den Räumen, in denen wir als Studenten zwischen den Vorlesungen Skat gespielt hatten. Die größte Investition war das Gestühl mit 70 000 Mark, dann folgten die Technik mit 23 000 Mark und die Musik mit 15 000 Mark. Natürlich fühlten sich sowohl die Universität als Trägerbetrieb des Kabaretts wie auch der Rat der Stadt, Abteilung Kultur überfordert. Und so wurde der »academixer«-Keller dann auch mit zwei Jahren Verspätung eröffnet. Eine reife Leistung, wenn man zum Beispiel an den Berliner Flughafen denkt. Gut, der Vergleich ist unpassend, aber es war genau diese Art, etwas auf die Beine zu stellen, die im Osten Deutschlands Tradition hatte: Aus nischt was zu machen.

Natürlich musste unsere Absicht, in den Profistatus zu treten, den entsprechenden Partei- und Staatsorganen überzeugend vermittelt werden. Jürgen Hart fand als Leiter der »academixer« eine überzeugende Argumentation mit den neuen Arbeitsgrundsätzen des Kabaretts:

»Das Kabarett der Karl-Marx-Universität ›die academixer‹ erhalten ab 1.1.1977 einen neuen Status, der es ihnen ermöglicht künftig stärkere Aufmerksamkeit der politischen und künstlerischen Weiterentwicklung des Ensembles zu widmen. [...] Die Angehörigen des Ensembles arbeiten künftig (ab 1.1.77) halbtags. Die ›academixer‹ bestreiten ihr Einkommen aus dieser Halbtagsplanstellentätigkeit und aus Auftritten im Rahmen freiberuflicher Tätigkeit. [...]

Die ›academixer‹ sind das Kabarett der Karl-Marx-Universität [...] und sind für das künstlerische und politische Niveau ihrer Arbeit Rechenschaft schuldig. [...]

Zur ständigen Sicherung der politischen und künstlerischen Qualität wird eine Beratergruppe eingesetzt, die in Zusammenarbeit zwischen der SED-Kreisleitung und der Hauptabteilung Kultur/academixer nominiert wird. [...]

Die ›academixer‹ arbeiten kostendeckend, sodass Zuschüsse der KMU bei normalem Spielbetrieb nicht erforderlich sind. Zur Eröffnung des Sonderverwahrkontos erhalten die ›academixer‹ einen Kredit in Höhe von M 5 000.00 der HA-Kultur. [...]

Arbeitszeitregelung für die an der HA-Kultur beschäftigten Angehörigen der ›academixer‹. Die Kabarettmitglieder arbeiten in der Regel montags bis mittwochs. Donnerstag und Freitag bleiben für Qualifizierung und Probenarbeit zur Verfügung der ›academixer‹.«

Dieses Schriftstück wurde am 7. Dezember 1976 (!) von der Leiterin der Hauptabteilung Kultur der KMU, Annelies Panten, und von Jürgen Hart als Leiter der »academixer« unterschrieben.

14 Monate später gab es im Rathaus aber immer noch gravierende Probleme bei der Einrichtung einer neuen Spielstätte für die »academixer«. Der Termin für die Eröffnung wurde immer

wieder verschoben. Schließlich öffnete der »academixer«-Keller im März 1980 seine Pforten für begeisterte Leipziger Zuschauer.

In der Zeit liefen die Vorbereitungen zur Besetzung der Spielstätte mit Kabarettisten, Technikern und Verwaltung. Das waren inzwischen mehr als zehn Personen. Und für die galt es, beim Rat der Stadt Planstellen einzurichten. Wir sollten wie die »Pfeffermüller« Kabarett-Beamte werden.

Irgendwie klemmte aber die Säge. Und so wurden wir erst einmal für drei Jahre bei der »Kulturdirektion Leipzig« angestellt. Die Kulturdirektion war eine städtische Einrichtung, die vor allem für Kulturveranstaltungen in der Stadt Leipzig verantwortlich war. Sie veranstaltete zum Beispiel Vorstellungen von Leipziger Künstlern auf der »Dahlienterrasse« im Clara-Zetkin-Park. Die »academixer« traten dort mehrfach auf.

Die Kulturdirektion zahlte uns eine Art Gehalt, eine Grundgage. Dafür mussten wir eine bestimmte Anzahl von Vorstellungen monatlich liefern. Zusätzliche Veranstaltungen konnten wir über die »Konzert- und Gastspieldirektion« abrechnen. Das waren sozusagen freie Spitzen. Insgesamt haben wir in den ersten drei Jahren unserer Profi-Karriere nicht schlecht verdient.

Später bekamen wir Planstellen beim Rat der Stadt, Abteilung Kultur. Aber auch da ging nicht alles glatt. Beim Nachzählen bemerkten die Genossen, dass noch drei Planstellen fehlten. So begab man sich auf die Suche in den verschiedenen Kultureinrichtungen der Stadt. Aber weder die Theater noch die Lichtspielhäuser hatten eine Vakanz. Erst als der Gewandhauskapellmeister Kurt Masur gefragt wurde, ob er noch eine Planstelle übrighätte, geschah das Unfassbare: »Ja«, meinte der Maestro, eine zweite Bratsche sei nicht besetzt und könnte auch in der nächsten Spielzeit noch vakant sein. Die Genossen waren erfreut: »Gut, da setzen wir den Böhnke drauf.« Und so war ich zwei Jahre lang zweiter Bratscher im Gewandhaus. Aber nun grämen Sie sich nicht, wenn Sie mich nie im Gewandhausorchester gesehen haben. Es war eben wie so vieles in der DDR: Es stand nur auf dem Papier.

Drei Jahre nach dem Beginn unserer Arbeit als Profi-Kabarettisten waren wir dann ein festes Kultur-Ensemble beim Rat der Stadt. Inzwischen war auch unsere Spielstätte fertiggestellt. Seit dem Februar 1980 besaßen wir die schönste Kabarettspielstätte Deutschlands, den »academixer«-Keller. Das wussten wir natürlich 1980 noch nicht, denn es fehlte uns der Vergleich. Aber 1995, nachdem wir die alten Bundesländer ausgiebig bespielt hatten, war es klar. Nirgendwo in Nord-, Süd-, Ost- oder West-Westdeutschland gab es eine Bühne, deren Ambiente im Art déco erhalten war. Und nirgendwo besaß das Theater ein Gestühl, das dem Bauhaus in Dessau entlehnt war. 2017 wurde bei Restaurationsarbeiten im »Mixerkeller« sogar ein Wandgemälde aus dem Jahr 1927 entdeckt.

Dass wir im gleichen Raum zehn Jahre vor der Eröffnung schon einmal gespielt hatten, wusste kaum einer. Es war damals einer der zeitweiligen Spielorte, die die »academixer« nutzten. Wir spielten zu ebener Erde, und die »Bühne« war von Aufstellern begrenzt. Die Menschen saßen mit dem Rücken zum Eingang. Es gab etwa 80 Plätze.

Unser erstes Programm in der neuen Spielstätte in der Kupfergasse war UNSER PARTEITAGTÄGLICH BROT. Es war das einzige Programm, zu dem mich Zuschauer auf der Straße fragten, ob wir jetzt ein SED-Kabarett wären, weil sie solch eine Linientreue von uns nicht gewöhnt seien. Und es war das einzige Programm, bei dem ich mich in einigen Szenen auf der Bühne nicht wohl fühlte, weil ich Texte sprach, die nicht meiner Überzeugung entsprachen. Vielleicht war es kein Zufall, dass neun Monate später unser erstes sächsisches Programm Premiere hatte: DR SAGGSE – MÄNSCH UN MIEDOS. Beim Kartenverkauf – den wir selbst erledigten – verlangten manche Zuschauer: »Bitte sechs Karten für ›Doktor Sachse‹«. Erstaunlicherweise erschien davon unsere erste LP 1984 bei «Litera«, denn Sächsisch stand nicht auf der Hitliste der Kulturbürokratie.

Ein Jahr später brachten wir das Programm WIR BRAUCHEN NACH WIE VORSICHT heraus. Zum ersten Mal spielte unser Studentenbühnenmitglied Burkhard Damrau mit, der für die nächsten 20 Jahre Ensemblemitglied wurde. Später ging er zur »Pfeffermühle«. Das erste Lene-Voigt-Programm hatte 1984 Premiere. Es lief bis 1991. Mit diesem Programm verabschiedete sich Gisela Oechelhaeuser aus Leipzig. Sie zog nach Berlin, wo sie als Dozentin an der Schauspielschule »Ernst Busch« arbeitete. Sie hatte zehn Jahre bei den »academixern« gespielt. Dieses Jahrzehnt stand lange Zeit als Synonym für DIE »academixer«.

Zu Beginn des Jahres 1984 spielten wir zum ersten Mal satirisches Theater in der Kupfergasse. Christoph Brück, der am Berliner Ensemble arbeitete, inszenierte EINMAL TROJA UND ZURÜCK. Es handelte sich um ein Stück über den Trojanischen Krieg aus dem 18. Jahrhundert nach dem dänischen »Ulysses« von Ludvig Holberg, das Jürgen Hart gekonnt aktualisiert hatte. Zum ersten Mal spielte die Absolventin der Leipziger Schauspielschule, Manon Straché, bei den »academixern«. Sie wurde eine echte Nachfolgerin von Gisela Oechelhaeuser. Ihr Abgang in den Westen im November 1989 war weniger erfreulich. Erfreulich war der Ensemblezuwachs durch Astrid Bless, die für uns 1982 das Leipziger Schauspielhaus verließ, in dem sie zu den führenden Damen gehört hatte.

Als vierter Schauspieler gesellte sich 1986 Peter Treuner vom Volkstheater Rostock zu uns. Obwohl er beim Vorspiel auf Gestaltungselemente verzichten musste, die seine Kollegin Straché zu unser aller Überraschung bei ihrem ersten Auftritt präsentierte, wurde er einstimmig engagiert. (Frau Straché hatte das Vorspiel etwas zu wörtlich genommen und enthüllte in einer Szene ihre recht ansehnlichen Brüste. Sie waren aber letztlich nicht der Grund für ihren Einstieg ins Ensemble.)

So waren wir nun fünf Kabarettist*innen und vier Schauspieler*innen. Sie werden sich vielleicht fragen: »Und worin besteht der Unterschied?«

Lassen wir doch mal die Akteure selbst zu Wort kommen. Die Zitate stammen aus dem Jahre 2006: »Also jetzt nichts gegen Schauspieler, die können es ja, aber ich glaube, dass es gut ist, wenn nicht unbedingt ein Schauspieler auf der Kabarettbühne steht, denn er ist doch ein bisschen näher dran am Menschen, und vielleicht sind die Kabarettisten nicht ganz so eitel und haben einen direkteren Draht nach vorn.« (Carolin Fischer, Sängerin, Absolventin der Hochschule für Musik.)

»Ein guter Kabarettist ist einer, der das, was er auf der Bühne erzählt, möglichst selbst erfinden, gut spielen und im Idealfall auch die Texte selber schreiben kann. Streiten wollen muß er!« (Anke Geißler, Krippenpädagogin.)

»Ein guter Kabarettist muss nach meiner Erfahrung einer sein, der die Menschen liebt, der das, was die Leute im Parkett beschäftigt – auch ängstigt –, auf eine Art widerspiegelt, die es ihnen erträglich macht, damit umzugehen.« (Bernd-Lutz Lange, Gärtner, Buchhändler, Studium an der Fachschule für Buchhändler.)

»Ich bin ja nun ein ausgebildeter Schauspieler, aber als ich ans Theater kam, stellte ich fest, dass die Themen, die dort verhandelt wurden, doch sehr weit weg von der Wirklichkeit waren. [...] Es stimmt einfach, dass Schauspieler im Allgemeinen sehr eitel sind. [...] Ein guter Kabarettist kann spielen und schreiben.« (Peter Treuner, Schauspieler, studierte an der Theaterhochschule in Leipzig.)

»Ein Schauspieler ist jemand, der in der Lage ist, auf der Basis vorgegebenen Textmaterials in eine Rolle hineinzuschlüpfen und diese auszufüllen. Im Gegensatz dazu ist ein Kabarettist ein Spiegel der Bevölkerung.« (Ralf Bärwolff, Diplom-Kaufmann, Handelshochschule Leipzig.)

Ich finde, der Schauspieler versucht, in eine andere Person hineinzuschlüpfen, während der Kabarettist eine Figur darstellt, hinter der er als Person immer noch sichtbar ist. Er neigt zur Typisierung. Das habe ich besonders gemerkt, als ich mit Astrid Bless das Hans-Reimann-Programm GÄNNSDE DÄHN? spielte. Wenn der Regisseur von ihr eine Figur forderte, griff sie in ihre Werkzeugkiste und – schwupp – war sie diese (Figur!). Ich musste mich erst an die Figur heranschleichen, und dann konnte ich sie vorzeigen, ohne sie selbst zu sein. Wenn ich darüber nachdenke, hat die Methode etwas vom Brecht'schen Verfremdungseffekt.

Insofern war die Arbeit mit Christoph Brück eine ganz neue Erfahrung. Er kam ja direkt vom Theater. Und dort befiehlt der Regisseur oder er sagt zumindest, was der Schauspieler zu machen hat.

Bei den »academixern« war der Regisseur einer von uns. Im Normalfall Jürgen Hart. Jedenfalls die ersten 15 Jahre. Da gab es zwischen Regiestuhl und Bühne kein Gefälle. Wir kannten uns von Anbeginn. Schon beim Lesen des Textbuches wusste man, wen man spielen würde. Bei den Proben wurde am Text gearbeitet. Die Veränderungen wurden fast immer vom Autor (Jürgen Hart) akzeptiert.

Und obwohl das Verhältnis zum Regisseur Brück fast freundschaftlich war, gab es Momente, in denen das gegenseitige Verständnis strapaziert wurde. So sollte ich bei einer Probe einen Rollschrank spielen. Ich wusste zwar, dass ein Schauspieler auch ein Schnitzel spielen kann, aber der Rollschrank stand hinter der roten Linie. »So einen Quatsch mach ich nicht mit«, war mein Kommentar. Ich glaube, die Probe war damit zu Ende.

Dass Erich Honecker auf die Idee kam, seinen Geburtsort Neunkirchen im Saarland zu besuchen, hatte für uns ungeahnte Folgen. Wir konnten 1987 drei Tage in den Westen fahren, um beim Kleinkunstfestival »St. Ingberter Pfanne« (außer Konkurrenz) aufzutreten. Mein erstes und letztes BRD-Gastspiel. Wieso gerade die »academixer« ausgewählt wurden, habe ich nie erfahren.

Leider begann das Gastspiel mit einem unerfreulichen Ereignis. Kurz vor Beginn der Vorstellung kam ein junger Mann in einer Parka (lange Haare, schütterer Vollbart) in unsere Garderobe und fragte, ob er in die Vorstellung dürfe. Er sei Wehrdienstverweigerer und habe kein Geld. Verständnisvoll nickten wir und betraten die Bühne. Der junge Friedenskämpfer saß dann vor der ersten Reihe auf dem Fußboden.

Nach der dritten Szene war er verschwunden. Die Vorstellung lief sehr gut und endete mit anhaltendem Applaus. Fröhlich betraten wir die Garderobe. Plötzlich hörten wir aus der Damengarderobe ein spitzes »Nein, das darf doch nicht wahr sein!« Katrin Hart kam mit ihrem Portemonnaie zu uns herüber. Sie öffnete es. Darin war ein 20-DM-Schein. »180 DM fehlen!« (Wir hatten vor der Vorstellung unser Tagegeld für das Gastspiel bekommen.) Betroffen griffen wir nach unseren Brieftaschen. Jeder hatte nur noch einen Schein, 10 oder 20 Deutsche Mark drin. Also radikal war der Kriegsgegner nicht gewesen. Aber es fehlten 400 Deutsche Mark.

Am nächsten Tag waren wir beim Bürgermeister eingeladen. Als er von dem Diebstahl erfuhr, griff er wortlos in seine Brieftasche und übergab uns 400 Deutsche Mark. Ein echter Sozialdemokrat! Der übrigens Brandenburg hieß.

Die Presse fand unsere Vorstellung recht gut. Besonders gefiel natürlich eine Szene aus der Produktion, wo gerade ein Treibriemen gerissen ist, der aus »besonders gutem schlechten Material« war. Bei der Überprüfung der Elektrik heißt es: »Die Masse ist in Ordnung. Es muss an der Leitung liegen.«

Übrigens trat neben uns im Rahmenprogramm noch eine »Nachwuchskraft aus dem Bereich der Kleinkunst« auf: Urban Priol aus Würzburg.

Babelsberg und Hochzeit

Mit der Zeit wurden die »academixer« an der Universität bekannt. Das geschah weniger durch die zunächst nicht sehr zahlreichen Vorstellungen, sondern eher dadurch, dass wir nach dem Gewinn von Preisen und Goldmedaillen bei den Arbeiterfestspielen meist auf einer Feier zu unseren Ehren vom Rektor der Universität empfangen wurden. Dieser staunte dann, welch kulturbeflissene Studenten er unter seinen Fittichen hatte. Ich erinnere mich, wie ich mal dem Rektor – ich glaube, es war Professor Winkler – den dienstältesten Studenten seiner Universität vorstellte. Es handelte sich um den Theologen und Kunstwissenschaftler Lutz Lippold, der manchmal in unserer Band trommelte und gerade das 17. Semester absolvierte. Natürlich gab es solche Fälle an einer sozialistischen Universität nicht, und der Rektor zeigte sich ungläubig und amüsiert. Jürgen Hart hatte das Kabarett trotz seines Lehrerberufes nicht aufgegeben, und wir spielten mehrere Male im Monat in Leipzig. Noch überstieg das Honorar kaum zehn Mark und ein Abendbrot für jeden Mitwirkenden. Wir galten noch als Studentenkabarett und erhielten eine Grundfinanzierung (zum Beispiel für die Requisiten) von der Uni. Mein Studium sollte im Sommer 1968 enden. Im Frühjahr bekam ich ein Praktikum als Englischlehrer in der Akademie für Staats- und Rechtswissenschaft in Potsdam-Babelsberg angeboten. Wir Praktikant*innen sollten 400 Mark Honorar im Monat erhalten und der Termin für die Abgabe der Staatsexamensarbeit würde verschoben werden. In Babelsberg wurden auch die zukünftigen Diplomaten der DDR ausgebildet. Außenpolitisch war das Hauptziel der DDR damals die diplomatische Anerkennung. Es wurde vor allem Englisch, Spanisch und Arabisch gelehrt. Zu den Lehrern gehörte auch der Arabisch-Dolmetscher von Erich Honecker.

Unsere Aufgabe war die Ausbildung von Fachlehrer*innen für die Oberschule in Englisch. Sie sollten vor allem in afrikanischen Staaten eingesetzt werden. In der zweiten Unterrichtswoche gab es ein Gespräch mit dem Professor für Marxismus-Leninismus. Beiläufig erfuhren wir, dass unser Einsatz nicht honoriert würde, da wir ja ohnehin »ein reichliches Stipendium« erhielten und der Einsatz der Festigung unseres sozialistischen Bewusstseins als Lehrer*in diene. Das betraf drei Praktikant*innen. Wir weigerten uns, unter diesen Bedingungen das Praktikum fortzusetzen. (Ende der 60er-Jahre waren Praktikant*innen nicht automatisch billige Arbeitskräfte!) Schließlich stimmten wir einem Kompromiss zu, nach dem wir vier Wochen unterrichten mussten und bis dahin unsere Entscheidung überdenken konnten. Ich wurde vom Dekan unserer Fakultät, dem Amerikanistik-Professor Brüning, zu einem Gespräch nach Leipzig beordert. Der Marxismus-Leninismus-Professor aus Babelsberg hatte sich über meine vulgär-materialistische Einstellung zur Arbeit beschwert. Dabei hätte er selbst bei einem Blick in den Spiegel die Verkörperung des Vulgärmaterialismus betrachten können. Der Dekan bestätigte zwar, dass die Bezahlung des Praktikums in der erwähnten Höhe zugesagt worden wäre. Aber nun sei es eben anders und da könne ich als Student gleich mal beweisen, wie wichtig mir mein sozialistisches Vaterland sei. Ich wiederholte, dass ich meine Zusage selbstverständlich einhielte, wenn dies die Universität beziehungsweise die Hochschule in Babelsberg ebenfalls tue. Der Ton des Dekans wurde schärfer: Ein Anruf beim Wehrkreiskommando würde genügen und ich würde mitten im fünften Studienjahr für 18 Monate zum Wehrdienst eingezogen. Ich antwortete mit einem spöttischen Grinsen. (Sehr leichtsinnig, wie ich später erfuhr. Denn diese Möglichkeit hätte durchaus bestanden.) Ich leistete meine Arbeit bis Ende des Monats in Babelsberg ab und kam nach Leipzig zurück. Die beiden anderen lenkten ein. Einer von ihnen wurde nach dem Studium Lehrer an der Babelsberger Hochschule. Reinhild und ich hatten Ende des vierten Studienjahres geheiratet und beide einen Vorvertrag für die Anstellung als wissenschaftliche*r Assistent*in an der Karl-Marx-Universität bekommen. Als wir nach den Prüfungen und der Zeugnisausgabe noch nichts von der Universität gehört hatten, erkundigte ich mich in der Sprechstunde beim Dekan, wann und wo wir unsere Arbeit antreten sollten. Der teilte mir lakonisch mit, dass die Arbeitsstellen nicht eingerichtet wurden und die Universität keine Möglichkeit sähe, uns zu beschäftigen. Kurz darauf wurde die für mich vorgesehene Stelle einem Kommilitonen angeboten, der sie jedoch ablehnte. Ich hatte nach der Absolvierung meines praktischen Semesters als Deutsch- und Englischlehrer an der Leipziger Karl-Marx-Oberschule keinerlei Ambitionen mehr, Lehrer zu werden. Zwar machte mir der Unterricht Spaß, aber die Überbewertung der Erziehungskomponente im Vergleich zur Bildung und die Erziehung zum Feindbild gegenüber der imperialistischen BRD entsprachen nicht meinen Vorstellungen. Dabei war die Atmosphäre an der Schule recht kollegial und nicht übertrieben »linientreu«. Ich konnte sogar meinen Unterricht an der Betriebsakademie von Interpelz während des Semesters fortsetzen. Dennoch teilten die meisten meiner Kommilitonen meine Auffassung. Aber da sie fast alle schon Vorverträge mit ihren zukünftigen Schulen abgeschlossen hatten, gab es nur geringe Chancen, der Volksbildung zu entkommen. Ein Mitstudent hatte es geschafft, Arbeit in einem Verlag zu finden. Am dritten Arbeitstag hielt ein »Toniwagen« (Polizeifahrzeug) vor dem Betrieb, und der Schwarzarbeiter wurde von den Genossen der Volkspolizei in die Schule gebracht. Da ich meine Vorbehalte gegenüber der Volksbildung nicht als Argument benutzen konnte, um dem Lehrerberuf zu entgehen, überlegte ich, ob es gesundheitliche

Gründe geben könnte. Da fiel mir ein Sportunfall in der siebten Klasse ein. Beim Fußballspiel (Motor Trachenberge-West) hatte ich eine so schlimme Knieverletzung erlitten, dass ich ein Jahr pausieren musste. Ich beantragte bei der Abteilung Volksbildung eine Freigabe vom Beruf aus gesundheitlichen Gründen: Längeres Stehen vor der Klasse würde sehr schmerzhaft werden und die Unterrichtsgestaltung behindern. Ich musste zum Amtsarzt. Ein junger, vor Gesundheit strotzender Arzt empfing mich. Er untersuchte mein Bein und das Knie gründlich: o. B. – ohne Befund. Ich beschrieb die mich quälenden Schmerzen im Knie in den leuchtendsten Farben. Der Arzt blieb ungerührt. Ich demonstrierte, wie ich humpeln müsste und mich kaum auf den Beinen halten könnte. Ein höhnisches Lachen verzerrte das Gesicht des Arztes. Ob ich noch nicht bemerkt hätte, dass zu jedem Lehrerpult ein Stuhl gehörte. Ich zeigte ihm, wie klein ich wäre, wenn ich auf einem Stuhl säße. Es blieb beim o. B. Und für den nächsten Amtsarztbesuch sollte ich mir etwas Überzeugenderes ausdenken. Dazu kam es aber nicht mehr. Ich stellte noch einen Antrag, dass ich als Verheirateter in der Stadt arbeiten könnte, in der meine Ehefrau lebt. Dem wurde stattgegeben. So musste ich als zukünftiger Lehrer nicht nach Wurzen, sondern konnte in Leipzig bleiben.

Dass mein Einstieg in den Lehrerberuf überhaupt so stattfinden konnte, war letzten Endes einem glücklichen Umstand geschuldet. Unsere Hochzeit wäre bei der Trauung in der Leipziger Thomaskirche um ein Haar gescheitert. Wobei »um ein Haar« nicht ganz korrekt ist. »Um einen Lidschlag« trifft die Sache besser.

Die Thomaskirche, in der schon Luther gepredigt hatte, bildete den Rahmen für unsere evangelisch-lutherische Eheschließung. Der Thomas-Pfarrer Hans Krauspe wurde mit der Trauung mein Schwiegervater. Ob er davon begeistert war, wage ich zu bezweifeln. Seine erste Tochter hatte er mit einem Arzt verheiratet. Nun bahnte sich zum ersten Male ein Vertreter der Arbeiterklasse den Weg in die Familie. Der 3. Mai 1967 war ein sonniger Spätfrühlingsmittwoch. Hinter dem Altar brach die Sonne durch die farbigen Kirchenfenster. Bunte Kreise tanzten vor meinen Augen. Der Pfarrer hielt eine Ansprache. Schwer senkten sich meine Lider. Ich hörte eine Frage. Dann eine Pause. Mit größter Anstrengung hob ich die Augenlider und sagte: »JA?!« Wenn ich nur wüsste, was der Pfarrer mich damals gefragt hatte …

Und meine Frau?

Ich glaube, die hat mich auch gut erzogen. – Ist es denn nicht die im tiefsten Innern jeder Frau schlummernde Vorstellung, den Partner wenigstens ein bisschen der Idealvorstellung, die sie von ihm hat, anzunähern. Ohne ihn zu verbiegen. Der Partner wundert sich, wenn er das merkt. Denn er ist vollkommen davon überzeugt, die Idealvorstellung ganz real zu verkörpern. Gut – es mag da schon diese und jene Korrekturmöglichkeit geben sollen. (Auch wenn die sprachliche Prägnanz zu wünschen lässt.) Könnte man sich vorstellen …

Meine Frau – ich glaube, das besitzanzeigende Fürwort ist nicht mehr zeitgemäß –, also eine Frau, genauer gesagt eine ziemlich junge Frau, saß zu Beginn meines Studiums im berühmten Hörsaal 40 des Germanistischen Instituts der Karl-Marx-Universität in der gleichen Reihe wie ich. Wir sollten uns in den folgenden Studienjahren auf den Lehrerberuf vorbereiten. Jedoch in verschiedenen Seminargruppen. Also sahen wir uns nur in den Vorlesungen, nicht aber in den Seminaren. Wir wechselten – wie mit anderen Kommiliton*innen auch – »Zettelpost«:

»Lassen wir die nächste Vorlesung ausfallen und gehen ins ›Corso‹[1]?«

Oder:

»Warum schläfst du eigentlich in jeder Vorlesung?«

---

1 Das Café »Corso« lag gegenüber der alten Universität im Gewandgäßchen.

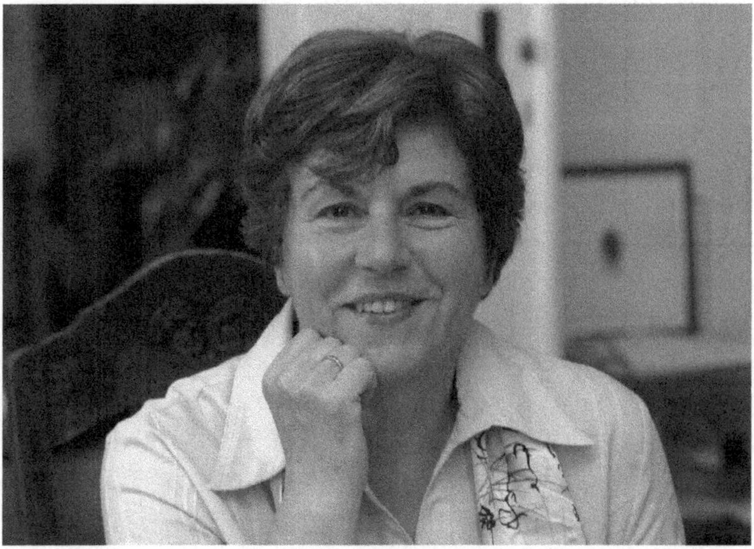

Reinhild Böhnke

»Ich schlafe nicht. Ich habe die Augen nach innen getunkt.«

Natürlich gingen wir geschlossen als Seminargruppe ins »Corso«. Aber sonst traf ich mich abends eher mit meinen Kumpels, mit denen ich eine Baracke auf dem Gelände der Deutschen Hochschule für Körperkultur bewohnte, bis wir ein Studentenzimmer finden würden. Das war aber erst nach der Herbstmesse möglich. Wir schliefen zu zwölft in der Holzbaracke, in der sich jeden Morgen um sechs die Heizung mit lautem Knacken meldete.

So ging das erste Studienjahr vorüber. Ich hatte eine »Studentenbude« für 25 Mark pro Monat in Möckern gefunden. Zu Beginn des zweiten Jahres fand die Herbstmesse statt. Die Studenten, die Sprachen studierten, arbeiteten als Standhilfen oder Dolmetscher bei ausländischen Firmen. Ich war bei ICI, einer der bedeutendsten britischen Chemiekonzerne, Standhilfe. Dort trank ich zum ersten Mal Whisky, der mir nicht besonders schmeckte. Ich trank damals eigentlich nur Bier. Das Glas kostete 40 Pfennige. Studentenfreundlich. Ein Chemie-Ingenieur am Stand trank jeden Tag bis Mittag ein Bierglas Whisky. Eine stolze Leistung. Ihm war nichts anzumerken. Na gut, vielleicht hatte er eine leichte Fahne …

Meine Kommilitonin Reinhild Krauspe, die Tochter eines Thomaspfarrers, war Standhilfe bei einem französischen Kosmetikaussteller im Desdner Hof in der Kupfergasse. (Die Adresse sollte ich mir merken. Dort würden ab 1980 die »academixer« spielen.) Als ich die Treppe hinaufging, sah ich die junge Dame in einer weißen Bluse und schwarzem Rock im Empfangsbüro. Und da hat es BING gemacht. Ich sah diese Frau so zum ersten Mal.

Was das bedeutete, war mir nicht klar. Wir sahen uns in den nächsten Monaten in den Vorlesungen, schrieben uns Zettel, gingen ins »Corso«. Aber immer in der Gruppe. Mehrmals fuhren wir mit dem »Theaterzug« ins Berliner Ensemble. Theaterbesuch und Zugfahrt für 10 Mark! Da saßen wir im Zug zunehmend nebeneinander. Mir war das recht angenehm. Der jungen Frau neben mir war es recht. Wir diskutierten auf den Fahrten über die Bedeutung von Brechts Lehrstücken für Lernende unter dem Aspekt der gesellschaftlichen Faulheit.

Im Frühjahrssemester gab es im Fach englische Literatur eine Seminararbeit zum Thema »Shakespeares *König Lear* und die Quellen«. Es gab zwei Bewerber für die Arbeit: meine Zugbegleiterin und mich. Professor Martin meinte, er wolle einen Steit verhindern, und schlage vor, wir sollten die Arbeit gemeinsam verfassen. Die Tragweite seines Vorschlags konnte niemand erahnen. Am wenigsten die beiden Studierenden.

Wo sollten wir die Arbeit schreiben? Ich besaß eine tschechische Schreibmaschine »Consul« mit Metallgehäuse. Zu schwer zum Transport in der Straßenbahn. Der Arbeitsraum war klar: mein Studentenzimmer mit Schreibmaschine. Meine Kommilitonin zeigte sich enttäuscht. Sie hatte gehofft, meine Kräfte reichten aus, die Schreibmaschine in ihr Arbeitszimmer in der elterlichen Wohnung zu tragen. Doch sie ergab sich ihrem Schicksal – im wahrsten Sinne des Wortes.

Die Seminararbeit wurde ein Erfolg. Sie wurde mit »sehr gut« bewertet. Und wir hatten eine Beziehung. Oder war es ein Verhältnis? Auf jeden Fall trafen wir uns öfter. Verhältnismäßig.

Wir wurden beide von unserer Seminargruppe 1964 zu den Shakespeare-Tagen nach Weimar delegiert. Reinhild wurde die Delegierung entzogen, weil sie nicht in der FDJ war. Sie durfte auf eigene Kosten teilnehmen. Wir wurden Mitglieder der Deutschen Shakespeare-Gesellschaft. Und sind es bis heute!

Es folgten ein gemeinsamer Urlaub am Plattensee mit zwei Zelten und ein Sommerurlaub am Krummen See in Mecklenburg mit einem Zelt. Den Namen des Sees vor Augen baute ich einen Sitz neben dem Zelt und einen kleinen Steg vom Ufer aus. Der Steg brach zweimal zusammen. Meine mittlerweile Verlobte sollte mir nicht vorwerfen, ich hätte mich verstellt.

Wir heirateten im nächsten Jahr, ein Jahr vor dem Examen. Damit hatten wir einer »Lenkung« an zwei Einsatzorte, die mehr als 150 Kilometer voneinander entfernt waren, vorgebaut. Wir wohnten in einer »Teilhauptmiete«: ein Zimmer mit Besenkammer und Badbenutzung. Das heißt, wir waren gleichberechtigte Mieter in der Wohnung eines jungen Ehepaares mit zwei kleinen Kindern. Das Bad haben wir nicht benutzt. Die Besenkammer wurde Bad und Küche. Ab und an entschuldigte ich meine Frau für die erste Lehrveranstaltung. Sie musste sich erholen, denn wir schliefen – nur durch eine einfache Tür getrennt – direkt neben dem Bett der jungen Eltern. Der Professor nickte wohlwollend und brummte: »Ich war doch auch mal jung verheiratet.« Er war kurz vor der Emeritierung. Und dann erzählte er mir von seinen schlimmen Füßen.

Auf der Hochzeitsreise hatten wir keine schlimmen Füße. Nur schlimme Betten. Ein evangelischer Pfarrer aus Siófok am Plattensee hatte uns »ein hiebsches Heis'chen am See« vermittelt, das sich als Geräteschuppen mit Doppelstockbett herausstellte. In Budapest wurde unser Gast-Haus gerade saniert. Es gab kein Wasser, und die Toiletten waren gesperrt. Aber es gab ein steinhartes Küchensofa: 170 mal 65 Zentimeter. Hochzeitsreise! Wir waren trotzdem fröhlich …

Was ja wirklich was heißen will. Denn danach kam das fünfte und letzte Studienjahr mit Diplomprüfung für Reinhild und Staatsexamen für Gunter. Und mit einer entsprechenden Abschlussarbeit. Eine Arbeitsstelle war auch noch nicht sicher. Uns war beiden eine wissenschaftliche Assistenz am jeweiligen Institut (Germanistik/Anglistik) avisiert worden. Die zwölf Prüfungen kamen mit voller Wucht. Obwohl ich ja schon Premieren erlebt hatte, war ich besonders aufgeregt. Der Höhepunkt war die Altenglischprüfung. Während ich zu Hause mühsam versuchte, den »Beowulf« zu memorieren, schnurrte Reinhild es fehlerfrei herunter. Am Ende ging alles gut. Bei mir. Bei Reinhild ausgezeichnet.

Wir brachen in den Ferien zu einer DDR-Motorrad-Rundfahrt auf, die leider mit der zweiten Etappe endete, weil ich beim Überholen einschlief. Und das im eigentlichen Sinne des Wortes. Reinhild hatte eine Platzwunde über der Augenbraue, ich ein Schädel-Hirn-Trauma. Nicht besonders ermutigend für eine Frau, wenn der Mann von einer Ohnmacht in die andere fällt und dazwischen immer fragt: »Geht es dir gut?« Aber nach vier Wochen war alles wieder im Lot. Bis auf die Assistenzstelle. Die war nicht da. Jedenfalls für uns. Ich hatte eine Lehrerstelle an der Kinder- und Jugendsportschule. Reinhild unterrichtete an Betriebsakademien. Ich schwänzte den Unterricht und verschwand nach Berlin zum ADN. Da gab es diverse möblierte Zimmer. Eine Wohnung hatte ich nicht. Reinhild saß in Leipzig in der Teilhauptmiete. Sie war schwanger. Als sie sich beim Wohnungsamt um eine Bleibe bemühte, meinte die Sachberaterin: »Warten wir doch erst mal, bis das Kind da ist, dann sehen wir weiter …«

Das Kind war schneller da als geplant. Wir nannten es Robert. Inzwischen hatte ich Weitsicht und Hartnäckigkit bewiesen und in Berlin eine winzige Wohnung erkämpft. Ganz für uns drei. Im Hinterhof im Prenzlauer Berg. Ich arbeitete in der Nähe. Manchmal kam ich mittags nach Hause. Da konnte schon mal der Trockenboden brennen – Brandstiftung. Oder der Wohnungsschlüssel brach ab, als das Baby im Körbchen auf den Brei wartete, der auf dem Gaskocher stand. Ich hörte die Feuerwehr schon von weitem. Oder morgens kamen mir im Keller die Holzscheite entgegengeschwommen: Wasserrohrbruch im Nachbargrundstück. Das Leben im Prenzlauer Berg war abwechslungsreich. Reinhild, die zum zweiten Mal schwanger war, schrieb an ihrer Dissertation. Das Thema hatte sie noch in Leipzig an der Uni bekommen. Finanzieren mussten wir das Ganze privat. Es gab ein Arbeitsangebot für Reinhild an der Akademie der Wissenschaften, Forschungsstelle Strukturelle Linguistik. Doch wieder gab es einen Kaderleiter, der die Einstellung hintertrieb. Außerdem sollte sie mit 25 noch in die FDJ eintreten, dabei ging die Mitgliedschaft eigentlich nur bis 25! Reinhild unterrichtete an der Volkshochschule und schrieb und schrieb. Der Abgabetermin der Arbeit rückte näher und so auch der Geburtstermin des Mädchens, das wir erwarteten. Es war ein Junge, und wir nannten ihn Dietmar. (Robert, der Berliner: »Mein Bruda Dieta!«) Korrekturgelesen wurde im Kindbett.

Wir zogen um. Ich hatte eine neue Arbeit in Leipzig. Bis zum Semesterende arbeitete ich am Montag noch in Berlin an der Humboldt-Uni. Reinhild hatte zwei Knaben zu betreuen. Später fanden wir eine Tagesmutter und einen christlichen Kindergarten. Mit einer Arbeitsstelle für die inzwischen promovierte Germanistin wurde es nichts. Es verlief immer nach dem gleichen Muster: Ein Professor fragte sie, ob sie bei ihm am Institut arbeiten wolle. Es gäbe eine freie Stelle. Sie bewarb sich. Die Stelle »war leider schon weg«. Später entdeckte sie in den Akten eine gefälschte Beurteilung. Sie ging zu dem Verfasser, einem Professor. Er behauptete, die Beurteilung nicht zu kennen. Er habe damals einen Blankobogen unterschrieben und sei in Urlaub gefahren.

Als sie nach 1990 ihre Studienakte einsah, fand sie an der Promotionsakte eine Bleistiftanmerkung: »Gesamtprädikat: sehr gut (magna cum laude) lt. Kommissionsvorschlag. Am Rand: geändert: Dietze 24.5.72« Unterschrift des Institusdirektors. Das Wort »sehr« war durchgestrichen. Und so wurde Reinhild Böhnke nur mit »Cum laude« statt »Magna cum laude« promoviert. Na und? Unser Leben ging trotzdem weiter.

Reinhild unterrichtete an der Volkshochschule Englisch. Auch an der Universität durfte sie freiberuflich unterrichten. Nur eine Festanstellung, die gab es nicht. Und das blieb so bis zum Ende der DDR. Nebenbei bereitete sie Robert auf die Aufnahme in den Thomanerchor vor. Die beiden übten jeden Tag, doch er schaffte es nicht. Dafür sein Bruder Dietmar ein Jahr später.

Als wir wieder nach Leipzig kamen, erhielten wir den ersten Auftrag für eine literarische Übersetzung, die wir gemeinsam machten. Für den Verlag Volk und Welt in Berlin. Daraus entwickelte sich für Reinhild ihr Beruf: Literaturübersetzerin.

In der DDR übersetzte sie viele Erzählungen und einige Romane aus England, Wales, Irland, Kanada, Südafrika und Indien. Nach 1990 kamen auch Sachbücher dazu (*Kochen mit der Bibel, Kulturgeschichte des Lügens*). Seit 1998 ist Reinhild die deutsche Stimme des in Australien lebenden Südafrikaners (mit deutschen Vorfahren!) John M. Coetzee, der 2003 den Literatur-Nobelpreis erhielt. Ganz selten gibt es eine so persönliche Beziehung zwischen Autor und Übersetzerin wie zwischen John Coetzee und Reinhild. Anfragen der Übersetzerin nach Australien werden nach wenigen Stunden beantwortet. Auf ihre Einladung kam er schon zweimal nach Leipzig. Er ist ein großer Verehrer von Johann Sebastian Bach. Sein vielleicht bekanntestes Werk ist der Roman *Schande*, der nach 1994 in Südafrika spielt. Er wurde mit John Malkovich verfilmt. Insgesamt übersetzte Reinhild bisher 17 Bücher von Coetzee.

Zu einer berührenden Begegnung kam es im vergangenen Jahr in Potsdam. In den Räumen, in denen das »Potsdamer Abkommen« unterzeichnet wurde, fand die Buchpremiere des deutschen Titels *Rückkehr nach Lemberg* statt. Autor ist der Londoner Menschenrechtsanwalt Philippe Sands. Der Untertitel *Über die Ursprünge von Genozid und Verbrechen gegen die Menschlichkeit* weist auf die Nürnberger Prozesse hin. Der Autor bedankte sich ausdrücklich bei der Übersetzerin, die unter den Zuhörern saß. Als Freunde von uns riefen: »Hier sitzt sie!«, kam er vom Podest herunter und umarmte Reinhild.

1978 übertrug sie den ersten Roman von Margaret Atwood ins Deutsche. Sie übersetzte Essays von Edgar Allan Poe und D.H. Lawrence sowie Theaterstücke von Athol Fugard und Brian Friel. Sie brachte zwei Bände von Rebecca Miller, der Tochter des amerikanischen Dramatikers Arthur Miller, ins Deutsche.

1981 war ich als literarischer Übersetzer Mitglied des Schriftstellerverbandes der DDR geworden. 1982 wurde Reinhild Kandidatin. Normalerweise wurde man nach etwa einem Jahr Mitglied. Bei Reinhild gab es »ideologische Bedenken«, und die Kandidatenzeit wurde verlängert. Schließlich wurde sie doch Mitglied.

1990 traten wir in den »Verband Deutscher Übersetzer« ein. Später wurde Reinhild in den Vorstand kooptiert. Sie setzte sich vor allem für die ehemaligen DDR-Übersetzer ein. 1992 gründeten wir in Leipzig DIE FÄHRE, sächsischer Verein zur Förderung literarischer Übersetzung. Reinhild führte den Verein sechs Jahre (1993 bis 1998) lang als Vorsitzende. Außerdem arbeitete sie im Literatur-Kuratorium des Freistaates Sachsen und im Vorstand des Sächsischen Literaturrates.

Für ihre Arbeit als Literaturübersetzerin und die Profilierung DER FÄHRE erhielt sie 2004 das Bundesverdienstkreuz. Da war ich mächtig stolz.

Stolz bin ich auch darauf, wie Reinhild sich für die beiden Enkelinnen Clara (*2001) und Anna-Leska (*2009) engagiert und sich für deren musikalische und künstlerische Entwicklung einsetzt. Was sich aber nur als folgerichtig zeigt, wenn man weiß, dass sie selbst bei Hausmusiken Cello und Klavier spielt und schon dreimal mit der Malgruppe in Marokko war.

Und froh bin ich darüber, dass ich an meiner Seite eine Frau habe, die nicht nur mein Essverhalten kritisch kommentiert, sondern mich auch täglich mit neuen Kreationen ihrer Kochkunst überrascht. (Mein Vorschlag, einen Imbiss zu eröffnen, wurde konsequent abgelehnt.) Außerdem ist Reinhild meine erste Kritikerin beim Schreiben und bei meiner Bühnenarbeit.

Das Neue Forum

Die Kopie von drei Lochkarten. DIN A 4. Am rechten Rand die schwarzen Löcher. EDV-Schrift. Die zweite Seite am undeutlichsten wie verwischt. Leipzig 7 010 Mitglieder NF 32 Namen auf einer Seite. 32 Adressen und Geburtsdaten. Der Jüngste 17, der Älteste 53. Insgesamt neun Telefonnummern. Schlosser, Grafiker und Lehrer, Kraftfahrer, Chemiker und Krankenschwester, mehrere Studenten. Davidstraße bis Waldplatz, Thomasiusstraße bis Inselstraße, Emilienstraße bis Tarostraße. Die Mitgliederliste des Neuen Forums vom Leipziger Zentrum.

Gegründet worden war das Neue Forum als Bürgerbewegung am 9. und 10. September 1989 bei Katja Havemann in Grünheide (Brandenburg). Am 10. erschien der Gründungsaufruf »Die Zeit ist reif – Aufbruch 89«. Zu den 32 Erstunterzeichnern gehörten Bärbel Bohley, Katja Havemann, Rolf Henrich, Sebastian Pflugbeil, Jens Reich, der Leipziger Michael Arnold und Hans-Jochen Tschiche. Gefordert wurde ein demokratischer Dialog zur Umgestaltung unserer Gesellschaft. Eine Woche später kam es zur Gründung in elf Bezirken der DDR. 3 000 Menschen hatten den Aufruf schon unterschrieben. Am 25. September wurde die Zulassung des Neuen Forums vom Innenminister abgelehnt. Bis Ende des Jahres hatten 200 000 Menschen unterschrieben. Das Neue Forum zählte 10 000 Mitglieder. Davon erfuhr ich natürlich während unseres Gastspiels an der Erdgasstraße im Ural nichts.

Meine Frau und ich, wir haben uns in den ersten Oktobertagen in die Liste eingetragen. Das war nur in den Räumen der Kirche möglich. Wir wurden darauf hingewiesen, dass die Unterschrift eine Straftat sei, da das NF vom Innenminister als staatsfeindlich eingestuft wurde. (Dabei war es eine unabhängige politische Vereinigung von Bürgerinnen und Bürgern, die Demokratie in allen Lebensbereichen durchsetzen wollte.) In der Kapelle (Café Michaelis) der Michaeliskirche drängten sich vielleicht 80 vorwiegend jüngere Leute. Der Raum war spärlich durch Kerzen oder wenige Lampen beleuchtet. Ein Tisch, auf dem die Liste auslag, war umlagert. Am 18. Oktober stellte sich das Neue Forum in der Kirche zum ersten Mal in Leipzig vor. An diesem Abend ahnte ich noch nicht, dass sich unsere Wohnung in den nächsten Wochen zu einem der Versammlungsorte des Neuen Forums entwickeln würde. Am 4. September war die erste Montagsdemonstration. Wenn ich von der Vorstellung nach Hause kam, saßen 20 Leute bei uns im Wohnzimmer, die rauchten und diskutierten. Das Rauchen schien dabei von größerem Gewicht. Später haben wir uns in der methodistischen Kirche getroffen. Da wurde weniger geraucht. Wir bildeten Arbeitsgruppen und verteilten »Ämter«, wobei Jochen Läßig immer wieder forderte: Keine Macht! Der Leiter der Arbeitsgruppe Regierungskriminalität sollte Beobachtungen über konspirative Wohnungen und Stasi-Aktivitäten oder Amtsmissbrauch an den Rat der Stadt weiterleiten. Das tat er aber nicht. Er war selbst IM, wie wir später erfuhren. Unsere Arbeit war schwierig, da wir keine Büroräume, keine Computer und keine Telefonanschlüsse hatten. Am 8.(!) November 1989 wurde das Neue Forum als politische Gruppierung staatlich zugelassen. Am 11. November (zwei Tage nach dem Mauerfall!) versammelten sich 5000 SED-Genossen auf dem Dimitroff-Platz und forderten mit Rotfrontkämpferfaust einen Sonderparteitag. Von närrischem Treiben (11.11.!) keine Spur(?). Ich glaube, den Genossen war es wirklich ernst mit tiefgreifenden Veränderungen in ihrer Partei. Es gab sogar Genossen, die vorschlugen, auf das SED-Vermögen zu verzichten und als unbelastete linke Partei ganz von vorn zu beginnen. Aber Gregor Gysi wusste die Mehrheit davon zu überzeugen, dass der Immobilienbesitz und die unübersichtlichen Finanzreserven der Partei auf dem Weg in die kapitalistische Gesellschaft nicht zu verachten wären. Und er sollte recht behalten. Geschätzte 6,2 Milliarden Mark soll die SED besessen haben. Am 18. November fand die erste genehmigte Demonstration des Neuen Forums in Leipzig auf dem Dimitroff-Platz vor dem Reichsgericht statt. Wir trugen Überwürfe und Armbinden mit der Aufschrift »Keine Gewalt«. Der Stadtrat beschloss, das Gebäude der SED-Kreisleitung den neuen demokratischen Gruppierungen zu überlassen. Wir klingelten mit dem Stadtratsbeschluss in der Hand bei den Genossen, um über die Übergabe zu verhandeln. Wir wurden freundlich empfangen. Es sah überall auffällig unaufgeräumt aus, und die Genossen der Kreisleitung meinten, sie müssten das Haus leer übergeben, kämen aber im Augenblick nicht hinterher, sie müssten ja alles wegwerfen. Und ob sie noch vier Wochen bleiben könnten. Was wir freundlich bejahten. Aus der SED-Kreisleitung wurde das »Haus der Demokratie«, in dem jetzt 34 Vereine und Initiativen wie die Umweltbibliothek und der BUND (Bund für Umwelt und Naturschutz) beheimatet sind. In der Umweltbibliothek befinden sich auch Bücher und Videos, die mir Gerhard Polt im Januar 1990 für das Neue Forum übergab. Anfang Oktober 1989 traf ich nach einer Montagsdemo den Kulturdezernenten der saarländischen Stadt St. Ingbert (wo die »academixer« 1987 gespielt hatten). Er fragte, ob er etwas für uns tun könne. Vielleicht etwas Geld für das Neue Forum sammeln, meinte ich. Wir seien ja noch in der Illegalität. Drei Wochen später übergab mir jemand aus St. Ingbert 832,45 Deutsche Mark. Der Kommunalpolitiker hatte sich zu Hause auf den Markt gestellt und mit einem Schild für das Neue Forum in Leipzig gesammelt. Wir haben für das Geld Schulbücher für eine freie Lehrerinitiative gekauft. Der Rest wurde der Umweltbibliothek übergeben. Die entscheidende Demonstration im Herbst 1989 fand am 9. Oktober in Leipzig statt. In den Schulen wurden die Schüler gewarnt: es könne zu Zusammenstößen mit den Sicherheitsorganen kommen, der Einsatz von Waffengewalt sei wahrscheinlich. Wir Erwachsenen dachten an den 17. Juni 1953. Gegen die Demonstranten waren damals sowjetische Panzer aufgefahren. Von Ärzten hörten wir am 9. Oktober, dass in den Krankenhäusern Extrabetten und zusätzliche Blutkonserven bereitstünden. Wir waren um 17 Uhr zum Friedensgebet in der Thomaskirche. Die Kirche war mit mehr als 2 000 Teilnehmer*innen überfüllt. Als wir aus der Kirche kamen, hörten wir eine Ansprache. Kurt Masur verlas im Stadtfunk die Erklärung von sechs Leipzigern – darunter mein Kollege Bernd-Lutz Lange. Es war ein Aufruf zur Gewaltlosigkeit und zum Dialog zwischen den gesellschaftlichen Kräften. Erstaunlich war, dass zu den sechs Verfassern drei Bezirkssekretäre der SED gehörten. Die Demonstration verlief friedlich. Die zum Teil mit scharfer Munition ausgerüsteten Sicherheitskräfte griffen nicht ein. Ihr Plan war es, die Demonstrant*innen einzukesseln und die Demonstration aufzulösen. Sie waren auf ein paar tausend Menschen vorbereitet, doch es kamen 70 000, und es kamen keine Befehle. Weder aus Berlin noch aus Leipzig. Es lag eine ungeheuere Spannung über der Stadt. Am späteren Abend trafen wir uns – wie oft am Montagabend – in der Pfeffermühlenkneipe. Als Bernd-Lutz Lange hereinkam, applaudierten alle. Es war, als hätten wir eine Schlacht gewonnen. Schon in der Woche danach begannen in Leipzig die Dialoge.[1] Kurt Masur lud ins Gewandhaus ein, der Rektor der Universität in die Moritzbastei und das Kabarett »academixer« in die Spielstätte. Zu einem Thema (»Zur Medienpolitik in der DDR« oder »Rechtsstaat – Staatsrecht«) konnten Vertreter von Partei und Staat von den Bürgern befragt werden. Den ersten Dialog am 14. Oktober moderierte Bernd-Lutz Lange. Den zweiten Dialog am 28. Oktober 1989 moderierte ich im »academixer«-Keller. Die Teilnehmerliste – Juristen, Staatsanwälte und Richter – war von der Parteigruppe der »academi-

1 In dem umfangreichen Band »Redefreiheit« heißen sie *Öffentliche Debatten der Leipziger Bevölkerung im Oktober und November 1989 – Problemwahrnehmungen und Lösungsvorstellunen aus der Mitte der Gesellschaft.*

xer« zusammengestellt worden. Ich durfte noch einen Staatsanwalt einladen. Der empfand meine Einladung als eine Anmaßung, hielt es aber angesichts der aktuellen gesellschaftlichen Entwicklung für angebracht, zuzusagen. Die Veranstaltung dauerte fast vier Stunden. Und sie hätte ohne Not noch mehrere Stunden dauern können. Die Menschen im Saal hatten die Angst vor der Macht verloren und trauten sich, das Recht der Herrschenden zu hinterfragen. Und die Vertreter der Macht waren überrascht, so direkt herausgefordert zu werden.

Einige verließ ihre Arroganz angesichts der unverblümten Angriffe. Die Bürger*innen machten deutlich, dass sie nicht länger gewillt waren, ohnmächtig zuzusehen, wenn der Staat das Recht beugte. Mit Frank Pörner, den ich eingeladen hatte, kam auch ein Mitglied des Neuen Forums in der Diskussion zu Wort, obwohl das NF in der DDR erst am 8. November zugelassen wurde. Schon am 12. Oktober hatte das Neue Forum eine Stellungnahme veröffentlicht, in der es einen Dialog auf Augenhöhe forderte. In der Diskussion ergriff auch ein Oberstleutnant des Volkspolizei-Kreisamts das Wort, der die Übergriffe der »Volkspolizei« am 7. und 8. Oktober zu rechtfertigen versuchte. Nach der Veranstaltung fragte ich ihn, ob ich mich in seiner Dienststelle mit einem privaten Problem melden dürfe. (Im Normalfall hätte ich sicher keine Chance zu so einem Rendezvous gehabt.) Innerhalb kurzer Zeit – drei Wochen – durfte ich in der Chefetage der Leipziger Volkspolizei vorsprechen. Ich hätte gern gewusst, warum der Bruder meiner Frau, der in der Bundesrepublik lebte, zur Goldenen Hochzeit seiner Eltern nicht nach Leipzig einreisen durfte. Ich bekam einen zweiten Termin. Der Oberstleutnant wolle sich in Berlin erkundigen. Nach einer Woche wartete ich unten an der Sperre auf einen Mitarbeiter, der mich nach oben bringen sollte. Mehrere junge Männer, die aussahen wie Studenten, passierten den Wachschutz. Sie zeigten einen Klappausweis, der mit einem Lederriemchen an den Jeans befestigt war. Aha! MfS[1]. Am 19. November

1 Minsterium für Staatssicherheit

1989 war im Volkspolizei-Kreisamt noch keine Veränderung zu verspüren. Der Oberstleutnant empfing mich sehr freundlich und teilte mir mit, gegen die Einreise meines Schwagers hätten keine Gründe vorgelegen.

»Aber ihm wurde doch die Einreise in die DDR verweigert.«
»Ja, das ist richtig.«
»Und es lag nichts gegen ihn vor?«
»Ja, das ist richtig.«
»Also war die Entscheidung nichts als Schikane?«
»Ja, nur Schikane.«
»Ich danke Ihnen für Ihre Bemühungen.«
»Aber das machen wir doch gern.«

Nach dem Mauerfall ging die Unterstützung für das Neue Forum stark zurück. Wir hatten ja – bis zu einem bestimmten Zeitpunkt zumindest – die Zweistaatentheorie vertreten. Vom 7. Dezember 1989 bis zum März 1990 saß das Neue Forum in Berlin mit am Runden Tisch. Schon eine Woche früher hatte sich in Leipzig die Initiativgruppe Runder Tisch gegründet. Die erste Arbeitssitzung fand aber erst am 3. Januar 1990 statt. Im Januar kam dann auch die Gründung der Deutschen Forum Partei (DFP). Drei Viertel der Mitglieder des Neuen Forums wollten jedoch die Bürgerbewegung erhalten. Wir gehörten dazu. Vom Februar bis März 1990 war Sebastian Pflugbeil – Mitbegründer des NF – in der Regierung Modrow Minister ohne Geschäftsbereich. Mit der Volkskammerwahl am 18. März 1990 war die Funktion der Runden Tische beendet. In den folgenden Wahlen zum Bundestag und den Länderparlamenten fielen die Wahlergebnisse des Neuen Forums unter die 1-Prozent-Marke. Bei der Bundestagswahl 1998 zwischen 0,1 und 0,3 Prozent. Nur in Schmölln (Thüringen) sitzen bis heute zwei Abgeordnete der ersten Demokratiebewegung der DDR im Stadtparlament. Allebonneer! – Sie ist heute eine Kleinpartei.

Im Februar 1990 formten das Neue Forum, Demokratie Jetzt und die Initiative Frieden und Menschenrechte das Bündnis 90.

Am 18. März erhielt es 2,9 Prozent, das waren zwölf Volkskammerabgeordnete. Bei den Landtagswahlen im Herbst zogen außer in Mecklenburg-Vorpommern je sechs Abgeordnete ins Landesparlament ein. Und bei der Bundestagswahl im Dezember errang das Bündnis 90 ganze acht Sitze. Die Grünen im Westen blieben unter der 5-Prozent-Marke. 1993 wurde dann die Partei Bündnis 90/Die Grünen gegründet. Nach fünf Jahren war sie in der Koalitionsregierung von Gerhard Schröder. Aber zurück nach Leipzig. Ich habe gerade in den Papieren vom Neuen Forum den Entwurf eines Aufrufs gefunden, geschrieben am 8. November:

»Wir appellieren an alle Leipziger(innen): Bleibt im Lande. Schaut nach vorn. Vergesst nicht, was gestern war. Aber denkt heute auch an morgen. Selbst wenn die Stadt verloren sein sollte, wir sind es nicht, wenn wir zusammenhalten. – ›Und wenn die Welt voll Teufel wär und wollt uns gar verschlingen, so fürchten wir uns nicht so sehr, es wird uns doch gelingen.‹« Am 31. Dezember 1989 übergaben Dr. Volkmar Munder von der Karl-Marx-Universität und ich – wir hatten beide Anglistik studiert – der Leipziger Sozialdemokratischen Partei (SDP) einen Aufruf zur Bildung eines demokratischen Wahlbündnisses gegen die SED-PDS, die immer noch zahlreiche Schlüsselpositionen im Land besetzte. Der Ausgang der Kommunalwahlen am 6. Mai 1990 zeigte dann aber deutlich, dass der Einfluss der ehemaligen Staatspartei, die in der Volkskammer und in der Regierung Modrow noch die Mehrheit stellte, weiter gesunken war. Die SED-PDS kam gerade mal auf 15 Prozent der Wählerstimmen. Es gibt berechtigte Zweifel, dass dieses Ergebnis etwas mit unserem Aufruf zu tun hatte. Am 12. März 1990 fand die letzte Montagsdemonstration in Leipzig statt. Die letzte Demo, die ich besucht habe, war im Dezember 1989. Als im Demonstrationszug die Reichskriegsflagge auftauchte, wusste ich, diese Leute sind nicht »das Volk«. Ich glaube, im Januar haben wir noch eine Lichterkette um den Ring organisiert. Da war ich auch dabei. Am 15. September 1999 fand ein von mir organisiertes Treffen der »Alten Knacker vom Neuen Forum« in der methodistischen Gemeinde statt. Es trafen sich etwa 15 Personen. Es war eher ein Zufall, dass darunter auch »Amtsinhaber« waren: Frank Pörner, Personalamtschef im Rathaus von 1990 bis 2017, die Europaparlamentsabgeordnete Gisela Kallenbach, der Kulturamtsleiter (1990 – 1991) Jörg Hannes, der danach Biobauer wurde, und Rolf Sprink, langjähriger Direktor der Leipziger Volkshochschule. Gisela Kallenbach wurde natürlich nicht als »alter Knacker« eingeladen. Dafür war sie mir sehr dankbar. Jochen Läßig hatte nicht auf die Einladung reagiert. Michael Weber, der 1989 im Alleingang den Braunkohlentagebau im Süden Leipzigs gestoppt hatte, ließ von seiner Sekretärin in Berlin ausrichten, er bedauere es sehr, aus Termingründen nicht teilnehmen zu können. Einige der ehemaligen Arbeitsgruppenleiter waren nicht mehr aufzuspüren. Der Grundtenor des Treffens war eine Mischung aus Stolz auf die Arbeit im Neuen Forum und dem Bedauern, dass wir letztendlich der »Übernahme« nichts hatten entgegensetzen können. Der Schwung des Aufbruchs wurde von der Mehrheit der Bevölkerung mitgetragen, konnte aber letztlich nicht verhindern, dass diese Mehrheit keine Experimente mehr wollte und sich für die Fleischtöpfe entschied. Und die Mehrheit in den alten Ländern hatte kein Interesse an der Geschichte der neuen Länder und akzeptierte die »Neuen« als eine Art notwendiges Übel der Vereinigung. Die Chance mit einer neuen gesamtdeutschen Verfassung ein Land des gegenseitigen Interesses, des Verständnisses und der Toleranz zu schaffen, wurde vergeben. Dennoch nahmen wir voll Demut die historische Aufgabe eines geeinten Deutschlands für die Zukunft wahr. Eine grundlegende gesellschaftliche Veränderung, wie wir sie erlebten, ohne Gewalt – das muss uns erst ma eener nachmachen! Und wir sind nicht nur dabei gewesen. Wir haben ein kleines bisschen am Rad der Geschichte mitgedreht. In den nächsten Jahren war ich immer wieder erstaunt, wie groß das Interesse an den Ereignissen in der DDR im Herbst 1989 im Ausland war. Das konnten wir auf unseren Reisen nach Frankreich, in die Schweiz, nach Italien und in die USA immer wieder feststellen. 1995 erhielt ich einen Brief mit einem Fragebogen von Professor Wayne C. Bartee von der Universität Southwest Missouri

State, Department of History, aus Springfield. In einem Anschreiben in deutscher Sprache hieß es: »Das Ziel dieser Arbeit besteht darin, die Leipziger Friedensgebete und Demonstrationen besser zu verstehen, besonders aber ihren Ursprung und die Motivation der Teilnehmer.« Es ist nicht uninteressant, wenn man sich nach 25 Jahren den Fragebogen ansieht:

»Können Sie bitte erklären, warum Sie an den Demonstrationen teilgenommen haben? – ›Es hat mir einfach gereicht, was in unserem Land passierte. (›Sputnik‹-Verbot, Wahlen im Mai 1989.)

Die Leipziger Demonstrationen bleiben friedlich, ohne Gewalt. Wo sehen Sie die Ursachen dafür? – ›Es war eine neue Qualität von Demonstrationen. Das wachsende Gefühl der Stärke bei uns – trotz Gewaltlosigkeit – wirkte sich auch auf die Gegenseite aus. Die rapide wachsende Zahl der Demonstranten ließ Gewalt offenbar als untauglich erscheinen.‹«

»Die Wende«

Die letzte Vorstellung des »academixer«-Programms WIR STEHeN UNS NOCH BEVOR, mit Text-Leihgaben von Gryphius, Marx, Engels, Lenin, Bebel und so weiter, lief am 9. November 1989. Die Premiere war 1986 gewesen. Am letzten Abend wurde es vom DDR-Fernsehen aufgezeichnet. Es war sicher das Programm, mit dem sich Jürgen Hart ideologisch besonders weit vorgewagt hatte. Die fiktive Situation: In 7010 Leipzig (Zentrum) ist der Kommunismus ausgebrochen. Alle anderen Leipziger benötigen einen Passierschein, um ins Zentrum der Stadt zu gelangen. Daraus ergeben sich eine Menge grotesker Situationen, die vor allem die DDR-Bürokratie aufs Korn nehmen. Das Programm beginnt mit einer Botschaft, die der Genosse Hiob aus Berlin bringt, und endet mit den Sätzen »Sind wir denn nun gescheitert? Oder sind wir nun gescheiter?« – »Ja!«

Im Nachhinein gewinnt der Titel eine eigenartige Bedeutung. Denn wir standen uns wirklich noch bevor. Auf dem Textbuch stand als Titel »Kommunismus«. Wir saßen nach der letzten Vorstellung noch bei einem Bier am Stammtisch. Anschließend gingen Burkhard Damrau und seine Frau Birgit, Bernd-Lutz Lange und Stefanie Lange sowie meine Frau Reinhild und ich noch zu unserem Dramaturgen und Regisseur Hans-Walter Molle. Seine Frau Conny, die später viele Programme für die »academixer« schrieb, hatte etwas gekocht. Es war gegen 23 Uhr.

Vor dem Nachtisch ging ich ins Nebenzimmer, wo der Fernseher lief. Plötzlich sah ich einzelne Personen, die zwischen kleineren Gebäuden hindurchgingen, ihren Personalausweis vorwiesen und einen Stempel bekamen. Dann verschwanden sie an der Kamera vorbei aus dem Bild. Aha, ein Krimi, der wahrscheinlich an einer Grenze spielt. Doch urplötzlich ein vielstimmiger Jubelschrei. Die Kamera schwenkte, und man sah, wie sich ein Schlagbaum hob und Menschenmassen an versteinerten Wachposten vorbeistürmten. Dann kam der erste Trabi, und man hörte den Kommentar: »Am Berliner Grenzübergang Bornholmer Straße war um 23.32 Uhr die Grenze zu Westberlin geöffnet worden.« Ich war wie benommen. Dann rief ich ins Nachbarzimmer, die Kolleg*innen mögen doch mal rüberkommen. Hier läuft was im Fernsehen. Einer nach der anderen kam herüber. Und dann saßen wir und konnten nicht begreifen, was wir sahen. Drei Monaten zuvor hatte mir ein in Budapest arbeitender Engländer gesagt: *»Within five months the Berlin Wall will come down.«* (In den nächsten fünf Monaten wird die Berliner Mauer fallen.) Ich hatte bitter gelächelt und ihm geantwortet: *»May be you are right. But it will take at least 15 years.«* (Vielleicht hast Du recht. Aber das wird mindestens noch 15 Jahre dauern.)

Als wir in den frühen Morgenstunden mit einem Schwarztaxi nach Hause fuhren, waren wir nicht sicher, was wir wirklich gesehen hatten. Die Maueröffnung? Nach 28 Jahren? Wir wollten es nicht glauben ...

Die erste Premiere des Jahres 1990 im »academixer«-Keller war DIE WENDE HOCH. Man schrieb den 14. Januar. Die Texte waren in den letzten Monaten von Jürgen Hart geschrieben worden. Normalerweise betrug der Vorlauf bis zur Premiere etwa ein Jahr. Das heißt, die Probleme, die im neuen Programm eine Rolle spielen sollten, wurden diskutiert. Dann wurden die Texte geschrieben, und schließlich wurde geprobt. Die Laufzeit eines Programms betrug etwa drei Jahre. Das bedeutet, die Texte, die bis Ende 1989 liefen, waren 1985 geschrieben worden. Natürlich wurden die Programme auch durch neue Texte ergänzt. Da sich aber die gesellschaftlichen Probleme über die Jahre kaum grundsätzlich änderten, war die Notwendigkeit zur Textänderung gering.

Am 22. Februar 1990 hatte bei den »academixern« unser Programm EINE SCHÖNE GESELLSCHAFT Premiere. Der Untertitel lautete »Ohne 3 Spiel 2«. Das war ein Hinweis darauf, dass Manon Straché uns vier Wochen vor der geplanten Premiere im Stich gelassen hatte. Sie teilte uns in einem Brief mit, dass sie sich entschlossen habe, zu ihrem Freund in den Westen zu gehen. Am 27. November 1989! Also bastelten wir – Burkhard Damrau, der Regisseur Hans-Walter Molle und ich – das Programm auf zwei Darsteller um. Ich habe noch nie so viele Frauenrollen gespielt!

Das Programm lief trotz der turbulenten Zeit immerhin ein Jahr. Wir gastierten damit auch im Stuttgarter Renitenz-Theater und bei Kampnagel in Hamburg. Der RIAS sendete je eine Stunde GNADENLOS DEUTSCH von Achim Konejung und Horst Schroth und unsere SCHÖNE GESELLSCHAFT unter dem Titel REICHLICH GRENZENLOS. »Deutsches Kabarett aus Ost und West.«

Konejung und Schroth verdanke ich die Entdeckung einiger uriger Hamburger Kneipen. Sie schleppten Burkhard Damrau und mich nach unserem Gastspiel bis früh um fünf durch die düsteren Spelunken. Dann machte der Fischmarkt auf, und wir tranken noch ein Spezialgemisch aus Eierlikör und Rum. Nachdem mein rechtes Schienbein noch Bekanntschft mit einer Eisenkettenabsperrung gemacht hatte, verzichtete ich weise auf die freundliche private Stadtführung um zehn. Ich hatte genug gesehen.

Von Horst Schroth erfuhr ich auch, was es mit der Mehrwertsteuer auf sich hatte und welche Gage man für welche Vorstellung nehmen solle. Und dank seiner Hinweise weiß ich jetzt, wie Rum aus Nicaragua schmeckt.

In den drei Tagen nach unserer Premiere fand in Leipzig der erste Parteitag der SPD (SDP) der DDR statt. Man hatte dafür den 150. Geburtstag August Bebels gewählt. Die SPD setzte sich für die schnelle Einführung der Wirtschafts-, Währungs- und Sozialunion mit der Bundesrepublik ein. Sie erklärte die Bodenreform für unantastbar, setzte sich für einen 1:1-Umtausch der Sparguthaben ein und forderte eine sozialverträgliche Mietpreisbildung. Willy Brandt wurde Ehrenvorsitzender und hielt auf dem Karl-Marx-Platz eine Rede, nach deren Ende die »Internationale« gesungen wurde. Vor uns schmetterte ein Mann »Völker, hört die Signale!«. Als er sich umdrehte, waren wir wie vom Donner gerührt: Es handelte sich um unseren Anglistik-Professor an der Uni. Er ahnte nicht, dass die SPD keine SED-Genossen übernehmen würde. Sonst hätte er etwas zaghafter gesungen.

Als Vorsitzender wurde Ibrahim Böhme am 25. Februar gewählt. Am 1. April trat er – als langjähriger IM enttarnt – zurück. Ähnliches widerfuhr dem Chef des Demokratischen Aufbruchs, Wolfgang Schnur: Beide waren Heimkinder gewesen und hatten Maurer gelernt. Das scheinen Attribute zu sein, die die Stasi auf den Plan rief.

1990 hieß es im Westen, Sachsen sei das Bayern der DDR. So hatte ich mein Heimatland noch nie gesehen. Bis dato wusste ich nur, dass ein paar tausend Sachsen in Berlin arbeiteten, um die Hauptstadt der Deutschen Demokratischen Republik wirklich zu einer solchen werden zu lassen. Dazu musste natürlich die von der Partei der Arbeiterklasse formulierte Hauptaufgabe erfüllt werden: Die immer bessere Verwirklichung der materiellen und kulturellen Lebensbedürfnisse der Bevölkerung. Die allerbeste Verwirklichung war sicher das Erreichen eines sozialistischen Biedermeiers.

Immerhin hatte es in Sachsen schon 1923 zwei kommunistische Minister gegeben: für Wirtschaft und Finanzen. Diese Ressorts waren in der DDR nicht gerade die Highlights. Obwohl – oder weil – die Braunkohle mehr als 60 Orte seit 1945 verschlungen hatte. Die Qualität der Kohle rechtfertigte die Devastierungen nicht. Jahrelang musste ich morgens vorm Anheizen eine Schlackeplatte aus dem Ofen holen – Salzkohle! Die Braunkohle, die in Riesenbergen auf unserem Schulhof lag und aufs Verheiztwerden wartete, nannten wir Blumenerde. Und so sah sie auch aus.

Wie ich Dickens entdeckte

Im Herbst 1989 erhielt ich nicht nur Einladungen zu Versammlungen des Neuen Forums, ich erhielt auch eine Einladung zur fünften Sitzung der Historischen Kommission des Börsenvereins der Deutschen Buchhändler, des Verbandes der Verleger und Buchhändler der Deutschen Demokratischen Republik – diese Apposition durfte natürlich nicht fehlen.

Die Einladung stammte vom 25. Oktober, eingeladen wurde für den 23. November. Dazwischen lag ein Datum der Weltgeschichte. Das hatte aber keinen Einfluss auf die Tagesordnung.

Für mich war Punkt vier interessant: Vorbereitung eines Bandes zur Geschichte der Leipziger Verlage. Ich hatte mich schon seit geraumer Zeit mit der Geschichte Leipziger Verlage beschäftigt, vor allem mit dem Tauchnitz-Verlag, der seit dem 19. Jahrhundert englische Literatur in der Originalsprache verlegt hatte.

Und tatsächlich erhielt ich den Auftrag, für die geplante Leipziger Verlagsgeschichte den Bereich »kleine bürgerliche Verlage 1830 – 1930« zu erarbeiten. Es handelte sich um 21 Verlage, der erste wurde 1656 gegründet. Ich durfte schon ein Jahr später im *Börsenblatt* einen längeren Beitrag über den Leipziger Verleger Bernhard Tauchnitz veröffentlichen. Er hatte 1837 einen eigenen Verlag gegründet, in dem er ab 1841 die »Tauchnitz Edition« verlegte. Er publizierte englische und amerikanische Autoren im Original, die weltweit verkauft wurden. Tauchnitz gilt als einer der Väter des Taschenbuchs und erwarb sich Verdienste um die Durchsetzung des Urheberrechts.

Später wurde der Börsenverein der DDR mit dem Börsenverein in Frankfurt am Main zusammengeschlossen. Das heißt, der 165-jährige Börsenverein des deutschen Buchhandels zu Leipzig wurde an den 35-jährigen Börsenverein des deutschen Buchhandels in Frankfurt am Main angeschlossen. Damit war auch mein Projekt gestorben. In den *Leipziger Blättern* war 1990 noch mein Beitrag zur Geschichte des Tauchnitz-Verlages erschienen. Doch ich sammelte weiterhin Material zu dem Leipziger Verlag.

So kam ich 1991 ins Archiv des Graphischen Großbetriebs Interdruck in Leipzig. Es sah dort aus wie kurz vor einem Umzug. Auf meine Nachfrage zu Material über den Tauchnitz-Verlag zog der Archivar aus einer Schublade zwischen anderen Büchern und Briefen einen großen Briefumschlag heraus. Darauf stand: Dickens – Briefe an Tauchnitz. Ich zog ein Bündel Briefe heraus. Die meisten trugen den Absender Charles Dickens. Sollten das etwa Originalbriefe von Dickens sein? Ich wurde blass. Auf die Frage, ob ich die Briefe ausleihen könne, knurrte der Archivar – und nickte. Ich packte den Umschlag ein und verschwand. Zu Hause packte ich aus und wollte meinen Augen nicht trauen: Originalbriefe von Charles Dickens an den Verleger Bernhard Tauchnitz aus dem 19. Jahrhundert, Briefe von Dickens' Sohn und Briefe vom Verleger Routledge. Einige der Briefe kannte ich schon aus Festschriften des Tauchnitz-Verlages.

Ich ließ die Briefe fotokopieren und brachte den unauffälligen Umschlag ins Archiv zurück. Freunde hatten mir geraten, die Briefe stattdessen einfach an die Universitätsbibliothek zu geben. Dazu konnte ich mich nicht durchringen. Hatte ich doch im Archiv einen Leihschein unterschrieben!

Als ich wenige Jahre später den Archivar anrief, um mir die Briefe noch einmal anzusehen, teilte er mir mit, die Briefe seien verschwunden. In der Wendezeit habe es bei Interdruck von freundlichen Männern in modischen langen Mänteln gewimmelt, die sich als die neuen Besitzer ausgaben und alle Unterlagen in große Kisten packten. Zwölf Jahre später fragte ich noch einmal nach, ob dem Archivar zum Verbleib der Briefe – die in der Dickens-Forschung großes Interessen gefunden hatten – noch etwas eingefallen sei. Er konnte sich nicht erinnern.

So gelten die 43 Originalbriefe als verschollen. Meine Kopien wurden von den Fachleuten der Dickens-Forschung mit Respekt zur Kenntnis genommen. So bezeichnete mich ein eminenter Dickens-Forscher scherzhaft als »hero of the Dickens letters«. Bisher tauchten die Originale weder auf Auktionen auf, noch wurden sie Universitäten angeboten, sodass man davon ausgehen muss, dass der unauffällige Umschlag vielleicht in einem bundesdeutschen Papierkorb gelandet ist.

2017 erschien eine Geschichte des Tauchnitz-Verlages in Leipzig, herausgegeben von vier Wissenschaftlern der Anglistik und der Buchwissenschaft, darunter unser Sohn Dietmar. Darin wird meine Geschichte erwähnt, und Erkenntnisse aus den Briefen werden erläutert. Zum Beispiel die interessante Tatsache, dass Dickens' ältester Sohn Charley in den Jahren 1853–54 in Leipzig Deutsch lernte.

Die Bedeutung des Tauchnitz-Verlages als Vermittler zwischen den Kulturen ist symptomatisch für die Buchstadt Leipzig, die im 19. Jahrhundert Frankfurt als Stadt der Bücher hinter sich ließ und die Verlagshauptstadt Deutschlands wurde.

Und die Briefe werden immer noch gesucht.

Die Geldkarten mögen mich nicht

Wie oft denke ich daran, welchen Luxus wir im Alltagsleben genießen. Denn noch funktioniert mein Erinnerungsvermögen an die 50er-Jahre des vergangenen Jahrhunderts. Ich lebte bis zu meinem 19. Lebensjahr mit meinen Eltern und meiner Schwester in einer kleinen Zweizimmerwohnung. Meine Großmutter sprach von Stube-Kammer-Küche. Ja, einen Vorsaal (Flur) gab es noch. Das Haus war 1900 gebaut worden. Die Wohnungen besaßen keine Bäder und hatten je ein WC (Water Closet[1]) auf halber Treppe. Das Klobecken wurde im Winter mit Kartoffelsäcken eingepackt, um es vor dem Einfrieren zu schützen. Das war aber keine Sensation, denn alle meine Klassenkamerad*innen lebten so.

Dafür gab es in unserer Straße einen Lebensmittelladen (an dem »Colonialwaren und Südfrüchte« dranstand), einen Konsum, einen Milchladen (»Pfund's Molkerei«), einen Kurzwarenladen mit der Wäschemangel von Fräulein Hertschuch im Hof, einen Schuster (»Schuhmacherei«) und einen Schreibwarenladen. Die Magermilch oder die Molke wurde mit einem Aluminium-Maß aus der Milchkanne geschöpft. Die Butter wurde von einem Riesenwürfel abgeschnitten. Bunte Bonbons räkelten sich in Riesengläsern. Wer beim Fleischer über die Theke schauen konnte, bekam vom Meister eine Scheibe Jagdwurst. Ich hatte immer die Schuhe mit den dicken Kreppsohlen an. Es reichte trotzdem nicht.

---

1 So stand es in altertümlicher Schreibschrift auf dem Rand des Toilettenbeckens.

Der Fleischermeister warf mir eine »Gnadenscheibe« zu, die ich mit dem Mund auffangen musste.

Fußball gespielt haben wir auf der Straße. Autos tauchten bei uns nicht auf. Die Gaststätte im Nebenhaus bekam die Bierfässer mit dem Pferdewagen geliefert. Während die Holzfässer mit Eisenreifen auf die riesigen aus Seilen geflochtenen Staukissen plumpsten, widmeten sich die Belgischen Kaltblüter ihren Hafersäcken. Anschließend tranken sie noch einen Eimer Wasser. Nachdem sie abgezogen waren, huschte die weißhaarige Frau Müller von gegenüber auf die Straße und in Nullkommanischt kehrte sie die Pferdeäpfel auf und ließ sie in einen alten Marmeladeneimer verschwinden. »Da werden sich aber Ihre Erdbeeren freuen«, rief ich. »Das kannst du voll wissen«, kam prompt die Antwort.

Heutzutage geh ich in den »Konsum« einkaufen und bezahle alles mit meiner Debitcard. Also im Augenblick nicht. Denn ich habe keine Karte. Ich hatte in der Sparkasse in Born auf dem Darß Geld überwiesen und wollte noch eine zweite Überweisung tätigen. Die Karte steckte noch im Schlitz. Das Abreißen eines Überweisungsträgers verzögerte sich durch die schlecht perforierte Linie. Und schwupp! war die Karte weg. Auf dem Display erschien eine grüne Zeile: *Ihre Karte wurde aus Sicherheitsgründen einbehalten*. Das hätte man doch wenigstens ankündigen können. Der Sparkassenschalter war geschlossen. Für Nachfragen gab es eine Telefonnummer. Ich rief an und fragte, wieso die Karte ohne Vorwarnung eingezogen worden war.

»Sie hatten doch 30 Sekunden Zeit!«

Verschüchtert fragte ich, wie ich wieder zu meiner Karte käme.

»Sie wird von der Kollegin vor Ort entnommen und Ihnen zugestellt.«

»Wann?«

»Am Dienstag.« (Es war Donnerstag.)

Gut. Dann würde ich in etwa einer Woche die Karte in Leipzig haben. Bis dahin müsste ich vielleicht wegen zu erwartender Eingänge zweimal in der Sparkasse nachfragen. Und vielleicht einmal eine Überweisung machen. Oder ein zweites Mal meinen Kollegen ihr Vorstellungshonorar anweisen. Natürlich könnte ich nicht einfach auf die Sparkasse gehen, sondern müsste mir die Öffnungszeiten merken. Nach acht Tagen war die Karte noch nicht da. Ich rief wieder in Mecklenburg-Vorpommern bei der Sparkasse an. Man war erstaunt, dass ich meine Karte noch nicht hatte. Ich wiederholte meinen Bericht. Nun wurde mir erklärt, dass die Karte nicht direkt an mich geschickt worden war, sondern zuerst nach Greifswald und von dort nach Leipzig. Das könne dann doch länger als eine Woche dauern. Aber mit an Sicherheit grenzender Wahrscheinlichkeit wäre die Karte auf dem Postweg nach zwei Wochen in der Leipziger Sparkassenzentrale. Nach 14 Tagen keine Spur von meiner Karte. Inzwischen hatte ich die Karte sperren lassen und musste alles am Schalter abwickeln. Dann erfuhr ich in meiner Filiale, dass die Karte ordnungsgemäß entnommen worden war, der Weitertransport aber nicht durch die Sparkasse, sondern durch einen externen Dienstleister erfolgt sei. Dessen Aktivitäten seien der Sparkasse im Detail nicht bekannt. Aber man werde nachfragen. Die dritte Woche verging. Die Karte tauchte nicht auf. Weder in der Sparkassenzentrale noch in meiner Filiale, geschweige denn bei mir. Dann kam ein Brief aus Mecklenburg-Vorpommern: »Am 03.09. wurde die Karte durch unsere Kollegin vor Ort aus dem Automaten entnommen und an die Sparkasse Leipzig versandt.« Seitdem waren 23 Tage vergangen. Die Karte hatte sich vielleicht dematerialisiert und schwebte in einer Cloud. Ich schwebte nicht in den Wolken, und rief nach vier Wochen nochmals in Greifswald an. Die Kollegin konsultierte mehrere Mitarbeiter*innen. Das Ergebnis war verblüffend. Die Karte war nie aus dem Automaten entnommen worden. Der Automat war bei der Öffnung leer. Also hatte sich die Karte doch in Luft aufgelöst – natürlich nicht. Nach mehreren Versuchen erreichte ich eines Tages doch noch die freundliche Kollegin in Born. Sie bestätigte mir wiederum die Entnahme und das Verschicken meiner Geldkarte nach Leipzig. Sie wusste es noch ganz genau. Bei der Entnahme hatte sie gedacht: Na, sieh mal an, die Frau Boehnke hat ihre Karte vergessen. Sie kannte die Frau aus Born. Doch dann las sie meinen Vornamen und schickte die Karte nach Leipzig. Alles Weitere lag in den Händen der Post. Allerdings handelte es sich hier nicht um die Deutsche Post, sondern um ein Privatunternehmen. Ein Postausgangsbuch wurde nicht geführt. Und ich würde sicher noch einmal einen Brief von der Zentrale aus Greifswald bekommen. Aber das könne dauern. Es dauert heute noch. Zusätzlich zum Verlust meiner Geldkarte habe ich etwa zwei Stunden lang nach Greifswald und Born telefoniert. Glücklicherweise habe ich eine Flatrate.

So, jetzt wissen Sie in allen Einzelheiten, was Ihnen passieren kann, wenn Sie Bargeld verachten und alles auf eine Karte setzen. Hier war nichts erfunden. Ehrenwort.

Das erinnert mich an einen Kartenverlust im Ausland, genauer gesagt, in meinem geliebten Schottland im Jahre 1997. Wir wollten in einem küstennahen Ort im Norden in einem beliebten Seafood-Restaurant schmausen. Dazu fehlte uns nur noch Geld. Kein Problem. Im nächsten Ort hatte ich eine Filiale der Bank of Scotland gesehen. Es war ein Freitagabend. Die Filiale hatte geschlossen. Aber es gab einen *Cash point*, einen Geldautomaten. Er besaß eine Bedienungsanleitung in mehreren Sprachen. Um sicher zu gehen, wählte ich Deutsch. Ich befolgte alle geforderten Schritte. Die Girocard der Sparkasse Leipzig wurde eingezogen. Wir waren schockiert, aber hungrig. Also zählten wir das uns verbliebene Geld: 20 Pfund. Das müsste reichen. Wir kamen zum Restaurant. Uns begrüßte ein Schild: *»I make a seafood diet – I eat all the food I see!«* (Ich mache eine Meeresfrüchte-Diät – Ich esse alles, was ich sehe!) Ein sehr gesundes Wortspiel! Wir konnten keineswegs alles essen, was wir sahen. Aber das, was wir aßen, reichte, um unsere knurrenden Mägen zu beruhigen.

Am Sonnabendmorgen fuhr ich mit unserem Freund Hugh die zehn Kilometer zur Bank of Scotland, Lochcarron Branch. Die Dame hinter dem Schalter fragte nach unserem Begehr. Ich erzählte ihr von unserem Mishap (Missgeschick). Sie ging nach hinten und brachte meine Karte vor. Als ich zugreifen wollte, ließ die junge Dame meine Karte in ihrem Ärmel verschwinden. Sie sei nicht berechtigt, mir die Karte zurückzugeben. Das könne nur der Manager. Hugh wollte den Manager sprechen. Der sei sonnabends nicht im Dienst, teilte uns die Bankelevin mit. Wir sollten am Montag noch mal vorbeikommen. Ich versicherte ihr, am Montag wäre ich schon wieder in Leipzig in einer richtigen Sparkasse. Das bedauere sie sehr, meinte sie, und wandte sich dem nächsten Kunden zu. Wir bedauerten es außerordentlich und verließen die Bank. Neben dem Geldautomaten stand eine Bank, auf die man sich setzen konnte. Diese Bank war uns sympathisch. Ich ließ meinen Freitagabend vor dem inneren Auge abrollen. Was hatte ich falsch gemacht? Ich hatte sicherheitshalber die Anweisungen in Deutsch befolgt. Und da lag der Fehler. Ein Schritt in der deutschen Anleitung war falsch übersetzt worden. Das war also des Rätsels Lösung. Ich bedauerte nur, dass auf dem Chip der Karte noch 30 Euro waren.

Als wir wieder in Leipzig waren, erhielt ich in der gleichen Woche ein Kreditangebot – von der Bank of Scotland.

Die Schweiz

Die Sächsische Schweiz war das häufigste Ausflugsziel meiner Kindheit. Die Barbarine und die Schwedenlöcher, die Affensteine und der Carolafelsen – und natürlich die Bastei. Mindestens einmal im Monat bestiegen wir im Sommer am Dresdner Terrassenufer einen Elbdampfer und »gondelten« nach Wehlen oder nach Rathen.

Nie im Leben hätte ich mir träumen lassen, einmal in »die richtige Schweiz« zu fahren. Und lange Jahre sah es auch nicht danach aus. Doch eines Tages, im Jahre 1988, schickte uns die Künstleragentur der DDR mir nichts, dir nichts in die Schweiz. Die erste richtige »West-Tournee« für die »academixer«. Zwei Wochen. Mitten im Winter. Also Ende Februar bis Anfang März. Da gab es damals noch einen Winter.

Das Programm hieß KULTUR IST KEINE KUNST. Die Gastspielorte waren Zürich, Wolfsberg bei Ermatingen, Basel, Langenthal, St. Gallen und Schaan in Liechtenstein. Eine interessante Begegnung: Udo Jürgens feierte in der »Blauen Ente« in Zürich Plattenpremiere seines »Blauen Albums«. Wir saßen im Nebenraum. Plötzlich kam er an unseren Tisch und lud uns ein, mit ihm zu feiern. Wir waren überrascht und delegierten Manon Straché und Burkhard Damrau. Wir sahen die beiden an dem Abend nicht wieder. Auch am nächsten Morgen nicht. Kurz vor der Abfahrt nach Wolfsberg tauchten die beiden nacheinander auf. Der Vertreter der Künstleragentur geriet in Panik. Vermutlich sah er schon die Titelseite der Bildzeitung: »Zwei DDR-Künstler in der Schweiz verschwunden. Hatte Udo Jürgens seine Hand im Spiel?« Dabei war alles ganz harmlos gewesen. Er hatte unsere Kollegen nach der Feier nach Hause eingeladen und ihnen seine Lieder auf dem gläsernen Flügel vorgespielt. So jedenfalls berichteten es die beiden.

Der Reiseleiter von der DDR-Künstleragentur war überängstlich und witterte überall Gefahr. Er trug die Einnahmen des Gastspiels in einem Diplomatenkoffer immer am Mann. Der Koffergriff war mit einer Stahlkette an seinem Handgelenk befestigt. Wenn er nicht bei uns war, besuchte er diverse Botschaften (zum Beispiel die jugoslawische). Was er dort tat, konnten wir nur vermuten. Nach der Wende erfuhren wir, dass er neben uns noch andere Betätigungsfelder hatte. Übrigens verfasste er einen Reisebericht, in dem wir eine negative Rolle spielten.

Für mich war der schönste Tag der Tournee eine Fahrt mit dem Postbus in Liechtenstein. Es lagen etwa 40 Zentimeter Schnee. Der Postbus war ein richtiger mittelgroßer Bus, der die Post im Fürstentum transportierte und den man kostenlos benutzen konnte. Ich fuhr bis an die Endhaltestelle. Eine traumhafte Landschaft: Berge, die man so aus der Leipziger Tieflandsbucht nicht kannte. Am Ende der Fahrt saß ich allein im Bus. Nur hinter dem Lenkrad sah ich noch einen Passagier. Es war der Fahrer.

Für die Schweizer Zeitungen war unsere Tournee auch eine kleine Sensation. Wir wurden mit KULTUR IST KEINE KUNST ziemlich groß angekündigt. Und der Schriftsteller und bedeutende Schweizer Kabarettist Franz Hohler schrieb sogar ein Willkommensgedicht für uns, dessen erste und letzte Zeile vielleicht seinen Besuch in Leipzig zwei Jahre zuvor beschrieb: »Ich freue mich darauf, dass ihr vielleicht dieselbe Sprache sprecht wie wir.«

Der *Tages-Anzeiger* in Zürich titelte »Darf man Strauss mit Kartoffeln bewerfen?« Und resümierte: «Viele Parallelen zur Schweiz«. Die *Neuen Zürcher Nachrichten* entdeckten »Kabarettistische Späße aus der DDR« und waren erstaunt: »Es darf selbstkritisch gelacht werden.« Und die *Neue Zürcher Zeitung* bemerkte, das Politkabarett aus der DDR habe ein »anderes Grundverständnis des Kabaretts« und sei »frech, gewagt und offen«. Aus unserem Programm wurde zitiert: »Mit Gedichten kann man keinen Strom erzeugen.« In allen Vorankündigungen tauchte ein Zitat von Jürgen Hart auf: »Wir wollen nicht Alibi sein, sondern ein ganz normaler Bestandteil unserer Landeskultur.« Ich hatte immer gedacht, wir machen einfach Kabarett.

Natürlich ist das Schweiz-Gastspiel nicht ohne Urs Bangerter aus Davos zu denken. Urs war seit mehr als zehn Jahren regelmäßig mit Vertretern der methodistischen Gemeinde Davos als Reiseleiter nach Leipzig gekommen. Die Gruppe hatte sich auch Vorstellungen der »academixer« angesehen und anschließend mit uns diskutiert. Er leitete in Davos ein Hotel, das der methodistischen Kirche gehörte und war mit seinem Glaubensbruder Bernd-Lutz Lange befreundet. So kam auch die Beziehung zu den »academixern« zustande. Während der Tournee kam Urs auch mit seinem Kreis aus Davos nach Zürich in unsere Vorstellung. An einem spielfreien Tag lud er das Ensemble nach Davos ein. Es war eine abenteuerliche Nachtfahrt durch die zugeschneiten Schweizer Berge. 1994 lud er Bernd-Lutz Lange, dessen Frau Stefanie, unseren Pianisten Rainer Vothel mit Frau und Reinhild und mich zum Jahreswechsel als seine Gäste ins Hotel ein. Bis 1997 waren meine Frau und ich mehrfach Gast im Hotel in Davos. Wir gestalteten jeweils mehrere Abende für die Hotelgäste. Reinhild referierte über literarisches Übersetzen. und ich sprach über das Kabarett in der DDR. Später kamen wir dann auch als normale Hotelgäste nach Davos. Da erfuhren wir, dass alle Reisen von Urs Bangerter in die DDR fein säuberlich vom Schweizer Geheimdienst aufgezeichnet worden waren. Urs hatte alle Details gefunden, als er seine Fiches (bei uns: Stasiakten) in den 90er-Jahren einsehen durfte.

Zwischen Softeis und Broilerbude …

… bewegen sich die Menschen, die Mahmoud Dabdoub porträtiert. So weit weg und lange her scheint es für viele, dieses Land, das kurz nach seinem 40. Geburtstag sang- und klanglos verschwand. Geblieben sind Ab-Bilder der damals real existierenden Menschen und ein paar mehr oder minder vergessene Gebrauchsgegenstände, die an eine Zeit erinnern, da die Zeit eine zu vernachlässigende Größe im alltäglichen Leben war.

Wenn ich das Alltägliche betrachte, Teil meines Lebens in der Stadt, so erscheint es mir als das, was es ist: Ausdruck einer Kette von Vorgängen, die immer wieder ähnlich ablaufen. Bilder einer Stadt, die mir vertraut sind. Keineswegs geeignet, mich zum Innehalten zu bewegen.

Was bringt mich dazu, den Blick verharren zu lassen auf Abbildern des Alltags, die eigentlich nichts Ungewöhnliches zeigen? Bilder, die im Vorbeigehen entstanden. Flüchtige Augenblicke des flüchtigen Lebens in einem Land. Es ist die Sicht eines Stadtbewohners, der als Fremder hierherkam. Heute ist er Leipziger. Und doch: das ganz unspektakuläre Alltägliche besitzt einen Hauch des Ungewöhnlichen. Der Augenblick, bei dem der Lidschlag innehält – schwer zu beschreiben, kaum zu erklären. Das erstaunlichste aber ist: Ich sehe das Eigene fremd betrachtet und empfinde es dennoch nicht als fremd, sondern eigentlich – ganz eigen und eigentümlich – mir geschenkt.

Alltag in der DDR – das bedeutete Joggen auf eigene Gefahr,

denn die Luftverschmutzung lag in Ballungsgebieten weit über der zulässigen Grenze. Auch das Wäscheaufhängen auf unserer Veranda wurde nicht vom Wetter bestimmt, sondern von der Windrichtung. Kam der Wind aus Süden, so brachte er Fischlakegeruch, kam er aus dem Westen, so brachte er Rußwolken mit. Aber zumindest stand bei uns der Mensch im Mittelpunkt – von dem Dreck.

Aber es war nicht der Einzelne, der das Lebensgefühl in der größten DDR der Welt bestimmte, es war das Kollektiv, das immer und überall präsent war, bereit, den individuellen Anspruch »auf eine breite Basis zu stellen« oder als unzeitgemäß abzuschmettern.

Das Kollektiv gab es in unterschiedlichen Erscheinungsformen: vom Kollektiv der sozialistischen Arbeit bis hin zur sozialistischen Wartegemeinschaft, vom Volksmund schnöde als Schlange bezeichnet. Die Reisefreiheit musste von den Funktionären der allmächtigen Einheitspartei schon deshalb – zum Schutz des DDR-Bürgers – drastisch eingeschränkt werden, weil dieser in einem tropischen Land einer Schlange nie ausgewichen wäre, sondern sich hinten angestellt hätte ...

Die Welt der kleinen Funktionär*innen (das waren die, die einfach funktionierten) bestand aus »Webfehlern« am Jackett – dem Platz der »Aufstiegsellipse« –, musikalisch-medizynischen Veranstaltungen wie Blockflötenkonzerten unter Rotlichtbestrahlung und ABBA-Festspielen (Ankommen, Bläken, Bumsen, Abreisen).

Die Arbeiter und Bauern hatten einen eigenen Staat, mit dem allerdings nicht gerade Staat zu machen war: Für die Kommunisten (das waren die zwei Millionen SED-Mitglieder) gab es kleine Privilegien, wie einen Ostsee-Ferienplatz, für die Edel-Kommunisten gab es auch schon mal einen Volvo gegen LOM (lumpige Ostmark), und die Top-Kommunisten nahmen für sich in Anspruch, das Beste aus dem Westen sei für sie gerade gut genug.

Wer weder über Vitamin B (Beziehungen) noch über Blaue Kacheln (Westmark) verfügte und auch keine Forumschecks für den

Intershop[1] (ob Kommunist, ob Klassenfeind, im Intershop sind sie vereint) besaß, musste sich wohl oder übel Westpakete organisieren oder mit zahlreichen Ostlappen in EXquisit- oder DELIkat-Geschäften sogenannte Luxuswaren wie »echten Bohnenkaffee« oder italienische Schuhe zu kaufen versuchen. Übrigens: Kabarettkarten waren eine eigene Währung! Dafür konnte man mühelos eine Lende beim Fleischer und einen Trabi-Auspuff im Kfz-Laden erwerben.

Die Waren des täglichen Bedarfs wurden vom Staat subventioniert, sodass Brot billiger war als Tierfutter. (Der Mensch lebt nicht vom Brot allein – sondern auch das Kaninchen!) Bevorzugtes Transportmittel für die täglich im wahrsten Sinne des Wortes erstandenen Lebensmittel war der Dederonbeutel, der wie der Perlonstrumpf eine DDR-Erfindung war. Überhaupt war die DDR im Zuge der »Störfreimachung« gegenüber der Bundesrepublik ein Land der Ersatzlösungen. Von der Vitalade bis zum Persipan, vom Kaffee-Mix bis zu DDR-Jeans versuchte man mit einheimischen Notlösungen die westlichen Markenartikel zu ersetzen.

Obwohl ich früher noch ziemlich jung war, hatte ich keine Lust, mehr als zehn Jahre meines Lebens auf die Lieferung eines PKW zu warten. Und so erstand ich einen VW-Käfer aus vierter Hand. Er war erst 20 Jahre alt, und trotzdem sprang bei 95 Stundenkilometern die Fahrertür auf, die Scheibenwischer streikten bei Gegenwind, und die Batterie musste ab minus fünf Grad Celsius mit ins Schlafzimmer genommen werden. Dadurch entstand ein sehr persönliches Verhältnis zwischen Mensch und Maschine.

Darauf war man auch angewiesen. Denn nur durch die aktive Mitwirkung der angeblich toten Maschine konnte man dieselbe bei den häufig auftretenden Stillständen wieder zum Leben erwecken. Denn wie sonst wären Reparaturen geglückt, bei denen es hieß, Löcher im Tank zu schweißen, die Zylinderkopfdichtung auszuwechseln und den Zylinderkopf planzuschleifen, das Zündkabel zu erneuern oder den Ölfilter zu reinigen.

---

1 Zahlungsmittel zum Einkauf jm Intershop, wo es nur Waren gegen konvertierbare Währung gab.

Dazu war es gut, immer ein kleines Ersatzteillager in petto zu haben. Denn wenn mal etwas kaputtging, fehlten mit Sicherheit im Handel die Ersatzteile. Wenn in unserer Erdgeschosswohnung die Wasserleitung eingefroren war, fragte der Klempner als Erstes: »Hätten Sie vielleicht mal ein Stück Bleirohr da?« Natürlich hatte man. Und nicht nur das. Es war immer gut, sich mit Dichtungsringen, Telefonkabel, Fensterglas, Radeberger Pilsner (Export!), gehobelten Brettern und zwei Kanistern Benzin einzudecken. Denn man wusste ja nie, welch jähe Wendungen die Wirtschaftspolitik von Partei und Regierung zu vollführen gewillt war.

Und so konnte es durchaus passieren, dass man einen Freund traf, der einen Trauerkranz trug und auf die Frage, wer gestorben sei, antwortete: »Niemand, aber es gab grad welche!«

Die Menschen in der DDR waren in ihrem Lebensstil den Tieren noch sehr nahe. Dem drohenden Winter begegnete man mit Vorratswirtschaft: Kartoffeln wurden zentnerweise eingekellert. Zu Weihnachten wurden sie gepudert, aber nicht mit Puderzucker, sondern mit Keim-Stop. Dadurch sollten die bläulichweißen Keime, die wie Spinnenbeine aus dem Kartoffelkörper wucherten, absterben.

Im Herbst bunkerten wir 120 Zentner Braunkohlebriketts, die den Ofen mit großen Schlackeplatten verstopften, aber dennoch – in großen Mengen verheizt – eine wohlige Wärme in die Stube zauberten.

Der Alltag in der DDR machte die Menschen zu Überlebenskünstlern: Sie wurden immun gegen die Umweltgifte, lebten in Nischen, die die allmächtige Partei übersah oder duldete, schlossen sich in Gruppen Gleichgesinnter zusammen, und es gelang ihnen, »aus nischt was zu machen«.

Übrigens hat sich der schier unerschöpfliche Volksmund – was die DDR betrifft – auch einmal getäuscht, als er in den 80er-Jahren orakelte: Die DDR wird es nur noch bis zum Jahr 2009 geben. Dann wird sie 60, kommt ins Rentenalter und fährt dann ganz legal in den Westen!

Die Trasse

Wenn wir bedenken, dass wir alle verrückt sind,
ist das Leben erklärt. (Mark Twain)

1985 waren wir zum dritten Mal mit einem Kabarettprogramm am »Zentralen Jugendobjekt Erdgastrasse«. Da gab es die Holzfällerbrigaden, die eine Schneise durch die Wälder schlugen, die Arbeiter, die die Erdarbeiten machten und die Mannesmann-Rohre von 80 Zentimeter Durchmesser mit japanischen Spezial-»Traktoren« in die Erde verlegten, und die Schweißerbrigaden, die die Rohre am Ende zusammenschweißten. Wir landeten mit einer IL 62 auf dem Flughafen Moskau-Scheretmetjewo II, den fünf Jahre zuvor Fachleute aus der Bundesrepublik Deutschland nach dem Vorbild des Flughafens Hannover gebaut hatten. Schade, dass diese Leute alle schon gestorben sind, in Berlin hätte man sie die letzen Jahre gut brauchen können.

Wir fuhren 30 Kilometer bis nach Moskau hinein und starteten pünktlich um 12.57 Uhr vom Kasaner Bahnhof nach Sibirien. Unser Zug hieß »Malachit-Expreß«. Warum ist ganz klar: Malachit gibt es im Ural, wohin wir unterwegs waren. Und einige der schönen grünen Säulen im Kreml sind aus diesem Stein gefertigt. Esoteriker benutzen ihn übrigens als Heilstein für den Ischiasnerv. Das hätte ich mal früher wissen sollen.

Die Fahrt durch die russische Landschaft führte durch Birkenwälder und Sümpfe, Erlenbrüche wechselten mit malerischen

Holzhäusern. Mein Cousin Siegfried, gelernter Maler, hatte nach Feierabend gern kleine Genrebilder fabriziert. Ich fand sie etwas kitschig. Aber genau so sah die russische Gegend aus, durch die uns der Malachit-Expreß trug. Die Bahnhöfe hatten meist keine Namen, sondern nur eine Kilometerangabe: Pl. 103 km. Die Zahl steht für die Entfernung des Ortes von Moskau. Nach vier Stunden hielt der Zug zum ersten Mal, in Wladimir. Nach weiteren vier Stunden in Gorki. Es war inzwischen Abend. Der Himmel blieb die ganze Nacht hell. Nach mehr als 24 Stunden erreichten wir Perm an einem breiten Fluss, der Kama. Perm ist die östlichste Millionenstadt Europas. Bis 1991 galt sie wegen der Rüstungsindustrie als »verbotene Stadt«. Wir durften nur in Begleitung sowjetischer Parteifunktionäre in die Stadt oder in die benachbarten Orte. Alexander von Humboldt besuchte die Stadt im 19. Jahrhundert und traf dort auf eine nennenswerte deutsche Minderheit.

Im Zug bekamen wir im Speisewagen Lauch mit saurer Sahne und Brot, Hühnersuppe und Nudeln mit Huhn für einen Rubel und 75 Kopeken. Am frühen Abend erreichten wir Gornosawodsk, kurz Gornou. Die DDR-Bauarbeiter errichteten hier, am östlichsten Standort im Ural, sieben Wohnblöcke. Sie standen im Sozialistischen Wettbewerb mit Komsomolbrigaden. Die deutschen Arbeiter hatten schon fünf Blöcke errichtet, die Arbeiter vom Komsomol[1] waren noch bei Block eins.

Thema Nummer eins: Frauenmangel. Das Verhältnis zwischen Männern und Frauen lag auf den einzelnen Baustellen zwischen 1:15 und 1:27. Die russischen Mädchen und Frauen waren nicht abgeneigt, zumal die Deutschen, wenn sie hier ein Kind hatten, 30 Prozent ihres Einkommens als Alimente zahlen mussten.

Thema Nummer zwei: Alkohol. Bürger, die sich nicht mehr artikulieren konnten oder deren Kleidung beschmutzt war, konnten von der Miliz arrestiert werden. Freilassung gegen 25 Rubel, bei Wiederholung 100 Rubel.

---

1 Der Komsomol war die Jugendorganisation der Kommunistischen Partei der Sowjetunion.

Am nächsten Morgen fuhren wir weiter zur Außenstelle (»Zeckencamp«). Unbefestigte Straßen mit Riesenlöchern. Fahren nur im ersten und zweiten Gang. Eine Stunde für 13 Kilometer! Mittagessen im Taiga-Lager, der »Zecke«. Alle hier waren vorsorglich gegen Zecken geimpft. Hier wurde eine Verdichterstation gebaut. Alle 100 bis 150 Kilometer wurde das durch den Reibungswiderstand erhitzte Gas gekühlt, gereinigt und wieder verdichtet. Die Termine wackelten. Die Zulieferung der SU-Firmen mit Sand und Kies klappte nicht. Das ergab eine gespannte Atmosphäre, bei 43 Grad Außentemperatur.

Wir spielten in einer riesigen Speisehalle vor 300 männlichen Zuschauern. Die Stimmung war bombig.

Ein Birkenwäldchen neben der Zementfabrik: die Blätter waren grau, Bäumchen gingen langsam ein. Pro Schicht werden 20 bis 40 Tonnen Zement in die Luft geblasen.

Am nächsten Tag hatten wir Zeit für einen Einkaufsbummel. Es gab kein Fleisch, eine Sorte Wurst, Kohl und Gurken. Die Einwohner*innen aßen fast ausschließlich Brot. Im Ort lebten auch einige im Krieg ausgesiedelte Wolgadeutsche. Bei uns zu Hause trafen wir sie in den 1990er-Jahren als Spätaussiedler wieder.

Umsetzung nach Berjosowka, bekannt als «Lackschuhlager«. Dort arbeiteteten mehrere Verwaltungen. Wir fuhren 190 Kilometer in acht Stunden. Vorbei am ältesten europäischen Stahlwerk von 1785, erbaut von Deutschen, das heute noch Qualitätsstahl liefert. Die DDR-Arbeiter bauten hier nicht nur Verdichterstationen, sondern auch Neubauwohnungen nebst Wasserwerk und Heizhaus sowie Kindereinrichtungen und Schulen.

Die Oblast Perm war viereinhalb Mal so groß wie die DDR. Hier sollte es noch 145 000 Wölfe geben. Abschussprämie lag bei 100 Rubel. Bei drei erlegten Wölfen gab es dann die Abschusserlaubnis für einen Elch, die sonst 1 000 Rubel kostete. Die Landwirtschaft hatte tüchtig zu kämpfen. Winter bis Mai, Herbst ab August. Minus 48 Grad im Winter.

Wir gaben eine Vorstellung für die Förster, die die Trasse freimachten (15 bis 32 Meter breit). Im Winter lag hier 1,20 Meter Schnee. Am Ende der Vorstellung riefen die Trassenbauer meist »Sing, mei Saggse, sing!« Da hat es die geplante Zugabe schwer. Am nächsten Morgen ging es nach Kungur, mit 300 Jahren der älteste Ort. Hier siedelten einst die Angehörigen der nach Sibirien Verbannten. Für Touristen war der Zustritt streng verboten. In der größten Kirche befandt sich der Knast. In einer anderen Kirche ein Kino. Im Vorraum Schießautomaten vom Rummel.

Am letzten Tag der Tournee wollten wir im Fluss schwimmen. Er bahnte sich seinen Weg durch eine idyllische Landschaft: Wiesen wechselten mit Birkenwald. Am Ufer hingen an den Grashalmen leere Libellenlarven. Eine schwarz-gelb gestreifte große Libelle klammerte sich an einen Halm und versuchte, die Flügel zu entfalten. Sie waren noch feucht und klebten zusammen. Eine Libelle schwebte heran. Im Maul trug sie eine kleinere Libelle. Sie setzte sich auf eine Larvenhülle, ihr Kopf öffnete sich wie die Klappe eines Müllcontainers und ruckweise verschwand das noch zappelnde Opfer.

Jürgen Hart machte am Ufer ein stattliches Feuer, und wir »brieten« unsere Konserven. In dem sanft dahinfließenden Wasser ließ sich herrlich schwimmen, auch wenn die Kälber weiter oben ins Wasser strullten. Als zwei Kollegen FKK machten, drehte unser Fahrer Karl-Heinz aus Frauenwald dezent den Kopf weg.

Nach 32 Stunden Bus- und Zugfahrt waren wir wieder sicher in Moskau gelandet. Nicht ganz so sicher war der Rückflug mit einer TU 134A. Eine Stunde nach dem Start geriet die Maschine in solch starke Turbulenzen, dass der Pilot von 10 000 Metern Flughöhe auf 7300 herunterging. Und die ganze Zeit wurde die Maschine wie von einer riesigen Faust geschüttelt. Sie sackte ab, fing sich wieder, um dann erneut zu trudeln und zu hüpfen wie ein junges Pferd, das eingeritten wird.

Während des ganzen Fluges klammerte sich meine junge Kollegin über den Gang hinweg an meine Hand, und ich glaubte, sie würde sie nie wieder loslassen. Ich senkte die Augen und sah: meine Hand war frei. Na, Gott sei Dank! Wir landeten pünktlich in Schönefeld. Es war mein 54. und schlimmster Flug. Bis dahin und seitdem.

Ende September 1989 fuhren wir zum vierten Mal seit 1976 an die »Drushba«-Trasse, die Trasse der Freundschaft, in die Sowjetunion, um die DDR-Arbeiter zu bespaßen. Einmal spielten wir früh 6.30 Uhr für die Nachtschicht. Die Schweißer kamen mit verrußten Gesichtern und weißen Ringen um die Augen (von der Schweißerbrille). Jeder hatte ein Dederon-Netz mit Bierflaschen, und während der Vorstellung hörten wir oft ein »Blubb«. Aber sie haben immer an den richtigen Stellen gelacht.

In Moskau spielten wir vor den Mitarbeitern der DDR-Handelsvertretung. Von den eintausend Angestellten waren etwa 300 im Saal. Die Reaktionen waren freundlich, aber verhalten. Ganz anders als an der Trasse. Dort führten wir zahlreiche Gespräche mit Ingenieuren und Technikern. Alle waren sich einig, dass es mit der DDR so nicht weitergehen könne. In der Moskauer Handelsvertretung waren wir nach der Vorstellung vom Direktor zu einem Empfang geladen. Wir diskutierten ganz offen über die Probleme in der DDR. Ein Oberstleutnant der Nationalen Volksarmee meinte zu uns, er komme sich hier als deutscher(!) Offizier wie ein Mensch dritter Klasse vor. Er bekäme 180 Rubel im Monat. Die »Freunde« aus Mosambik und Angola hätten 1 000 Dollar und 500 Rubel. Klang ziemlich abenteuerlich.

Am nächsten Tag starteten wir mit fast sieben Stunden Verspätung nach Orenburg, wo wir um 21 Uhr landeten. Orenburg liegt 1 230 Kilometer südöstlich von Moskau nicht weit von der kasachischen Grenze. Durch die Stadt fließt der Ural, südlich befindet sich der Ausläufer des Ural-Gebirges, welches die Grenze zu Asien bildet. Von dort fuhren wir vier Stunden durch die nächtliche Steppe. Steppenfuchs und Erdhörnchen ließen grüßen. Kurz vor Aksai sahen wir etwa 60 Bohrtürme und eine riesige Gasfackel unter einem unwahrscheinlichen Sternenhimmel. Der Große

Wagen hatte eine Panne, er lag ganz flach am Horizont. Kassiopeia und der Kleine Wagen drängten sich nach vorn.

Kurz vor ein Uhr wurden wir mit einem opulenten Abendbrot in Empfang genommen. Auf dem Bildschirm lief ein Video von »1199«, der neuen Jugendsendung aus Adlershof. Bis drei Uhr saßen wir noch vor dem Haus. Dann holte uns die Kälte ein. Um neun wurden wir geweckt und mussten unsere Pässe abgeben. Nach zwei Stunden Probe stiegen wir gegen drei in einen »Trassenbus« (hochbeiniger Kleinbus mit 20 Plätzen), der auch metertiefe Schlaglöcher auf der unbefestigten Straße überwand. Die Steppe zog sich in leichten Wellen bis zum Horizont. Auf einem Kalksteinrücken fanden wir Donnerkeile. Wir befanden uns auf einem urzeitlichen Meeresboden. Dunkle Schafe und Rinder fraßen das harte Gras. Ein kasachischer Hirte bewachte zu Pferd seine 1 000 Schafe. Eine Herde kleiner, kräftiger Pferde mit einem Mustang an der Spitze (woran erinnert mich das bloß?) preschte vorüber. Der Hirt rief ihnen etwas zu, und sie wieherten fröhlich zurück. Abends hatten wir zwei Vorstellungen. Die erste lief bombig. Die zweite schleppte sich vor 28 Zuschauern.

An nächsten Morgen fuhren wir nach Aksai, eine typische kasachische Steppenstadt mit 14 000 Einwohnern. Malerische Häuser aus Holz und Lehm, tief in die Erde gebaut. Hier entstanden Neubauwohnungen für 80 000 Menschen. Die Werke, in denen sie arbeiten würden, waren noch nicht gebaut! Wir fuhren zum Bohrfeld. Eine Bohrung brachte circa 40 Millionen Mark. Die US-Technik bewiest ihre Überlegenheit: ein Bohrkopf aus der SU hielt fünf Stunden, einer aus der DDR 20 und der US-amerikanische 120 Stunden.

Auch 2020 fand wieder das Treffen der Ehemaligen von Aksai im Erzgebirge statt. Mit alten Geschichten, frischem Wodka und großer Grillparty!

Der Chef der Handelsvertretung in Moskau schob alle Schwierigkeiten in der DDR auf eine imperialistische Pressekampagne und wenige feindlich-negative Kräfte, die den bevorstehenden 40. Jahrestag der DDR für Provokationen nutzen wollten. Er schrieb in einem Bericht über unser Gastspiel, dass wir künstlerisch hervorragend wären, aber gravierende ideologische Unklarheiten hätten.

In einem Brief vom Zentrum für kulturelle Auslandsarbeit beim Ministerium für Kultur hieß es: »Lieber Genosse Jürgen Hart! In Auswertung der Tournee der ›Academixer‹ vom 23.9 – 30.9.89 nach Kasachstan und Tambow kann ich feststellen, dass das Gastspiel ein großer Erfolg war […] Mit ihrem ehrlichen, offenen und parteilichen Auftreten auf den Baustellen erwarben sich die Kollegen die Sympathie der Trassenerbauer. (Nicht in jedem Fall die Sympathien aller Funktionäre – was die Richtigkeit der Leistung bestätigt!)«

Die zweite Diagnose

1968 wurde bei mir der Verdacht auf Narkolepsie diagnostiziert. Anlass dafür war ein Motorradunfall mit Schädel-Hirn-Trauma. Und vor allem die Ursache des Unfalls: eine Schlafattacke während der Fahrt. Eine Verifizierung der Diagnose erfolgte nicht – noch nicht. Erst nach 1990 wurde die Krankheit bestätigt. Einmal 1993 im hessischen Schwalmstadt-Treysa, einmal in Erfurt im Jahr 2000 und 2001 in der Universitätsklinik Leipzig. Sowohl Neurologen als auch zwei Schlaflabore konstatierten narkoleptische Anfälle wie auch Kataplexien. Es wurde das »Vollbild einer Narkolepsie« festgestellt. So, jetzt war ich im Bilde. Nur, was das bedeutete, wusste ich nicht. Immerhin gibt es in Deutschland schätzungsweise 40 000 Menschen, die unerkannt unter Narkolepsie leiden. Nur ganze 2 000 sind in ärztlicher Behandlung. Das heißt, es sind 38 000 Narkoleptiker, die sich inkognito zwischen uns bewegen. Ich glaube, ich hab schon einige wenige entdeckt. Sie sitzen im Bundestag, fahren Straßenbahn oder verkaufen Eis. Dass sie im Bundestag sitzen, kann jeder Besucher dort selbst sehen. Sie haben die Augen geschlossen, so als dächten sie angestrengt nach. Dies ist aber nicht der Fall, denn ihr dann folgender Beitrag ist absolut verschnarcht. Auch in der Straßenbahn sind die Narkoleptiker nicht zu übersehen. Sie stehen mit fest geschlossenen Augen vor dem Fahrkartenautomaten. Oder sie sind beim Aussteigen eingeschlafen und verharren bewegungslos auf dem Trittbrett. Unter Trittbrettfahrern gibt es besonders häufig Narkoleptiker.

Weil sie weder merken, wenn sie auf einem Trittbrett stehen, noch rechtzeitig gewahr werden, dass es sich auch um ein Schleuderbrett handeln könnte. Da sie in ihrem Leben vorwiegend dicke Bretter bohren müssen, erkennen sie die Dünnbrettbohrer oft zu spät. Und ehe sie sich gegen diese zur Wehr setzen können, sind sie schon wieder eingeschlafen.

Um die Krankheit zu erkennen und letztlich zu verstehen, muss man die Phänomene «Schlaf« und »Wachsein« untersuchen. War man früher davon ausgegangen, dass Schlaf nur die Kehrseite des Wachseins sei, eine Ruhephase des Gehirns, so weiß man heute, dass das Gehirn im Schlaf keineswegs schläft. »Es verändert sich lediglich das Muster der Entladungsaktivität.«[1] Mein Problem ist aber nicht das Wachsein des Gehirns im Schlaf, sondern das Abschalten des Wachseins, wenn ich nicht schlafe. Am schwierigsten sind Schaltvorgänge mitten im Gespräch mit jemandem, den man nicht gut genug kennt, um ihm zu erklären, was gerade passiert. Man muss das Gespräch umgehend beenden. Das ist natürlich unhöflich, aber die einzige Chance, noch relativ unbeschadet aus der Situation herauszukommen. Ehe der Kopf auf die Brust sinkt und die Sprache unverständlich wird. Verblüffend war für mich, dass bei späteren Nachfragen der Gesprächspartner*innen offenbar nichts bemerkt hatte. Dafür gibt es eigentlich nur zwei Erklärungen: Entweder waren meine Kommunikationsverluste geringer, als ich es empfunden hatte, oder die Gesprächspartner*innen hatten gar nicht zugehört. Da man diese Gesprächssituation aus dem häuslichen Bereich kennt, ist es auch nicht so schlimm. Außerdem trifft man den Gesprächsteilnehmer vielleicht ein Leben lang nicht wieder. Es handelte sich dann um ein Einzelgespräch – nicht zu verwechseln mit einem Singlegespräch.

Nicht immer geht es bei einem Anfall so glimpflich ab. Ich erinnere mich an eine Situation am Stammtisch im »academixer«-Keller. Glücklicherweise waren mein Kollege Christian Becher und ich allein. Ich erzählte einen Witz. Kurz vor der Pointe verließen

---

1 REM Report 3/2005

mich – nicht die Kräfte – die Spannung und die Koordinationsfähigkeit der Zungenmuskulatur. Aus meinem Mund ergoss sich ein Wortbrei völlig unartikulierter Laute. Wie bei einem Menschen, der zu viel getrunken hat. Ich setzte ein zweites Mal zur Pointe an. Vergeblich. Mein Kollege hatte gerade eine meiner nicht so häufigen Kataplexien erlebt.

Tagesschläfrigkeit und Kataplexien sind die Hauptmerkmale der Narkolepsie. Aber wie entstehen sie? Offenbar doch im Gehirn. Wo sich auch das Schlaf-Wach-Zentrum befindet. Wenn man sich informiert, ist es ganz einfach: »Narkolepsiepatient*innen haben einen Mangel an hypokretinhaltigen Neuronen.«[1] Ach so ist das! Und ich dachte, sie haben einen Mangel an Schlaf. »Hypokretine sind im lateralen Hypothalamus produzierte Neuropeptide mit einem gemeinsamen Präkursorpeptid. Sie projizieren in viele Gehirnregionen.«[2] Ein Meerschweinchen, dem die Hypokretine fehlen, schläft unweigerlich ein. Und als ich in der Schule immer eingeschlafen bin, haben manche Lehrer*innen bestimmt gedacht: Dem fehlt doch was! Vielleicht Schlaf? – Nein, liebe Pädagog*innen. Mir fehlten hypokretinhaltige Neuronen! Aber wer sollte das damals wissen? Professor Dr. Geert Meyer, Neurologe und Narkolepsiespezialist, war da selbst noch ein Kind. Und im Unterricht war es bei uns oft so langweilig, dass auch Nicht-Narkoleptiker*innen entschlummerten.

Also im Grunde genommen ist es bei mir so: Ich hab was am Kobbe. Genau genommen: im Kopf. Noch genauer: im Gehirn. Und ganz genau im Zwischenhirn. Das ist zu faul, bestimmte Hormone zu produzieren und auf den Weg zu schicken. Und so entsteht Sozialismus – Entschuldigung: Wirrwarr[3]**. Im Schlafzen-

1 Neuronen sind Nervenzellen/Hypokretin (auch Orexin) ist ein Hormon, das im Gehirn vom Hypothalamus (verantwortlich für Schlaf-Wach-Rhythmus und Sexualität!) produziert wird. Der ist auch verantwortlich für die Neuropeptid-Hormone, die sich zu Orexin spalten.

2 *Der Nervenarzt* 1/2014

3 In der Oberlausitz hieß der Sozialismus früher »Wirrwarr«. Nach seiner Haupterscheinungsform.

trum, alson der Schlaf-Wach-Zentrale. Bei mir gab es immer nur ein Versagen der Wach-Zentrale. Die Schlaf-Zentrale arbeitete vorzüglich. Überdurchschnittlich. Sogar wenn sie gar nicht sollte. Zum Beispiel, wenn ich Motorrad fuhr, einem Konzert lauschte, einen Witz erzählen wollte oder ein Diktat schrieb. Es gab viele Situationen in meinem Leben, die ich überlebte, aber nicht erlebte.

Der Unfall

Und dann kamen »die großen Ferien« 1968. Reinhild und ich planten eine DDR-Rundfahrt mit unserem Motorrad, einer 125er RT. Damals wusste ich noch nicht, dass das in Zschopau hergestellte kleinste Motorrad der DDR schon im »Dritten Reich« entwickelt worden war und deshalb »*R*eichs-*T*yp« hieß. Wir planten, zur Insel Rügen und von dort über den Harz und das Erzgebirge nach Zittau zu fahren, wo eine Tante meiner Frau wohnte. Die zweite Etappe sollte uns von Rügen zum Darß bringen, vermutlich nach Zingst. Aber so weit kamen wir nicht. Auf der Straße nach Ribnitz-Damgarten wunderte sich meine Frau, dass ich hinter einem Traktor mit Anhänger herfuhr, ohne zu überholen. Im nächsten Augenblick geschah das Unglück. Ich prallte auf den Anhänger, und das Motorrad stürzte zu Boden. Meine Frau wurde an der Stirn verletzt, und ich war bewusstlos. Blut schoss aus meiner Nase. Ein Krankenwagen brachte uns ins Kreiskrankenhaus. Jedes Mal, wenn ich zu Bewusstsein kam, wiederholte ich dieselbe Frage: »Ist Dir was passiert?« – Dumme Frage. *Mir* war was passiert. Und zwar etwas, das durchaus nicht gewöhnlich ist: Ich war während der Fahrt auf dem Motorrad eingeschlafen. Der dramatische Endpunkt endloser Schlummerphasen am hellen Tage. Ich hatte vor dem Unfall noch den Vorderreifen mit der Motorradpumpe aufgepumpt. Ich war außer Atem und gegen die Nachmittagssonne losgefahren. Es war wohlig warm. Meine letzte Empfindung vor dem Aufwachen im Krankenhaus.

Diagnose dort: Schädel-Hirn-Trauma. Ich blieb eine Woche in Ribnitz-Damgarten. Am dritten Tag wurde ich verlegt. Bettenmangel. Der Krankenwagen holperte über löchrige Dorfstraßen – noch ein Schädel-Hirn-Trauma. Auf der Fahrt in die Außenstelle lief das Autoradio. Undeutliche Wahrnehmung: Nicht nur mir war etwas passiert. Weltgeschichte passierte, keine 500 Kilometer von hier entfernt. Die Durchsetzung der Breschnew-Doktrin von der begrenzten Souveränität der sozialistischen Staaten. Der Einmarsch in die Tschechoslowakische Republik am 21. August 1968. Auch ich war begrenzt souverän. Und ich hatte nicht einmal versucht, einen Sozialismus mit menschlichem Gesicht aufzubauen. Ein Trauma. Für meinen Kopf unbedeutend – für Europa verheerend. Gut 20 Jahre würden vergehen, ehe in Prag die erlösenden Worte vom Balkon in die Welt gingen. Eine neue Zeit. Das Ende eines Traumas. Auch für mich.

Nach einer Woche wurde ich entlassen. Ich fuhr nach Dresden zu meiner Frau und meinen Eltern. Acht Monate später wurde unser Sohn Robert geboren. Vier Wochen zu früh. 14 Jahre zu spät ging ich zum Arzt. Zu einem Neurologen. Dort hörte ich zum ersten Mal das Wort Narkolepsie. Gespürt hatte ich es mehr als hundert Mal. Seit meinem zwölften Lebensjahr. Vielleicht schon früher. Bewusst war es mir nie. Kein Arzt, keine Lehrerin, weder Freunde noch Verwandte hatten mich je danach gefragt. Wer viel Sport treibt und abends spät schlafen geht, schlummert schnell mal ein. Aber mitten im Diktat, das mit unleserlichen Krakeln endet? Oder im Gespräch über einen interessanten Gegenstand? Ja selbst beim Essen? Und was sagen die Eltern? – Ja, jetzt, wenn Sie es sagen. Nach Wanderungen in der Straßenbahn – sofort, immer. Und die eigenen Kinder: Natürlich beim Wandern. Mit der Bewegung der Beine schlossen sich die Augenlider. Absturz in den Straßengraben war vorprogrammiert. Eine echte Krisensituation. Und die Mittagskrise ging nahtlos in die Abendkrise über. Wandern mit geschlossenen Augen. Nie beim Fußballspielen, nie im Russisch- oder Chemieunterricht. Eigentlich nie auf der Bühne. Und überhaupt nie im Bett. Weil – im Bett schlafe ich. Der Arzt machte einen Test mit Flackerlicht wie in der Disco. Ich konnte die Augen nicht offen halten. Wahrscheinlich doch Narkolepsie. Mir wurde verboten, auf Leitern zu steigen. Ich sollte bei Besichtigungen auf Burgen oder Schlössern Austritte meiden. Und überhaupt nie zu nah an Abhänge herantreten. Das fand ich alles ziemlich lustig. Eine exakte Diagnose wurde nicht gestellt. (Das war damals in der DDR wohl noch nicht möglich.)

Berlin – eine Episode und zwei Knaben

Gar nicht lustig war die Einberufung zum Ehrendienst in die Nationalen Volksarmee im Herbst 1968. In der DDR herrschte Wehrpflicht, und ich war kurz vor der Altersgrenze für den aktiven Wehrdienst. Ein Jahr später hätte man mich nicht mehr einziehen können. Meine Frau war seit der voreiligen Geburt unseres ersten Sohnes nicht ganz gesund. Und wir hatten keine Wohnung in Berlin, wo ich damals arbeitete. Mein Interesse, eine Uniform anzuziehen und in einer Kaserne zu leben, war entsprechend gering. Als ich meine Bedenken beim Wehrkreiskommando vortrug, wurde mir erklärt, dass das sechs Monate alte Kind bei einem eventuellen Krankenhausaufenthalt meiner Frau in einem Kinderheim wohl versorgt würde. Das beruhigte mich natürlich vollkommen. Ich erzählte von meiner Schlummersucht. Doch da eine eindeutige Diagnose fehlte, erntete ich nicht mehr als ein Kopfschütteln. Trotzdem bat ich den Neurologen, bei dem ich nach dem Motorradunfall gewesen war, um einen Brief an das Wehrkreiskommando. Und das Wunder geschah: Ich wurde ausgemustert. Aber vielleicht war es gar kein Wunder, sondern der entsprechende Offizier wollte sich nicht vorstellen, wie ein schlafender Motschütze[1] von einem »feindlichen« Panzer überrollt wurde. Auf jeden Fall wurde an dem Abend des Tages, an dem ich meinen Ausmusterungsbescheid (Klappausweis mit Lichtbild) erhielt, or-

1 Motorisierte Infanterie

dentlich gefeiert. Ich weiß nur noch, dass meine Frau fürchterliche Angst um den Säugling hatte, als ich schwungvoll mit der Tragetasche die Treppen zur U-Bahn hinabrannte. Ich hatte weiter nichts als gute Laune. Und ich war putzmunter.

Und was war mit der Abteilung Volksbildung? Der Bezirksschulrat hatte mich eingeladen, um mir die freudige Nachricht zu übermitteln, dass meinem Antrag auf eine Arbeitsstelle in Leipzig stattgegeben wurde. Und mehr noch: Ich hatte eine Stelle als Lehrer an der renommierten Kinder- und Jugendsportschule erhalten. Das bedeutete 13 Wochenstunden statt der üblichen 24, weil der Unterricht für die jugendlichen Spitzensportler auch abends und an Wochenenden stattfinden musste. Eine Arbeitsstelle, nach der sich jeder Absolvent alle zehn Finger geleckt hätte. Ich nicht. Ich wollte raus aus der Volksbildung. Das Gespräch fand kurz nach meinem Motorradunfall statt. Bis zum Beginn des Schuljahres waren nur noch wenige Tage Zeit. Statt für das Entgegenkommen der Schulbehörde dankbar zu sein, gab ich vor, den Belastungen des Schulunterrichts als Folge des Unfalls nicht gewachsen zu sein. Das war nicht einmal gelogen. Denn kurz nach einem Schädel-Hirn-Trauma zu unterrichten gehörte noch nicht zu meinem Erfahrungsschatz. Ich blieb also der Schule fern. Als »Lehrdienstverweigerer« war ich arbeitslos in einem Land ohne Arbeitslosigkeit. Sicher hatte ich ein mulmiges Gefühl. Denn in der DDR gab es nicht nur ein Recht auf Arbeit, sondern auch eine Pflicht. Wer dieser nicht nachkam, konnte mit einer Freiheitsstrafe bis zu zwei Jahren bestraft werden. Natürlich wollte ich arbeiten, nur nicht als Lehrer in der Schule. Nicht als Erzieher zum Hass auf die imperialistische BRD. Bei anderen Arbeitgebern konnte ich mich nicht bewerben, da ich keine Kaderakte (Personalakte) hatte. Die lag in der Abteilung Volksbildung beim Rat des Bezirkes Leipzig. Für mich unerreichbar. Eine Anforderung der Akte durch einen potenziellen Arbeitgeber hätte die Abteilung Volksbildung beim Rat des Bezirkes Leipzig auf meine Spur geführt. Und eine freundliche Streife der Deutschen Volkspolizei der DDR hätte sich des verlorenen Schafes angenommen und mich in der Kinder- und Jugendsportschule (KJS) Leipzig abgeliefert.

In der Redaktion von ADN[1]*-Zentralbild gab es einen jungen, verdienstvollen Mitarbeiter. Meinen alten Schulfreund Frank. Wir waren 1950 in die gleiche Klasse eingeschult worden, hatten mit einem dritten Freund, Bernd, gemeinsam Geburtstage gefeiert und viel Freizeit mit Radtouren und NameStadtLand verbracht. (Wer das Spiel StadtNameLand nennt, enttarnt sich als »Wessi«.) Frank war auch in der Oberschule in meiner Klasse und studierte gleich nach dem Abitur Dolmetscher und Übersetzer. Nach dem Studium arbeitete er beim ADN in Berlin als Bildredakteur. Er vermittelte ein Gespräch beim Abteilungsleiter, und ich fuhr nach Berlin zum Vorstellungsgespräch. Als wir zu dem wunden Punkt der Kaderakte kamen, wies ich darauf hin, dass die Volksbildung meine Akte vielleicht nicht herausgeben wolle. Darauf konfrontierte der Leiter mich der Aussage: »Und wer bitteschön ist die Volksbildung? – Sie sind eingestellt.« So wurde ich redaktioneller Mitarbeiter in der Auslandsredaktion der staatlichen Nachrichtenagentur der DDR. Meine Aufgabe bestand vor allem darin, Bildunterschriften ausländischer Fotoagenturen ins Deutsche zu übersetzen. Die Texte waren englisch, russisch oder französisch. Die Fotos kamen von den Agenturen der sozialistischen Staaten, aber auch von Agenturen kapitalistischer Staaten wie UPI (United Press International) oder AFP (Agence France Presse). Manchmal gab es auch Begleittexte zu Fotoreihen. Dann machte das Übersetzen Spaß. Spaß machten auch Dienstreisen mit ausländischen Gästen. Dabei handelte es sich meist um Bildreporter sozialistischer Bruderagenturen wie TASS (Sowjetunion), CTK (CSSR) oder PAP (Polen). Ich hatte das Glück, einen japanischen Bildreporter begleiten zu dürfen, der als Mitglied der Kommunistischen Partei Japans vom ADN eingeladen worden war. Er wollte sich Berlin anschauen und einen Ausflug in die Sächsische Schweiz machen. So konnte ich – noch vor der

1 Allgemeiner Deutscher Nachrichtendienst

offiziellen Eröffnung – auf den Berliner Fernsehturm hinauffahren und drei Tage in meiner Heimatstadt Dresden und dem Elbsandsteingebirge verbringen. Dann hatte der Genosse Konishi aus Japan den Wunsch, den »Checkpoint Charly« von jenseits der Mauer zu fotografieren. Wir fuhren zum Grenzübergang, und ich sprach mit dem wachhabenden Offizier. Natürlich war das Fotografieren der »Grenzsicherungsanlagen« streng verboten. Ganz gleich von welcher Seite. Aber unser Anliegen war so außergewöhnlich – und man wollte einem Kommunisten aus Japan gern behilflich sein –, dass ein hochrangiger Grenzkommandeur angerufen wurde. Selbstverständlich ohne Erfolg. Wir bedankten uns artig und trabten zu unserem Dienstwagen zurück. Immerhin waren wir bis zum Schlagbaum der Friedensgrenze vorgedrungen, unverletzt und unverhaftet.

Berlin kannte ich nicht. Mit dem Namen der Stadt verband ich zwei Episoden aus einem Jahr: Im Sommer 1961 wollten ein Freund und ich als Dresdner Jungs mal eine Woche nach Westberlin. Ich kannte die Stadt nicht. Hatte auch kein Westgeld. Er kannte und hatte. Wir freuten uns vor allem auf Kinobesuche und Westschmöker. Wohnen wollten wir im Osten. In der S-Bahn wurde zwar kontrolliert, aber wir hatten ja nichts zu verbergen. Eine Woche vor Beginn unserer Reise gab es ein Reiseverbot für meinen Freund von seiner Mutter bei gleichzeitiger Sperrung des Westgeldkontos. Aus die Maus. Sechs Wochen später kam die Mauer. Im November des gleichen Jahres gab es eine Klassenfahrt – die damals noch Wandertag hieß – zum Pergamonmuseum. Zwischen Museumsbesuch und Rückfahrt des Zuges blieb eine kurze Zeitspanne, die wir zur Begutachtung der kürzlich gebauten Mauer nutzen wollten. Wir gingen die Invalidenstraße hinauf bis zu den Sperranlagen und drehten dort wieder um. Auf dem Rückweg blockierten mehrere Grenzer den Fußweg und drängten uns in eine Baracke. Wir mussten die Personalausweise abgeben zur Feststellung der Identität und wurden verwarnt wegen »mutwilligen Anlaufens der Grenzsicherungsanlagen«. Die Personalausweise erhielten wir zurück. Unsere Schule wurde davon informiert, und wir erhielten jeder noch eine Verwarnung. So »human« ging es dann 28 Jahre später nicht zu, als die jungen Männer der Staatssicherheit in Leipzig den demonstrierenden Jugendlichen im Herbst ihre Transparente entrissen, auf denen diese Freiheit und Demokratie einforderten. Die Szene ging in die Welt hinaus, weil Bildreporter westlicher Medien sie gefilmt hatten. Selbst bei unserem Gastspiel in Kalifornien, vier Jahre später, wurden wir darauf angesprochen. Die US-Amerikaner konnten uns Einzelheiten aus dem Herbst 1989 berichten, die wir inzwischen vergessen hatten. Das Interesse an den Vorgängen der Friedlichen Revolution war dort immer noch immens.

Wir hatten die Möglichkeit, im November/Dezember 1993 zu einem Gastspiel nach Kalifornien zu starten. Der Reise war eine monatelange Vorbereitung vorausgegangen. Nach einer Vorstellung im Leipziger »academixer«-Keller saßen wir mit der Leiterin des Goethe-Instituts Washington am Stammtisch. Sie war von unserem Programm recht angetan. Und sie lud uns ein, in Washington zu gastieren – falls wir eine Reise in die Staaten organisieren würden. Die Flugkosten müssten wir selbst aufbringen, aber Vorstellungen in Washington und New York könne sie organisieren. Also schrieb ich an alle Goethe-Institute in den Vereinigten Staaten und in Kanada. Das waren vor 25 Jahren doppelt so viele wie heute. Zwei der drei Goethe-Institute, die uns eingeladen hatten, gibt es nicht mehr: St. Louis und Dallas. Eigentlich verdanken wir das Gastspiel dem damaligen Leiter des Goethe-Instituts Los Angeles, Holger Hartmann. Die meisten Goethe-Institute, an die ich mich 1993 gewandt hatte, erteilten uns eine Absage. Das Gastspiel eines Dreimann-Kabarett-Ensembles überstieg ihre Möglichkeiten. Außerdem sei die direkte Vermittlung der deutschen Sprache ihre Aufgabe. Ein Umweg über die künstlerische Darstellung sei nicht vorgesehen. Mehrere Institute, vor allem in Kanada, beantworteten meine Gastspielanfrage nicht. Aus Los Angeles kam das Angebot für drei Vorstellungen und eine Erweiterung des Gastspiels auf St. Louis und Dallas. Außerdem lud uns die in Dallas ansässige Goethe-Gesellschaft zu einem zweiten Gastspiel ein. Die Honorare waren zwar bescheiden, aber wir durften unsere Ehefrauen mitnehmen, für die wir natürlich die Flugkosten beglichen. Privat hatte ich eigentlich nie den Wunsch gehabt, die Vereinigten Staaten oder gar New York zu besuchen. Aber Kalifornien hat 320 Sonnentage im Jahr. Das merkt man den Menschen an. Ich habe noch nie zuvor oder danach so viele freundliche, bei der Arbeit singende oder pfeifende Menschen gesehen, wie in Kalifornien. Natürlich muss ich einräumen, dass wir nicht den ganzen Bundesstaat bereist haben. Aber wir waren eine Woche in Los Angeles und besuchten San Francisco, Santa Monica, San Diego und die Rocky Mountains sowie das Death Valley. Dort musste ich feststellen, dass man auch nach dem mehrjährigen Studium einer Sprache hilflos in einem Bistro an der amerikanischen Westküste stehen kann, weil man die Wortkaskaden der Dame hinter der Theke erfolglos zu durchdringen sucht. Dabei war man nur gefragt worden, welche Soßen man zum Frühstück favorisiere. Oder wie viel Geschick man benötigt, um auf dem Flughafen von Chicago einen Sandwich mit Ei und Tomate zu erhalten, wenn man »ä tomato sandwich« bestellt, wo es sich doch um »ä doumehdou sandwich« handelt. In Chicago mussten wir vom Internationalen Flughafen quer durch die Stadt zum Inlandsflughafen fahren. Die Hochhäuser kannte ich schon von meiner Arbeit bei ADN-Zentralbild. Aber unmittelbar an ihnen vorüberzufahren, war doch ein Erlebnis. Der Flug nach St. Louis dauerte weniger als zwei Stunden. Die Flugbegleiter*innen – damals noch Stewardess und Steward – trugen blau-gelbe Pullis. Sie erinnerten mich an die Kleidung der Fußballmannschaft von Lok Leipzig. An Übersicht und Wendigkeit waren sie dieser noch überlegen. Sie verteilten kleine Erdnussbeutel. Da die Landung glückte, applaudierten die Passagiere. Und so sollte es bei jedem Flug im Lande bleiben. Nicht auszudenken, was passiert wäre, hätten die Fluggäste nicht geklatscht. Im Hotel erhielten wir mit dem Schlüssel einen Merkzettel mit Reisesicherheitshinweisen unter dem Titel »Nimm dem Verbrechen Wind aus den Segeln«. Sie reichten von dem Tipp, niemandem die Tür zu öffnen, bis zur Aufforderung, verdächtige Aktivitäten der Hotelleitung mitzuteilen. Und auf keinen Fall sollte man die Aufmerksamkeit auf seine Person lenken, indem man Bargeld oder teuren Schmuck demonstrativ zeigte. Nun, da bestand bei uns keine Gefahr. Dass die Lufthansa als Sponsor unserer Veranstaltungen in Los Angeles fungierte, erfuhren wir aus einer Rezension in der *Aktuellen Deutschsprachigen Wochenzeitung* für Nordamerika. Die Zeitung kostete 1.20 Dollar, in Kalifornien aber nur 0.90 Dollar! Der Rezensent bemerkte, dass unser Pianist Rainer Vothel stilecht am Leipziger Blüthner-Klavier saß. »Das war unter dem vorwiegend gesetzten Mittelalter denn auch mit Baujahr 1854 der älteste Teilnehmer [...] Die Entertainer aus Leipzig boten bestes Kabarett, das lachend nachdenklich machte, wobei das schwierige Thema der Vereinigung von Ost und West wohltemperiert serviert wurde. Richtig temperiert und auch sonst vom Besten war das Bier.« Als wir wieder in Leipzig waren, erreichte uns eine Neujahrsbotschaft aus Los Angeles: »Manchmal denkt man als ›Wessi‹: Die ›Ossis‹ sind doch die netteren, sympathischeren Deutschen [...] deshalb: Verwessien Sie nicht so schnell – das wäre ein Verlust!!!« Kurz darauf erschütterte ein Erdbeben der Stärke 6,6 Los Angeles. Glücklicherweise war niemand von unseren Bekannten zu Schaden gekommen. Aber wenn ich an die von Marc Chagall bemalten Teller der Familie Bamberger dachte, wurde mir etwas mulmig. Später erfuhr ich, dass sie zwar von ihrem Bord gestürzt waren, aber zum Glück auf das Sofa darunter.

Mit Erdbeben hatten wir in Leipzig keine Erfahrungen. Obschon es in den 80er-Jahren eine Nacht gab, in der das Hochhaus am Hauptbahnhof so schwankte, dass die Mieter erschreckt auf die Straße liefen. Da konnten wir von Glück reden, dass wir in unserer Stadt nur zwei Hochhäuser hatten. Bis jetzt!

Edition Leipzig

Mit 27 Jahren wurde ich Lektoratsleiter für Fremdsprachen im Verlag Edition Leipzig, Verlag für Kunst und Wissenschaft. Und das hatte ich Elmar Faber, dem damaligen Cheflektor von Edition Leipzig und späteren Leiter des Berliner Aufbau-Verlags zu verdanken. Nach dem einstündigen Bewerbungsgesprächs musste ich gestehen, dass die Beurteilung meines früheren Arbeitgebers, ADN-Zentralbild, keineswegs schmeichelhaft und nicht vorzeigbar wäre. Darauf Elmar Faber: »Ich muss keine Beurteilung lesen, ich habe mich doch mit Ihnen unterhalten.« Und damit war ich eingestellt.

Der Verlag Edition Leipzig war 1960 als Exportverlag gegründet worden. Seine Aufgabe war es ursprünglich, Literatur von DDR-Verlagen, deren Rechteinhaber sich nach 1945 im Westen Deutschlands niedergelassen hatten, ins westliche Ausland zu exportieren. Das betraf Verlage wie Reclam, Brockhaus oder Urania. Später publizierte der Verlag Titel aus eigener Produktion, vor allem aus dem Bereich der Kunst und Kulturgeschichte. Ein weiterer Schwerpunkt war die Publikation wertintensiver Faksimile-Ausgaben, die bis zu 4 000 Deutsche Mark pro Exemplar kosteten. Die meisten Titel wurden ins Englische, Französische oder Spanische übersetzt. Die Übersetzungen wurden von Muttersprachlern in den entsprechenden Zielsprachen-Ländern gemacht. Für die Organisation dieser Arbeit war ich von 1971 bis 1978 verantwortlich. Ich wählte die Übersetzer aus, schloss die Verträge ab und arbeitete mit meinen Lektoratsmitarbeiterinnen (fünf Damen) während der Übersetzung und der folgenden Lektorierung (genauer Vergleich des deutschen Manuskripts mit der Fremdsprachenfassung) mit den Übersetzern zusammen. Einzelne Manuskripte lektorierte ich auch selbst. Besonders günstig für den Verlag war es, wenn die ausländischen Übersetzer*innen in der DDR wohnten. Dann fielen keine Devisen an. Die Übersetzerhonorare waren etwa doppelt so hoch wie die an DDR-Übersetzer*innen gezahlten Honorarsätze. Aber es waren keine Devisen. Doch die meisten Übersetzer wohnten in England, Schottland oder in Paris.

Um die Bücher in devisenträchtige Länder zu verkaufen, mussten Mitarbeiter*innen des Außenhandelsbetriebes Buchexport diese Länder bereisen und die Titel dort anbieten. Da es sich dabei um Betriebswirtschaftler handelte, die mit den Einzelheiten kulturgeschichtlicher Titel nicht vertraut waren, reisten zunehmend Verlagsmitarbeiter*innen. Natürlich sollte es sich dabei um SED-Mitglieder handeln, die »klassenbewusst« im nichtsozialistischen Wirtschaftsgebiet (NSW) auftreten konnten. In unserem Verlag gab es etwa zehn Reisekader, aber nur fünf Genoss*innen.

Und so hatte ich das Glück, noch vor meinem 30. Geburtstag die erste NSW-Dienstreise antreten zu können. Meine Freunde wunderten sich genauso wie ich. Denn ich hatte bisher in Diskussionen im Betrieb meine kritische Meinung durchaus artikuliert. Allerdings gab es im Verlag – auch bedingt durch die »Westreisen« – nur wenige »Betonköpfe«. Sowohl der Verlagsleiter als auch der Cheflektor bereisten regelmäßig die Bundesrepublik, Großbritannien und die Vereinigten Staaten. Der Verlagsleiter gab mir vor meiner ersten Reise noch einen interessanten Tipp: Falls mich vor meiner Reise ein Genosse aus einem gewissen Ministerium darum bäte, ihm einen Londoner Stadtplan mitzubringen, sollte ich das machen. Aber auf keinen Fall sollte ich dafür Valuta annehmen. Ich würde einer Bitte entsprechen, aber keine Gegenleistung annehmen. »Sauber bleiben!«

Das Visum für meine Reise musste ich mir in der »besonderen politischen Einheit Westberlin« im Travel Office abholen, denn Großbritannien hatte die DDR diplomatisch noch nicht anerkannt. Ich bekam vom Buchexport insgesamt zwei Deutsche Mark Reise- und Verpflegungskosten. Ich glaube zum Kurs 1:1. Ich hätte gern ein paar Mark mehr eingetauscht. Das war leider nicht möglich.

Die Abfertigung im *Allied Travel Office* war freundlich, aber kühl. Für die zwei Mark habe ich Bananen für die Kinder gekauft. Deshalb musste ich vor einer Buchhandlung die benötigte Zeitschrift »Theater heute« einfach so mitgehen lassen. Dieses einzige Mal in meinem Leben habe ich ein Druckerzeugnis geklaut …

Vor der ersten Reise wurde ich vom Außenhandelsbetrieb Buchexport »vergattert«. Eine Mitarbeiterin wies mich darauf hin, dass die Reise unter strengster Sparsamkeit durchzuführen sei, da die DDR über wenig Devisen verfüge. (Die letzten werden ja heute noch gesucht!)

Ganz wichtig war die Direktive: »Bei Diskriminierung erfolgt selbständige Entscheidung über den möglichen Abbruch von Verhandlungen und Bericht nach Rückkehr.«

Aber wo fängt die Diskriminierung an? Ich erinnere mich an eine Verkaufsverhandlung in Paris, in der mein französischer Verhandlungspartner – rotblond und in roten Hosen mit breiten schwarzen Hosenträgern – mehrmals vom Schreibtisch aufstand, die Daumen hinter die Hosenträger schob, kurz in die Knie ging und einen hörbaren Abwind streichen ließ. Dabei lächelte er mich freundlich an. Außerdem führte er zwischendurch kurze, aber lautstarke Telefonate in Deutsch, Englisch, Französisch und Spanisch. Wollte er mich diskriminieren? Aber zum Glück sprachen wir über die Kulturgeschichte »Die Frau im alten Orient« und nicht über »Die Frau im Sozialismus«. Sonst hätte ich die Verhandlung unverzüglich abbrechen müssen.

Meine erste Reise führte mich nach London und nach Chichester in Südengland, wo der amerikanische Verlag John Wiley & Sons seine Europa-Niederlassung hatte. Der Verlag publiziert vor allem wissenschaftliche Literatur. Er hat heute fast 4 000 Mitarbeiter weltweit und einen Umsatz von 1,7 Milliarden Dollar. 1972 war er Koproduktionspartner von Edition Leipzig. Der deutsche Titel hieß *Organisch-chemische Experimentierkunst* und war im Verlag Johann Ambrosius Barth erschienen. Der englische Titel hieß *Preparative Organic Chemistry* und umfasste 1208 Seiten. Edition Leipzig hatte ihn übersetzen lassen und würde die englische Ausgabe für Wiley in der DDR drucken. Das würde uns 168 000 Valutamark einbringen. So stand es im Exportplan. Und der musste erfüllt werden! Das war unserem Partner in Chichester offenbar nicht ganz klar. Er wusste natürlich auch nichts von den Schwierigkeiten, die unser Verlag – trotz des zu erwartenden warmen Valutaregens – zu bewältigen hatte, um kurzfristig das Papierkontingent und die Einweisung in eine Druckerei zu erreichen. Ich sollte die korrigierten Druckfahnen und vor allem das Manuskript für die 200 Seiten Register unbedingt mit nach Leipzig bringen. Dazu sollten die englischen Kollegen das Imprimatur (Druckfertig) erteilen. Es handelte sich ja um einen für die DDR-Wirtschaft lukrativen Auftrag. Die Fahnen waren – trotz anderslautender Versicherung – noch nicht fertig. Das heißt, meine Reise wäre umsonst gewesen. (Wenn auch nicht für mich, so doch für die ökonomische Bilanz der DDR.) Wir diskutierten den ganzen Tag, wie wir die letzten 532 Seiten in kürzester Zeit korrigieren könnten.

Ziemlich deprimiert fuhr ich abends nach London zurück. Als ich das Hotel betrat, telefonierte der Portier an der Rezeption. Er sah mich und fragte: »Are you Herr Bohnky?« Ich nickte, und er gab mir den Telefonhörer. Der Verlagsleiter aus Leipzig war dran und erkundigte sich nach dem Stand der Dinge. Als er von dem Debakel hörte, meinte er kurz entschlossen: »Dann bleiben Sie noch drei Tage. Aber bringen Sie unbedingt die Fahnen mit. Die Druckerei kniet uns auf den Nähten.«

Ich sollte in der Handelsvertretung der DDR übernachten, um Hotelkosten zu sparen. Die Mitarbeiter der Handelsvertretung wohnten in einem Wohnblock außerhalb des Stadtzentrums. Natürlich war ich froh, noch drei Tage länger in London bleiben zu können. Aber was wäre, wenn die Fahnen dann doch nicht fertig würden?

Am nächsten Tag fuhr ich zum Wohnblock der Handelsvertretung. Es waren vier zweistöckige Häuser, die einen Innenhof einschlossen. Ein paar Kinder spielten im Sandkasten. Ansonsten herrschte andächtige Stille. Ich betrat ein Haus und ging durch leere Gänge. Dann hörte ich hinter einer Tür Stimmen. Ich klopfte und trat ein. Und blieb wie angewurzelt auf der Schwelle stehen. Gegenüber der Tür stand ein längerer Tisch. Darüber ein rotes Tuch. Dahinter saßen fünf Mitarbeiter. Und über ihnen hing das bekannte Honecker-Porträt, das alle DDR-Amtsstuben zierte. Ich war in die Parteiversammlung geraten. Honecker blickte mich vorwurfsvoll an. Der »große Bruder« hatte mich in London entdeckt.

Ganz am Anfang meiner Reise hatte ich in London einen Termin mit dem Direktor von Ariel Press, Mr. Roberts. Der Verlag hatte sich mit der Publikation von Faksimile-Ausgaben profiliert. Er machte (ausgewählten) Leser*innen und Sammler*innen Werke zugänglich, die Unikate waren und für Interessenten kaum erreichbar. Wir hatten ein gemeinsames Projekt: *John James Audubon. The Birds of America*. Der amerikanische Maler und Zeichner Audubon hatte Mitte des 19. Jahrhunderts mehr als 400 amerikanische Vögel aquarelliert und auf Blättern von 98 mal 68 Zentimetern veröffentlicht. Ich traf mich mit Mr. Roberts, um den Terminplan und die endgültige Auflagenhöhe für die geplante Audubon-Ausgabe zu diskutieren. Er zeigte sich von der Lichtdruckqualität unserer Andrucke recht beeindruckt. Der Terminplan müsse unbedingt eingehalten werden, da er eine Teilauflage nach Amerika verkaufen wollte.

Am nächsten Tag besuchte ich eine Übersetzerin, Alisa Jaffa, um mit ihr die geplanten Titel zu besprechen, die wir ihr zur Übersetzung ins Englische anbieten wollten. Sie wohnte in einem großzügigen Haus mit großem Garten in Bromley im Süden von London. 1937 war sie als Zweijährige mit ihren Eltern aus Berlin nach London geflohen. Ihr Vater war Rabbi der Jüdischen Gemeinde gewesen.

Viele Jahre später erzählte sie mir, dass mein Besuch sie misstrauisch gemacht hatte, weil sie zu der Zeit für eine jüdische Organisation gearbeitet hatte, die sich für die Ausreisegenehmigung jüdischer Intellektueller aus der Sowjetunion engagierte. Und ich kam just in dem Augenblick, als sie nach Moskau telefonieren musste. Außerdem wunderte sie sich, dass ich als ziemlich junger Mann allein in London auftauchte. Bisher hatte sie nur mit DDR-Dienstreisenden im Doppelpack gesprochen.

Mit Alisa Jaffa verbindet uns eine Freundschaft, die sich seitdem entwickelt hat. Sie übersetzte mehrere Titel für Edition Leipzig und besuchte uns in den 90er-Jahren in der Stadt am Pleißestrand. Auf der Rückfahrt von Bromley las ich auf dem Bahnhof Sundridge Park die *Times* – was ja in Leipzig kaum möglich war. Der Vorortzug fuhr ein, hielt zwei Minuten und steuerte dann London an. Als ich im Zug saß, griff ich in meine Manteltasche nach meiner »altix-nb«. Die Kamera war weg! Beim übereilten Einsteigen hatte ich das Feuilleton gegriffen. Der Wirtschaftsteil blieb auf der Bank. Und darunter die Kamera. Ich stieg am nächsten Bahnhof aus und fuhr mit dem Gegenzug zurück. Die Zeitung lag noch auf der Bank. Ich riss sie hoch. Die Kamera war wirklich weg. Mir war flau im Magen. Ich ging zum Fahrkartenschalter und fragte, ob die Kamera abgegeben worden sei. Dabei war ich so durcheinander, dass mir das Wort *camera* nicht einfiel und ich nach einem *photographing apparatus* fragte. Ich zeigte auf die Bank und erzählte meine Geschichte. Die Frau hinter dem Schalter meinte, da hätten zwei ältere Männer gesessen, ziemlich abgerissen. Und die waren wahrscheinlich abgereist. Mit meiner Altix. Ich dachte, die beiden brauchten sicher etwas Geld …

Vielleicht war der Verlust meiner Altix auch eine Strafe dafür, dass ich am Tag zuvor in Soho ein paar gewagte Bilder gemacht hatte. Ich erinnerte mich, wie eine Dame aus dem oberen Geschoss eines kleinen Hauses, dessen Klingelschild ich fotografiert hatte, mich plötzlich anschrie – ich sollte nicht fotografieren, sie werde mich anzeigen.(Neben der Klingel ein kleines Schild – Monique* Komm hoch in den 2. Stock!)

Das war nun wirklich eine Katastrophe: Endlich in London und dann die Kamera verloren! In meiner Verzweiflung rief ich Mr.

Roberts, den Direktor von Ariel Press, an. Er beruhigte mich. Ich solle am nächsten Tag in den Verlag kommen. Dort übergab er mir die »Exa 500« seines Sohnes. Eine Leihgabe. Ich war überglücklich.

Und noch überglücklicher war ich, als mir am Abend vor meiner Abreise aus London ein Mitarbeiter von Wiley aus Chichester das imprimierte Registermanuskript übergab. Die Fahnen würden in den nächsten zwei Wochen folgen. Und so war es auch.

Und der Gipfel des Glücks war, dass ich mit einer belgischen SABENA in einem Drittel der Zeit wieder zu Hause war, die ich mit einer polnischen LOT via Prag gebraucht hätte. Eigentlich durften wir keine Maschinen kapitalistischer Länder benutzen. Wieso das bei mir bei meiner ersten Dienstreise ins NSW so geklappt hat, weiß ich nicht. Vielleicht hatte ich einfach Glück.

Und vielleicht hatte Fortuna mich bei dieser ersten Reise füllhornmäßig im Visier: Neben der Erfüllung der erwähnten Aufgaben gelang es mir noch, einen Auftrag des Verlags »Studio Vista« in Höhe von 27 400 Valutamark zu ergattern. Meine Kamera hatte ich allerdings eingebüßt. Glück im Unglück: In Leipzig konnte ich mir eine neue kaufen, ohne Devisen.

Übersetzer

Abgesehen davon, dass wir Sachsen als geborene Übersetzer schon in der zweiten Klasse unsere erste Fremdsprache lernen müssen, das Hochdeutsche, haben wir durch den Kontakt zum Sorbischen und Erzgebirgischen eine besonders feine Spürnase für das Exotische im Alltäglichen.

Und so habe ich – wahrscheinlich befördert durch meinen ostpreußischen Migrationshintergrund – schon früh eine Affinität zur russischen Sprache verspürt. Unser Russischlehrer hieß Herr von Uwa. Er stammte aus Riga und war »Baltendeutscher«. Er schenkte mir zum Ende der fünften Klasse ein kleines Heftchen »Russkiye Skazki« (russische Märchen). »Vielleicht versuchst du mal eine Übersetzung«, meinte er. Ich versuchte. Und so kam ich zu meiner ersten Übersetzung – aus dem Russischen. Ich glaube, sie war nicht schlecht. Leider tauchte Herr von Uwa nach den großen Ferien nicht wieder auf.

Damit war das Übersetzen erst einmal vorbei. Bis ich in die Erweiterte Polytechnische Oberschule kam. Sie hatte bis dahin einfach Pestalozzi-Oberschule geheißen. Aber nun war eine neue Zeit angebrochen. Wir sollten nicht nur das Abitur machen, sondern gleichzeitig einen Facharbeiterbrief erwerben. Und das in den vier Jahren von der neunten bis zur zwölften Klasse. Ich ging in eine der zwölf Schulen in der DDR, die diesen »Schulversuch« anboten.

Ich besuchte einen sprachlichen Zweig mit Englisch und Latein. Da war Übersetzen wieder angesagt. Der Englischlehrer hatte seine Kenntnisse aus der Kriegsgefangenschaft in England. Da konnte man gelegentlich mit dem Wörterbuch in der Hand und einer flinken Zunge eine Zensur anfechten. Der Lateinlehrer war ein humorloser Pauker, der überraschenderweise sehr gut Klavier spielte. »Populus romanus populus antiquus est« war der erste Satz in unserem Lateinlehrbuch. An mehr erinnere ich mich nicht. Der promovierte Lateinlehrer mochte mich nicht besonders und bescheinigte mir auf einem Zeugnis, ich sei ein Wanderer zwischen den Welten, weil ich das Primat der sozialistischen Gesellschaft nicht voll akzeptiere. Ich hatte zu viele kritische Fragen gestellt.

Das Übersetzen aus dem Englischen fiel mir leichter als das Entziffern der »toten Sprache«. Außerdem war die Zeit der Beatles eine Hochzeit des Übersetzens. Die Songs wurden im Osten von den Platten abgehört und dann übersetzt. Schon beim Abhören ergaben sich »Falschhörungen«. Dazu gesellten sich natürlich Übersetzungsfehler. So entstanden zuweilen Texte, die recht witzig waren. Aber nur im Deutschen. Im Original liefen sie ganz geradeaus. Das erfuhren wir aber erst nach 1989, als wir die Lyrics, die Texte, lesen konnten.

Auch im Pergamonmuseum, das wir im November 1961 mit der Schulklasse besuchten, waren viele Texte zu lesen. Was für die deutschen Besucher kein Problem war. Aber eine Besucherin aus London hätte gern eine Übersetzung gelesen. Das war damals noch nicht möglich. Und so fragte sie mich, ob ich ihr helfen könne. Das wollte ich gern. Aber mir fehlten nicht nur die englischen Begriffe, auch die deutsche Kunstgeschichte war im Unterricht noch nicht bei der Antike angekommen. Aber: *I did my best*.

Und so kam es, dass ich zu Weihnachten ein kleines Päckchen aus London bekam: ein bedrucktes tea towel (Geschirrtuch) mit Londoner Motiven und ein Paar schicke Socken. Für die Socken musste ich zwölf Mark Zoll bezahlen, da sie aus dem NSW (nichtsozialistischem Wirtschaftsgebiet) kamen. Die Socken haben sich längst aus dem Staub gemacht. Das Geschirrtuch habe ich heute noch.

Natürlich träumte ich davon, die auf dem Geschirrtuch abgebildeten Londoner Bilder mal in natura zu sehen. Aber dass dieser Traum schon zehn Jahre später in Erfüllung gehen sollte, ahnte ich damals noch nicht.

Während ich im Dreischichtsystem Coffein produzierte und dabei meine Texte memorierte, versuchte ich in meiner Freizeit, meine Englischkenntnisse aus der Oberschule aufzufrischen. Dabei half mir eine pensionierte Englischlehrerin, Fräulein Schumann. Sie war etwas korpulent und etwa 50 Jahre alt. Vor dem Krieg hatte sie in England als Hausmädchen gearbeitet. Sie klang wie eine echte Engländerin und servierte immer a cup of tea.

Ich erhielt Einzelunterricht und lernte mit einem Lehrbuch aus dem Westen. Es hieß *Peter Pim* und war viel interessanter als unser *English for you*. Auf jeden Fall lernte ich eine Menge Wörter, mit denen ich später an der Universität auffiel, weil sie nicht zum Wortschatz gehörten, den ich an der Erweiterten Polytechnischen Oberschule gelernt hatte.

Als ich der Aufforderung der Prüfungskommission an der Schauspielschule gefolgt war (»Sie haben so gute Abiturnoten, Sie können doch auch etwas anderes studieren.«), landete ich schließlich im Lehrerstudium für die Fächer Deutsch und Englisch. Eigentlich hatte ich mich für Deutsch und Geografie gemeldet. Aber das Kontingent für Geografie war erschöpft, und gegen Englisch war nichts einzuwenden. Es war immerhin die Sprache der Beatles.

Ich bestand die Aufnahmeprüfung – mein fehlender Humor spielte hier keine Rolle. Für den Lehrerberuf war Humor nicht erforderlich. Jetzt war ich stud. cand. phil., auch wenn das offiziell nicht mehr so hieß. Unser Hauptfach war Deutsch, Englisch war Zweitfach. Aber auch der Zweitfachanglist musste sich mit dem Übersetzen beschäftigen. Natürlich war das Quellenmaterial in der DDR nicht original. Wir übersetzten nicht aus dem *Guardian* oder dem *Independant* und schon gar nicht aus der *Times*. Unsere Quellen waren der *Democratic German Report* oder bestenfalls der *Daily Worker*. Dieser war die Zeitung der Kommunistischen Partei

Großbritanniens, jener einen Zeitschrift, die über die Errungenschaften der DDR in Englisch berichtete. Ideologisch entsprachen beide der Parteilinie, sprachlich waren sie keine Offenbarung. Der *Daily Worker* hieß übrigens ab 1967 *Morning Star*. Wahrscheinlich waren nach der Niederschlagung des Aufstands in Ungarn so viele Arbeiter aus der KP ausgetreten, dass die Partei nur noch Unterstützung »von oben« erwartete. Dennoch erschienen täglich Aufrufe, die Zeitung finanziell zu unterstützen: »Help! 4,000 to launch us into the New Year.« (Helft! Wir brauchen 4 000 Pfund, um ins neue Jahr zu kommen.) Aber nicht nur Spendenaufrufe sollten das Überleben des *Morning Star* retten, auch Reisen in die sozialistischen Länder wurden angepriesen. (Vermutlich ergaben sich dabei saftige Provisionen für die Parteikasse.)

Erstaunt war ich, als ich eines Tages meinen Namen im *Morning Star* entdeckte. Angeblich war ich illegal von Leipzig nach London gelangt. Und ich sollte die streikenden Busfahrer in der britischen Hauptstadt mit Hilfe der Arbeitgeber zum Weiterfahren überreden. Durch ein Gespräch im Verkehrsministerium: »Mr. Gunter has invited the employers to the ministry this morning« (Herr Gunter hat heute morgen die Arbeitgeber ins Ministerium eingeladen.) Ich hatte noch nie mit Busfahrerchefs gesprochen. Aber irgendwie hat es geklappt. Die Busse rollten wieder. Ich konnte mich befriedigt in die DDR zurückbeamen.

Die Examensprüfungen konnten sich sehen lassen. Wir mussten nicht nur die Prüfungen des Diplomstudiums absolvieren, sondern auch alle pädagogischen Abschlüsse in den Fächern Deutsch und Englisch. Wenn ich mich recht erinnere, kamen wir auf mehr als 15 Abschlussprüfungen. Die Übersetzung aus dem Deutschen ins Englische war ein *Eulenspiegel*-Artikel. Das war etwas ganz Neues und natürlich entsprechend schwierig. Satire war nie ein Aspekt bei Übersetzungen während des Studiums gewesen. Und auch die Marxismus-Veranstaltungen zeichneten sich nicht direkt durch Humor aus. Anders der 1990 kolportierte Satz von Karl Marx zum Zusammenbruch des real existierenden Sozialismus: »Entschuldigt, Genossen. Es war nur so `ne Idee.«

Nach dem fünfjährigen Studium hatte ich mich dem Lehrdienst verweigert. Also war ich heilfroh, die Arbeitsstelle als redaktioneller Mitarbeiter beim ADN zu bekommen. In der Bildredaktion durfte ich in der Auslandsabteilung Bildunterschriften der aus aller Welt eingehenden Fotos ins Deutsche übersetzen. Das war natürlich keine große Herausforderung. Trotzdem wurden meine deutschen Texte von der Abteilungsleiterin streng kontrolliert und stilistisch und grammatisch »verbessert«. Natürlich gab es Diskussionen, denn ich war der Meinung, dass die von mir formulierten Bildunterschriften die Handschrift eines eben das Studium der Germanistik an der Karl-Marx-Universität Leipzig mit besten Noten absolviert habenden dynamischen jungen Mannes trugen. Und das sollten auch unsere Abonnenten wie das *Freie Wort Suhl* oder das *Sächsische Tageblatt* würdigen können.

Nach einiger Zeit merkte ich, dass meine Arbeit mich doch etwas unterforderte. Obwohl ich einen Französisch-für-Anfänger-Kurs besuchte und mein Schulrussisch reaktivierte, fehlte mir der Bezug zur Literatur. Und als die charmante Französischlehrerin in den Schwangerschaftsurlaub ging, schrieb ich einen Brief an den Verlag Volk und Welt, in dem fremdsprachige Literatur erschien. Ich stellte mich als Auslandsredakteur vor, der das Übersetzen liebte und nach fünfjährigem Studium gern einmal mehr als drei Zeilen ins Deutsche übertragen möchte. Gern mehrere Seiten, am liebsten ein ganzes Buch.

Tatsächlich erhielt ich nach wenigen Wochen eine Antwort vom Verlag. Man werde mir einen kurzen Text schicken, den ich als Probe übersetzen sollte. Bald kam der sechs Seiten lange englische Text. Der Verlag lieferte keinerlei Hinweise, in welchem Zusammenhang der Text stand. Ich besaß keine Erfahrung in der Übersetzung literarischer Texte. Ein größeres Wörterbuch hatte ich auch nicht. Dennoch lieferte ich eine ordentliche Übersetzung. Die Kritik kam bald. Sie war ziemlich umfassend. Ich fand sie nicht in allen Punkten zutreffend. Zum Abschluss teilte man mir mit, dass der Verlag sich bei Bedarf bei mir melden würde.

Damit war das Thema für mich erledigt, und ich übersetzte unverdrossen meine Dreizeilentexte.

Nach einem Jahr – wir bereiteten gerade unseren Umzug von Berlin zurück nach Leipzig vor – bekam ich vom Verlag das Angebot, einen englischen Gegenwartsroman zu übersetzen. Zeitlich passte es nicht, denn außer dem Umzug wartete noch ein neues Kind (das zweite) auf uns. Das heißt, eigentlich warteten wir. Da sich das erste nicht an seinen Geburtstermin gehalten hatte, waren wir etwas verunsichert.

Ich fragte beim Verlag an, ob nicht meine Frau, die die gleiche Qualifikation hatte wie ich, das Buch mit mir übersetzen könne. Der Verlag stimmte zu. Er stand unter Termindruck. (Wie ich später erfuhr, hatte ein Übersetzer abgesagt.) So erhielten wir den Auftrag, den zweiten Roman von Barry Hines, einem jungen Mann aus Nordengland, zu übertragen: *A Kestral For A Knave* wurde bei uns *Und fing sich einen Falken*. Ken Loach hat den Roman verfilmt, und er kam als *Kes* auch in die (west-)deutschen Kinos. Barry Hines starb 2016 mit 76 Jahren. *Kes* blieb sein bedeutendster Roman.

1992 las Barry Hines auf Einladung des British Council in Leipzig. Ich durfte die Veranstaltung moderieren. Wir waren uns von Anfang an sympathisch. Und ich wusste auch warum: Barry Hines spielte als Schüler Fußball in der englischen Auswahl und ich in der Bezirksauswahl in Dresden!

Der Roman spielt im Bergarbeitermilieu Nordenglands. Und obwohl ich im Studium das Fach »Geschichte der englischen Arbeiterbewegung« nur mit einer Drei abschloss, war der British Council mit meiner Leistung als Moderator sehr zufrieden.

Meine Zusammenarbeit mit dem Verlag Volk und Welt dauerte länger als zehn Jahre. Die Lektorierung der Übersetzungen war im Großen und Ganzen in Ordnung. Jede Übersetzerin braucht einen Lektor, der im Verlag den deutschen Text vergleichend mit dem Original liest. Früher war das selbstverständlich. Heute spielt der Originaltext eine untergeordnete Rolle. Hauptsache der deutsche Text liest sich »locker und flockig«. Nur manchmal war ich der Meinung, ich sollte der Autorin mehr dienen als dem Sprachempfinden des Lektors zu folgen. Wenn dieser meinte, er müsse den Stil des Originals »verbessern«, weil er nicht elegant genug sei, fand ich, dass gewisse Eigenheiten der Autorin im Deutschen durchaus zu erkennen sein müssten. Die Lektor*innen nutzten als »schlagendes Argument« den Satz: Leider habe es im englischen Verlag keinen guten Lektor gegeben. Sonst hätte sich der englische Text schon so gelesen wie jetzt der deutsche. Ich dachte: Und wenn die englische Autorin gewusst hätte, was der deutsche Lektor für ein toller Hecht ist, hätte sie schon so geschrieben, dass der gar nichts mehr hätte verändern müssen! Im Extremfall liest sich dann jede Autorin ähnlich, wenn der deutsche Text vom gleichen Lektor bearbeitet wurde.

Von Anfang an hatte ich Probleme mit dem Abgabetermin. Schließlich hatte ich gerade eine neue Arbeitsstelle, hatte einen Umzug (von Berlin nach Leipzig) hinter mir und Kabarett-Proben und -Vorstellungen, deren Zahl zunahm. Während der Leipziger Buchmesse trafen wir auch mal Literaturübersetzer*innen aus dem Westen. Deren Übersetzungsfristen waren beträchtlich kürzer als unsere. Sie erhielten zwar eine höheres Honorar als wir, bekamen aber kein Nachauflagenhonorar. Da Literatur aus den westlichen Ländern in der DDR »Bückware« (wurde unter dem Ladentisch hervorgeholt) war, wurden unsere Übersetzungen meist mehrfach aufgelegt.

Meine zweite Übersetzung für den Verlag Volk und Welt schloss sich an: Alex La Guma, *Im Spätsommernebel*. Der Roman des südafrikanischen Autors spielt in Kapstadt während der Apartheid. Er beschreibt den Kampf eines jungen Afrikaners gegen das rassistische Regime der Weißen.

War schon die Übersetzung von Barry Hines schwierig, was die Dinge des Alltags in Nordengland betraf, so fehlten mir natürlich jegliche Kenntnisse, wenn es um das Leben in Südafrika ging. Außerdem musste ich in Berlin oft in der Universitätsbibliothek übersetzen, weil dort der »Große Langenscheidt« stand, das Standardwörterbuch Englisch-Deutsch. Leider hatten wir keine

Verwandten in der Bundesrepublik, die uns das mehrere hundert Deutsche Mark teure Werk hätten schenken können.

Aber als Literaturübersetzer musste man keine Angst haben, wenn mal eine Panne eintrat, denn in den Rezensionen neuer Bücher kamen die Übersetzer*innen nicht vor. Es sei denn ganz selten als »kongenialer Übersetzer« oder »die Übersetzung kommt dem Original ganz nahe«. Bei einer Untersuchung hat sich herausgestellt, dass jegliche Übersetzungskritik mit der Seite 59 der Übersetzung endete. Das heißt, der Rezensent hat nur die ersten 60 Seiten im Original gelesen. Es konnte auch passieren, dass der aufgelistete »Übersetzungsfehler« im Text gar nicht zu finden war.

Ich hatte das zweifelhafte Glück, dass Dorothee Janetzke, eine Studentin am Institut für Übersetzen und Dolmetschen der Universität Heidelberg, meine Übersetzung von Alex La Gumas *In the Fog of the Season's End* zum Gegenstand ihrer Diplomarbeit machte. Natürlich wünscht sich jede*r Literaturübersetzer*in solch eine tiefgreifende Beschäftigung mit ihrer beziehungsweise seiner Arbeit. Allerdings vielleicht nicht mit der zweiten Übersetzung des Lebens. Mir fehlten nicht nur Kenntnisse, was die Realia in Südafrika betraf, sondern einfach die Erfahrung im Übersetzen von Literatur überhaupt. Mit der Übersetzung des Romans von Barry Hines, eines jungen englischen Autors, war ich noch nicht besonders tief in die Gegenwartsliteratur des englischen Sprachgebiets eingedrungen. Zumal ich ja nur die Hälfte des Romans übersetzt hatte. Also war La Gumas Roman eigentlich meine erste »richtige« Übersetzung. Und die wurde gleich einer wissenschaftlichen Prüfung unterzogen. Das war hart.

Gemessen an den Arbeitsbedingungen und meiner Erfahrung – ich war noch nicht 30 – fiel die Einschätzung von Dorothee Janetzke ganz gut aus. Natürlich gab es ein paar peinliche Fehler. Aber im Großen und Ganzen: »Böhnke hat durchaus auch wirkungsadäquat übertragen.« Allerdings wurde mir das Fehlen des Widmungsgedichtes besonders angelastet. »Im inhaltlich-pragmatischen Bereich muß der Übersetzung stark angelastet werden, daß das einführende Gedicht von Conte Saidon Tidiany (Guinea) nicht erscheint. […] Durch diese Auslassung verliert der Text wesentlich an Wirkung.«

Wieder so eine Schlamperei des Übersetzers? – weit gefehlt. Der Verlag hatte das Gedicht einfach gestrichen. (»Sehr geehrter Herr Böhnke: Von Kollegen Böttcher hörten wir über Ihre große Besorgnis, daß die Weglassung der als Motto verwendeten Gedichtzeilen von Conte Saidon Tidiany in Alex La Gumas Roman ›Im Spätsommernebel‹ sträflicherweise Ihnen angelastet werden könnte. Wir möchten Ihnen versichern, daß wir uns zu diesem Verzicht entschlossen haben. Dr. Hans Petersen. Leitender Lektor.«

Die Studentin Janetzke heißt heute Janetzke-Wenzel und ist Botschafterin der Bundesrepublik Deutschland in Myanmar. Da hat sich doch die Beschäftigung mit meiner Übersetzung gelohnt.

Im Normalfall erfährt der Übersetzer von den Leser*innen kaum etwas über seine Arbeit. Es passiert eher, dass die Leserin nach der Lektüre des Buches erstaunt konstatiert: »Ich habe gar nicht gewusst, dass es sich um eine Übersetzung handelt.« – Großes Lob für den Übersetzer! Nur ganz selten erreicht die Diskussion über die Qualität einer Übersetzung die breite Öffentlichkeit. Ich erinnere mich an ein Buch, das aus dem Russischen übersetzt worden war und aufgrund seiner ausgefallenen Wortwahl bei den Lesern Aufsehen erregte. Da hieß es zum Beispiel: »Der Rauch steilte in den Himmel.« Handelte es sich um eine Eigenmächtigkeit des Übersetzers oder hatte der russische Autor so eigenwillig formuliert?

Immer wieder gibt es Zweifel, ob wir nicht vielleicht einen spanischen, russischen oder gar amerikanischen Autor ganz anders gelesen haben, als er geschrieben hat? Der Übersetzer kann uns Leser*innen himmelhoch jauchzend oder zu Tode betrübt machen. Und in seiner Hand liegt es, ob wir die Autorin lieben lernen oder verachten.

Besonders nach 1900 las man oft im Buch: »autorisierte Übersetzung«. Später erfuhren wir: Der Autor beherrschte die Zielsprache gar nicht! Manchmal erscheint eine Übersetzung, die alle bisherigen Übertragungen in den Schatten stellt, einen Autor ganz neu erfahrbar macht. So geschehen in neuerer Zeit mit Titeln von Tolstoi, Tschechow und Turgenjew. Spektakulär war auch die Übersetzung von Shakespeares Gesamtwerk durch Frank Günther: zweisprachig und kommentiert erschienen im Deutschen Taschenbuch Verlag von 1975 bis 2017.

Die Standardfrage für Neuübersetzungen ist so alt wie das Übersetzen selbst: Wann veralten Übersetzungen? Die Antwort ist üblicherweise: nach zwei Generationen. Für Shakespeare trifft das nicht zu. Der große Engländer wird ständig neu übersetzt. Natürlich nicht insgesamt. Die Sonette spielen dabei eine besondere Rolle. Und natürlich die Stückbearbeitungen fürs Theater.

1964, im Jahr des 400. Geburtstages von William Shakespeare, wurde ich als Student der Anglistik Mitglied der Deutschen Shakespeare-Gesellschaft in Weimar. Leider war die erste »Amtshandlung« die Abstimmung über die Trennung der DDR-Mitglieder von denen der Bundesrepublik. Wer etwa auf die Idee käme, nicht zuzustimmen, werde sofort exmatrikuliert, wurde uns unmissverständlich mitgeteilt. Und so gab es 100 Jahre nach der Gründung zwei Deutsche Shakespeare-Gesellschaften. Es sollte 30 Jahre dauern, bis 1993 die beiden deutschen Gesellschaften wieder zusammengeführt wurden. Der Sitz wurde wieder Weimar. 50 Jahre nach meinem Eintritt erlebte ich, wie Kenneth Branagh Ehrenpräsident wurde. Er prostete uns auf Deutsch zu und verabschiedete sich mit dem Versprechen, in 50 Jahren – wenn er 104 sein wird – wieder mit uns auf Shakespeare zu trinken.

Bis 1983 übersetzte ich für den Verlag Volk und Welt in Berlin. Danach arbeitete ich vorwiegend für den Reclam-Verlag in Leipzig. Meist übersetzte ich afrikanische Literatur. Manchmal schrieb ich auch ein Nachwort oder ich schrieb Gutachten, in denen Literatur zur Veröffentlichung empfohlen wurde. Leider entschied am Ende der Verlag, ob der Titel veröffentlicht wurde. So empfahl ich einen Roman von Wole Soyinka, der nicht erschien. Zwei Jahre danach erhielt Soyinka den Nobelpreis. Möglicherweise ein Zufall …

Was heute fast schon eine Tradition ist, nämlich dass Autor*innen gemeinsam mit ihrem Übersetzer vorgestellt werden, war in der DDR die Ausnahme. Und so erfuhren wir aus der Zeitung, wenn eine von uns übersetzte Autorin oder ein Autor zu Besuch beim Verlag weilte. 1997 traf ich zum ersten Mal einen Autor, den ich in den 80er-Jahren übersetzt hatte: Meja Mwangi aus Kenia. Ein Jahr später den somalischen Autor Nuruddin Farah, dessen ersten Roman ich ins Deutsche übersetzt hatte.

Da die DDR unter chronischer Devisenknappheit litt, kam es immer wieder vor, dass ein Titel, der in der Bundesrepublik erschienen war, bei uns noch einmal übersetzt wurde, um die Lizenzgebühren zu sparen. So erhielt ich vom Verlag Neues Leben in Berlin den Auftrag, Herman Melvilles *Israel Potter* zu übersetzen. Diesen Roman, der 1855 erschienen war, hatte schon Uwe Johnson Ende der 50er-Jahre für die Dietrich'sche Verlagsbuchhandlung Leipzig übersetzt. Die Rechte lagen inzwischen in Mainz. Davon wusste ich bei Vertragsunterzeichnung nichts. Von Herman Melville kannte ich nur *Moby Dick,* und Uwe Johnson sagte mir nicht viel. Obwohl ich inzwischen weiß, dass mich einiges mit ihm verbindet. Erstens die Neigung zum angloamerikanischen Sprachraum und zweitens die Motivation, mit 20 Jahren nach Leipzig zum Studium zu gehen. In die wahre Hauptstadt der Deutschen Demokratischen Republik, wie Uwe Johnson meinte. Wir wollten bei Theodor Frings und Hans Mayer deutsche Sprache und Literatur studieren, bei den »Königen von Leipzig«, wie Christoph Hein sie nannte.

Als ich 1998 im Haus des Buches in Leipzig einen Abend mit Nuruddin Farah moderieren durfte, lag meine Übersetzung des Romans, mit dem seine literarische Laufbahn begann, schon 14 Jahre zurück. Wir sprachen über seine letzten Veröffentlichungen und über die Situation in Somalia, seinem Geburtsland. Er glaubte, in spätestens fünf Jahren werde die Zeit der *Warlords* vorüber sein und die Zentralregierung werde das Land beherrschen. Ich zweifelte daran. Leider habe ich recht behalten.

Als Dolmetscher fungierte Ilja Trojanow, der längere Zeit in Kenia gelebt hatte. Er begleitete den Autor auf der Lesereise und erzählte mir von einem Buch, das er kürzlich veröffentlicht hatte, in dem er die Verbindungen ehemaliger kommunistischer Funktionäre mit den jetzigen Machthabern in Bulgarien beschreibt. Dafür schien sich in Bulgarien niemand zu interessieren.

Im Jahre 2009 übersetzten meine Frau Reinhild und ich einen neuen Roman von Nuruddin Farah, *Netze*, in dem er einem Netzwerk mutiger Frauen die Chance zu gesellschaftlichen Veränderungen in Somalia einräumt. Angesichts der herrschenden Umstände in dem Land wirkt die Geschichte ziemlich naiv und letztlich unglaubwürdig. Die Übersetzung war durch die der oralen Erzähltradition in Afrika geschuldeten Schreibweise des Autors und durch jede Menge – aus unserer Sicht – schräger Bilder harte Arbeit. Wir mussten ständig die Grenze suchen zwischen behutsamem sprachlichem Ausgleich und Beibehaltung des exotischen Duktus des Autors.

Nach 1990 habe ich nicht mehr für den Reclam-Verlag übersetzt. (1991 erfolgte dann auch die Reprivatisierung durch den Stuttgarter Betrieb.) Es folgte noch ein Buch für den Verlag Neues Leben in Berlin und die *Legenden der Leidenschaft* von Jim Harrison, verfilmt mit Anthony Hopkins und Brad Pitt, für den Verlag Gustav Lübbe.

Damit endete meine Arbeit als Literaturübersetzer. Also, nicht ganz. Ich übersetzte noch für die »Inklings-Gesellschaft« eine Geschichte von Gilbert Keith Chesterton, *The Angry Street*, die bei mir *De wuhdsche Schdrahse* wurde. Es war die einzige mir bekannte Übersetzung vom Angelsächsischen ins Sächsische.

Als Literaturübersetzer Mitglied des Schriftstellerverbandes der DDR zu werden, das war keine einfache Sache. Man brauchte zwei Bürgen, die Mitglied des Verbandes waren, und man musste fest auf dem Boden der Republik stehen, das heißt die Politik von Partei und Regierung billigen, am besten Mitglied der Partei der Arbeiterklasse sein. Mitglied der SED war ich nicht, aber wir brauchten eine Wohnung. Wir wohnten zu viert in zweieinhalb Zimmern. Meine Frau arbeitete freiberuflich. Wir beide hatten unseren Schreibtisch zu Hause. Und beim Wohnungsamt hatte man mir bedeutet, dass unsere Wohnsituation nicht prekär sei. Falls ich aber Mitglied eines Künstlerverbandes wäre, gäbe es da schon bestimmte Möglichkeiten ...

Also wurde ich als Literaturübersetzer Mitglied des Schriftstellerverbandes der DDR. Natürlich erst mal Kandidat. Aber auch nicht im ersten Anlauf. Die beiden Bürgen, ein Autor aus Leipzig und ein Tschechisch-Übersetzer aus Berlin, mussten ihre Bürgschaft so überarbeiten, dass meine positive Haltung zum Kampf um den Weltfrieden stärker zum Ausdruck kam. Beim zweiten Mal klappte es. Ich wurde Kandidat des Leipziger Verbandes. Das heißt, ich besaß alle Rechte eines Mitglieds, durfte nur nicht an Abstimmungen und Wahlen teilnehmen. Meine Kandidatenzeit dauerte etwa zwei Jahre. Ich hatte mich gleich auf die Liste der Wohnungssuchenden setzen lassen. Aber das einzige Angebot bekam ich nach sechs Jahren: eine Maisonettewohnung im zehnten Stock eines Hochhauses in Grünau, also in einem »Arbeiterschließfach« am Rande der Stadt. Es handelte sich dabei um zwei übereinander liegende Vierraumwohnungen, die durch eine Treppe verbunden waren. Als wir die Wohnung besichtigten, streikte der Fahrstuhl. Auf meine Frage, ob das öfter vorkomme, erhielt ich die Antwort: »Nu direggd selten isses nich.« Wir lehnten die Wohnung ab. Das Hochhaus war das erste, das nach 1990 abgerissen wurde. Unsere Entscheidung war richtig gewesen.

Also zu einer Wohnung konnte uns der Schriftstellerverband nicht verhelfen. Aber immer wieder hörten wir von Kollegen, die Recherchereisen für ihre Buchprojekte ins NSW führte. Devisen konnte der Verband nicht zur Verfügung stellen. Doch wenn der Verlag eine Übersetzung in den Westen verkaufte, bekam man als Übersetzer 30 Prozent seines Lizenzbetrages in Forumschecks, den Rest eins zu eins in Mark der DDR. Die Devisenbeträge bewegten sich bei uns zwischen 12,75 und etwa 300 Deutsche Mark. Falls man über den Verband ein Ausreisevisum erhielt, konnte man die Forumschecks zur Finanzierung einer Studienreise in Deutsche Mark umtauschen. Da wir während unseres Anglistik-Studiums nie die Möglichkeit hatten, nach Großbritannien zu reisen, hofften wir, als Englischübersetzer vom Verband ein Visum zu erhalten. 1985 lagen 600 Deutsche Mark auf unserem Devisenkonto. Bisher hatte der Verband noch keinem Ehepaar solch eine Reise gestattet. Aber wir hatten Glück. So reisten wir im Sommer mit einem kleinen Bergzelt, Brot aus Kuhschnappel und einer Eberswalder Salami für drei Wochen nach London und Edinburgh. Die britischen Zollbeamten waren außerordentlich misstrauisch und unfreundlich. Auf die Frage nach dem Zweck unserer Reise antwortete ich: »Studies.« Was für Studien, wollten sie wissen. »Country and people« (Land und Leute), war meine Antwort. Und: »Linguistic Conference«. Kopfschüttelnd betrachteten sie unsere Wanderstiefel, die am Rucksack baumelten.

Wir hatten pro Tag etwa zehn Pfund. Das entsprach 35 Deutschen Mark. Die U-Bahn-Fahrkarte kostete zwei Pfund. Aber es gab damals noch Theaterkarten für ein Pfund. Und Fish and Chips für 80 Pence. Da war es besonders ärgerlich, wenn man im Museum (Eintritt frei!) beim Teetrinken den Zuckerspender mit dem Salzstreuer verwechselte. So etwas kam bei uns schon mal vor.

Die Guided Tours waren eine feste Bank. Die Geführten Rundgänge standen immer unter einem Thema. Meist handelte es sich um Celebreties, um »Promis«. Wie Shakespeare. Für fünf Pfund waren wir zu zweit dabei. Ein Student führte uns mehr als zwei Stunden den Weg, den Shakespeare von seinem ursprünglichen Londoner Wohnort an der *Silver Street* im Jahre 1604 zum *Globe Theatre* gegangen sein konnte. Der Student hatte eine Menge Detailinformationen parat, hielt sich aber immer an Fakten. Auf Wissenschaftler war er nicht gut zu sprechen. Auf die von ihnen verbreiteten Spekulationen ging er gar nicht ein.

Shakespeare war Schauspieler am ältesten Theater in London, dem »Blackfriars«, später auch Mitbesitzer. Mit seinen Freunden traf er sich in der Taverne »The Mermaid«, die zwischen der heutigen Southwark Bridge und der London Bridge stand. Dort wurde mächtig gegessen, getrunken und – seit kurzer Zeit – auch geraucht. Shakespeare war offenbar Nichtraucher. Er war eben auch darin seiner Zeit voraus. Viel Zeit war ohnehin nicht. Punkt drei Uhr begann die Vorstellung. Es gab 17 Theater, die meist am Themse-Ufer lagen. In den Straßen rings um die St.-Pauls-Kirche standen Holzpfähle, um Pferde anzubinden. An denen hingen die Theaterzettel:

> »Ihrer Majestät Diener werden heut aufführen: Eine sehr amüsante und ausgezeichnet erfundene Komödie, genannt: Syr John Falstaff und die lustigen Weiber von Windsor, untermischt mit sonderlich abwechselnden und vergnüglichen Einfällen des Syr Hugh, eines wälschen Ritters, des Friedensrichters Schaaf und seines weisen Cousins, Herrn Schmächtig, nebst den Aufschneidereien des alten Pistol und Corporals Nym. Von Wm. Shakespeare, wie sie verschiedentlich aufgeführt worden ist von des sehr Ehrenwerthen, des Mylord Oberkammerherrn Dienern. Sowohl vor Ihrer Majestät als anderweit.«

Die Silver Street gibt es nicht mehr. Sie wurde von deutschen Bomben im Zweiten Weltkrieg zerstört. Die Hugenottenfamilie bei der Shakespeare wohnte, ist nicht mehr da. Aber die Straße, die den Namen der Londoner Stadtmauer trägt, die gibt es noch. An ihrem Ende liegt das Londoner Stadtmuseum (vollkrass!!). Und kurz davor links – da hat Shakespeare gewohnt. Und woher wissen wir das? Aus den Akten vom Rat der Stadt London. Shakespeare war Zeuge in einem Prozess gegen seinen Wirt Mountjoy. (Es gibt außerdem nur einen zweiten Nachweis über Shakespeares Anwesenheit in London.) – Da haben wir ja Glück gehabt, dass wir an dem Walk teilgenommen haben!

Ein Stückchen weiter müssen wir nur die Love Lane hinuntergehen und stoßen in einem kleinen Park auf die Büste Shakespeares. Die wird aber bei Stadtführungen nicht gezeigt, weil es sich eigentlich um ein Denkmal für die beiden Schauspieler Heminges und Condell vom Globe Theatre handelt, ohne die Shakespeares Werke nie in der bekannten Folio-Ausgabe und späteren

Auflagen erschienen wären. Er war nämlich ein Messie. – Ich habe schon immer geahnt, dass mich etwas mit Shakespeare verbindet.

Ein Stückchen weiter runter ist die Guildhall Art Gallery. Mit fantastischen Gemälden aus der Zeit von Königin Victoria – das hat jetzt mal nichts mit William Shakespeare zu tun, und 1988 wurden im Keller die Reste eines römischen Amphitheaters entdeckt. Das ist nun wirklich das älteste Theater Londons. Sorry, lieber William! Aber noch etwas Positives: Es gibt dort geräumige Toiletten. (Da konnte ich wieder mal mit meinem Englisch glänzen: *»Just a minute. I am going to powder my nose.«*) Weiter unten liegt rechts eine Straße, die den Namen eines kleinen Nebenflusses der Themse trägt: Walbrook. Natürlich ist der Fluss verschwunden. Aber die Römer sind darauf noch bis zu ihrem Theater gefahren.

Shakespeare ging täglich zu St. Pauls. Weniger um zu beten – es herrschte damals ein Höllenlärm[1*] in der Kirche –, als zu kontrollieren, ob seine Werke hier verkauft wurden. Zwei Straßen weiter, direkt hinter der Gourmet Burger Kitchen, hängt eine Gedenktafel, die an den einzigen Brief von beziehungsweise an Shakespeare erinnert. Das Original befindet sich im *Shakespeare Birthplace Trust* in Stratford. (Wahrscheinlich wurde er gar nicht abgeschickt. Er befand sich im Nachlass des Schreibers.) Sicher ist, dass Shakespeare im 1599 eröffneten Globe Theatre auf dem anderen Themse-Ufer spielte und dafür Stücke schrieb. Es lag in der Jungfrauengasse und unterstand dem Bischof von Winchester, der auch die Steuern fürs Theater und die benachbarten Tierhatzmanegen und Bordelle kassierte. Übrigens hießen die Dirnen »Winchester-Gänse«. Der Bischof soll Hobby-Ornithologe gewesen sein.

Wir wohnten im Osten der Stadt, wo viele südostasiatische und indische Londoner lebten. Das Haus unserer Gastgeber war so breit wie ein Zimmer, daneben quetschte sich noch eine schmale

---

1 »Lastknechte mit Bierfässern, Brodkörben, Fisch, Fleisch und Früchten, beladene Maulesel, Pferde und andere Thiere zogen unaufhörlich von einer Thür zur anderen.«

Treppe drei Stockwerke hoch. Am ersten Tag wurde wenige Häuser von uns entfernt eine Fleischerei angezündet. Doch vegane Extremisten gab es damals noch nicht …

Am vierten Tag rief ich Mr. Guttmann an, den International Director von Thames and Hudson, einem der renommierten Kunstverlage der britischen Insel, den ich von vielen Leipziger Messen kannte. Er wirkte etwas verstört, als er hörte, dass meine Frau mit in London sei. Verlagsmitarbeiter, die aus der DDR nach London kamen, waren selten allein. Aber der Begleiter war stets ein Kollege oder ein »Kollege«, der noch einen anderen Beruf ausübte. Auf die Frage: »Seid ihr über die Mauer gehüpft?«, konnte ich ihn beruhigen: »Nein, wir haben einen DDR-Pass.« Er lud uns zum »Snack« in ein Gourmet-Restaurant ein, dessen Besuch wir uns natürlich nicht hätten leisten können: The Carver. Dort ruhten in der Mitte des Raums gewaltige Fleischstücke auf Keramikplatten mit Fuß. Ein Kellner servierte die frisch geschnittenen Scheiben an den Tisch. Ich entschied mich für das traditionelle *Steak and Kidney Pie*. Das ist eine kuchengroße, etwa sechs Zentimeter hohe Blätterteigpastete, die mit gewürfeltem Rumpsteak und gewürfelten Nieren gefüllt ist. Dazu gibt es Erbsenpudding und scharfen Senf. Leider gab es keinen Bautzner Senf. Aber geschmeckt hat es trotzdem.

Werner Guttmann übernahm 1991 im Alter von 67 Jahren die Pariser Niederlassung von Thames and Hudson. Zur Leipziger Messe trafen wir uns wieder. Wir hatten damals die Idee, einen kleinen Verlag zu gründen. Mr. Guttmann fand das großartig und machte sogleich Vorschläge, mit welchem Titel wir den Verlag eröffnen könnten. Da wir aber in unserem jeweiligen Beruf neue Herausforderungen bewältigen mussten, blieb die Idee vom eigenen Verlag jedoch auf der Strecke.

Am gleichen Tag besuchte ich noch den damals seit 50 Jahren in London lebenden Antiquar Louis Bondy aus Berlin. In dem kleinen Geschäft in der Little Russell Street – gleich hinter dem *British Museum* – hatte ich Mini-Bücher aus der DDR im Schaufenster gesehen. Er war passionierter Sammler von Minibüchern und hatte selbst ein Standardwerk geschrieben, das als »Bibel der Miniaturbücher« gilt: *Small is beautiful*. Die Geschichte des Minibuchs.

Louis Bondy wurde in Berlin geboren, studierte Architektur und war Mitglied des »Roten Studentenbunds«. 1936 emigrierte er über Frankreich und Spanien nach Großbritannien. Er vertrat die Labour Party im *Greater London Council*. Er schwärmte von einem Besuch »auf Einladung der Regierung der DDR« nach Erfurt zur Internationalen Gartenausstellung, wo es auch einen Buchpavillon gab. Er meinte: »In der DDR ist zwar ziemlich viel verboten, aber ich bin Sozialist und die DDR gefällt mir.« Die Nähe der British Library, in der Karl Marx oft gearbeitet hatte, schien eine gewisse Wirkung zu zeigen. Er war auch Kunde beim Zentralantiquariat in Leipzig, bemängelte aber, dass seine Bestellungen erst nach Monaten bearbeitet wurden. Also brauchte der Buchexport vielleicht die Devisen doch nicht so dringend, wie es uns immer gepredigt wurde?

Jeder Theatergänger in London kannte den Kiosk auf dem Leicester Square im Stadtzentrum, wo man *Half-Price Tickets* kaufen konnte. Allerdings gab es nur Theaterkarten der höheren Preisgruppen. Das merkte man aber erst, wenn man am Abend ins Theater kam, wo es dann noch Karten zum halben Preis der Halbpreistickets gab.

Ganz gerührt waren wir, als wir in Covent Garden dort standen, wo die legendäre Alisa Doolittle in *My Fair Lady* ihre Blumen feilgeboten hatte. Das Musical hatte ich schon mit Marita Böhme in Dresden gesehen.

In der British Library hatten wir die Bücher vorbestellt, die wir lesen wollten. Wir füllten einen Anmeldebogen aus und erhielten innerhalb von fünf (!) Minuten einen Bibliotheksausweis mit Passbild. Auf der North Library Gallery erhielten wir dann die Bücher. Manche waren 200 Jahre alt. Und so sahen sie auch aus. Ein Buch war mit einem Bindfaden zusammengebunden, sonst wären die einzelnen Seiten von Tisch geweht. Unsere Taschen konnten wir mit in die Bibliothek nehmen. Beim Verlassen der Räume wurden sie ziemlich oberflächlich kontrolliert. Es gab auch einen Sicherheitsbeamten, der hinter einem winzigen Tisch Wache hielt. Ich fragte ihn, ob seine Arbeit nicht sehr anstrengend sei. Er meinte, es ginge so. Nach 90 Minuten könne er eine Pause machen. Die Kollegen seien sehr nett. Am meisten störe ihn das grelle Licht. Da würde er gern mal ein Auge zudrücken. Aber gerade das sei ihm natürlich nicht erlaubt. Er hielt sich wach, indem er an alle schönen Fußballspiele, an alle schönen Kricketspiele dachte und an alle schönen Frauen, hinter denen er hergewesen sei. Außerdem sei er froh, diesen Job zu haben. Es gebe dafür eine lange Warteliste. Und die Überprüfung sei sehr streng. Ich fragte ihn, ob bei der ziemlich laschen Kontrolle nicht zu viel gestohlen würde. Er sagte, dass es viele versuchen, aber alle gefasst würden.

Anschließend trafen wir uns mit Mrs. Jaffa, die für Edition Leipzig übersetzt hatte, als ich dort Lektoratsleiter war. Sie hatte uns in ein Health-Food-Restaurant eingeladen. Da gab es nur gesunde Sachen zu essen. Bis auf den Rohe-Linsen-Salat schmeckte es ganz passabel. Vermutlich sollten es nicht rohe, sondern rote Linsen sein. Die Anzahl der Hülsenfrüchte nahm beim Kauen im Mund immer mehr zu. Ich konnte mir nicht helfen. Ich musste an das russische Märchen vom süßen Brei denken, der am Ende das ganze Haus verschlang. Aber diese Gefahr bestand nicht, denn das Restaurant war in der Nachbarschaft des Victoria and Albert Museums. Und so viel süßen Brei konnte es gar nicht geben.

Was uns in der Gegend im Osten Londons besonders auffiel, waren die zugemüllten Fußwege. Jeden Morgen um neun wurde der mit Müll bedeckte Fußweg gekehrt. (Die Straßenkehrer waren ausnahmslos weiß!) Um zwölf war alles wieder zugemüllt.

Ich weiß nicht, wieso mir gerade hier eine Reise nach der schottischen Isle of Mull einfällt. Weil es im Englischen keinen Umlaut gibt? – Natürlich ist die Isle of Mull das ganze Gegenteil von Müll: sanfte Hügel, ein paar schroffe Basaltfelsen, ein tausend Meter hoher Berg und dazwischen überall Schafe. Idyllisch. Aber Inseln sind ja ein beliebter Ort, um Dinge, die man nicht mehr braucht, einfach dort zu lassen. Zum Beispiel 8 000 Jahre alte Mikrolithen aus Feuerstein, also Speerspitzen und Fellschaber. Wenn man Glück hat, tritt man sich beim Wandern so ein Steinchen ein und kann es unbemerkt vom Zoll mit nach Hause nehmen. Und 1924 wurde hier ein Rohstoff für die Keramikindustrie entdeckt, den Sie heute noch tief drin in Ihrem Frühstückteller finden, das Mµllit.

Seit mehr als 200 Jahren wird hier Whisky gebrannt. Mir schmeckt *Ledaig* besser als *Tobermory* (so heißt auch die Hauptstadt von Mull). Ich mag den Torfgeschmack.

Wir waren von Ballycastle in Nordirland nach Mull gekommen. Mit der Autofähre setzten wir nach Schottland über, und zwar zuerst nach Mull of Kintyre, der Halbinsel, die durch den gleichnamigen Song von Paul McCartney and Wings unsterblich geworden ist. Ich musste beim Fahren ganz schön zirkeln, denn wir waren mit unserem deutschen(!) Auto, einem Toyota Corolla Tercel mit Allradantrieb, unterwegs. Das heißt, einem Wagen mit Linkssteuerung. Der Nachteil ist, dass man automatisch zu weit links fährt. Intuitiv will man vermeiden, die rechts neben einem fahrenden Autos zu touchieren, die einen gerade überholen. Das Ergebnis war: mehrere beschädigte Außenspiegel (sowohl eigene als auch fremde) und eine Gruppe Bauarbeiter, die links von uns – bei offener Schiebetür – während meines Überholvorganges schrien, als wären sie ins Ölbad von *Fish and Chips* geraten. Dabei hatte ich sie überhaupt nicht berührt. Doof war auch, dass im Dunkeln die entgegenkommenden Fahrzeuge aufblendeten, um mir zu zeigen, dass mein Abblendlicht sie blendete. Ganz dunkel erinnerte ich mich an einen ADAC-Angestellten, der mir was vom Abkleben der Scheinwerfer erzählt hatte. Als wir wieder in Deutschland waren, wusste ich, was er gemeint hatte: bei unseren Fahrzeugen orientiert sich das Abblendlicht nach rechts und kann so den Gegenverkehr nicht blenden. Fährt man auf der linken Straßenseite, ist das Gegenteil der Fall.

Ich hatte gelesen, dass man auf den *single-track roads,* den einspurigen Straßen mit *passing places*, also Haltebuchten zum Überholen, dem bergauf fahrenden Fahrzeug die Vorfahrt einräumen müsse. Beim ersten Fall, den ich erlebte, wartete ich oben. Der Fahrer im Tal machte keine Anstalten, sein Vorfahrtsrecht wahrzunehmen. Also fuhr ich langsam den Berg hinunter. Das andere Auto wartete brav. Als ich auf gleicher Höhe war, kurbelte der junge Mann sein Fenster herunter. Ich tat desgleichen und lächelte ihn erwartungsvoll an. Mit finsterem Gesicht rief er: »Du Arschloch!« (Den englischen Ausdruck habe ich vor Schreck vergessen.)

Wir fuhren also die Mull of Kintyre hinauf, setzten nach Tighnabruaich (schön langsam lesen!) über, das im Jahre 2002 zum »hübschesten Dorf in der ganzen Gegend« gewählt wurde. Ich habe zwar nur die halbe Gegend gesehen, kann die Wahl aber voll verstehen: »megakrass und absolut cool!« Wir fuhren durch Oban – das in Schottland wirklich ziemlich weit oben liegt – und setzten dann nach Mull über.

Für viele Schottland-Besucher ist die Insel Mull Transitland, um auf die kleine Insel Iona vor ihrer Westküste zu gelangen. So ging es uns auch. Wir wollten schon die Insel sehen, auf der die Mehrzahl der schottischen Könige ihre letzte Ruhe gefunden hatte und von der aus Schottland, England und weite Teile Europas missioniert wurden. Und wir wollten wie Columban, der irische Mönch und Missionar, der 563 in der nach ihm benannten Bucht auf weißem Sand gelandet war, in der Weißen Bucht der Mönche die Papageientaucher beobachten.

Ich hatte mir in Dublin vor Jahren das berühmte *Book of Kells* in der Bibliothek des Trinity College angesehen. In einer Schlange wurde ich an den Vitrinen vorbeigedrückt, in denen die illustrierte Handschrift aus dem neunten Jahrhundert lag. Das Licht war schummrig, um das einmalige Buch nicht zu erschrecken. Die golden ausgemalten Lettern beherrschten eine ganze Seite. Auf einem anderen Blatt war Jesus dargestellt, der im Garten Gethsemane verhaftet wird. Die Schergen grinsen, halten Jesus an den Armen fest. Jesus trägt eine Art Rock, hat einen roten Vollbart und Kaltwelle. Ich erinnere mich, als ich im Garten

Gethsemane war, galt meine Aufmerksamkeit den alten Olivenbäumen. Sie mussten ja mehr als 2 000 Jahre alt sein. Und das sah man sofort.

Als wir mit unserem Freund Hugh von Edinburgh zu einem Ausflug in die Highlands aufbrachen, machte er uns auf einen Hügel neben dem Zoo aufmerksam. Es handelte sich um einen stillgelegten Steinbruch, in den zur Zeit des Kalten Krieges ein Atombunker für die Queen – falls sie in Schottland weilen sollte – und die Eliten des Landes eingebaut worden war. Nach dem Zusammenbruch der Sowjetunion verrottete er, es gab Zerstörungen durch Vandalismus und zwei Feuerausbrüche. 2005 kaufte ein Unternehmer das Grundstück, um es zu einem Museum zu machen. Es ist heute zwar viel Museales dort zu sehen. Aber ein Museum gibt es noch nicht.

Dann überraschten uns Halden rötlichen Sandes, aus dem zu Beginn des 20. Jahrhunderts Öl gewonnen wurde. Obwohl es den ganzen Tag regnete, erreichten wir nachmittags ein Tal mit einem kleinen Fluss, der in den Atlantik mündete. Reinhild wollte unbedingt rein ins Meer, weil sie vielleicht nie wieder an den Atlantik kommen würde. Wir anderen waren zögerlich. So stürmte sie unter Regenschauern hinein, den Blick starr auf die irische Insel gerichtet. Wie wir später erfuhren, hatte das Wasser eine Temperatur von neun Grad Celsius.

Unsere Reise nach Edinburgh unterbrachen wir in York. Die Stadt ist zu großen Teilen noch in ihrer mittelalterlichen Form erhalten. Sie besitzt die komplette Stadtmauer einschließlich der Tore. Übrigens heißen viele Straßen Gate, was aber nicht »Tor« bedeutet, sondern auf ein Wort nordischen Ursprungs zurückgeht, das mit »Gasse« verwandt ist. Durch die Stadt fließt die Ouse, die französisch ausgesprochen wird. Die Kathedrale ist die größte Englands und besitzt die größte mittelalterliche Kirchenfensterfläche der Welt. Was gibt es wohl noch Größeres?

Also für mich war das Größte in York eine Wohnung mit einem gefüllten Kühlschrank, die uns Peter, ein Freund von unserem Freund Hugh, für eine Woche überlassen hatte. Ein kleiner

Schatten fiel auf das Küchenidyll durch einen Gasherd, in dessen Backröhre man die Frühstücksbrötchen hätte aufbacken können. Leider rächte sich hier bei mir meine defensive Lernhaltung im Fach polytechnischer Unterricht. Ich bekam die Technologie nicht in den Griff. Zu meiner Entschuldigung möchte ich vorbringen, dass wir im polytechnischen Unterricht nie das Ingangsetzen einer modernen englischen Backröhre im Gasherd vermittelt bekamen. Dann hätte mir eine offensive Lernhaltung auch nichts genützt.

Das Zweitgrößte war das Yorvik Viking Centre, ein unterirdischer Entwurf der Vikingergesellschaft aus dem 10. Jahrhundert. Da stimmten sogar die Gerüche von vor tausend Jahren. Da hat es leider auch schon gestunken.

Die Woche in York verging wie im Fluge. Mit Scotsrail fuhren wir dann nach Edinburgh, der Hauptstadt Schottlands. Edinburgh ist untrennbar verbunden mit den Namen Sir Walter Scott, Robert Burns und Robert Louis Stevenson. Neuerdings auch mit dem von Joanne K. Rowling. Aber auch John Carnegie und Tony Blair stammen aus der schottischen Hauptstadt.

Die Touristen verbinden Edinburgh mit dem Military Tattoo und dem Kilt – bitte nicht Schottenrock! Wir verbinden mit Edinburgh das Fringe Festival und die Book Fair. (Offiziell: The Edinburgh Festival und The Edinburgh International Book Festival.)

Wir besuchten ein Autorengespräch mit Doris Lessing. Sie sprach eine halbe Stunde über die Situation des Romans in Europa und in Großbritannien. Englische Leser*innen nähmen hauptsächlich englische Literatur wahr, eventuell noch deutsche und französische. Aber kaum andere europäische und noch seltener außereuropäische. Zunehmend finde eine Öffnung des Romans in Richtung Fantasy und Science-Fiction statt. Es gibt erstaunlich viele Leute, die Talent zum Schreiben haben, aber nur wenige, die bereit sind, es durch hartnäckige Arbeit zu entwickeln. Man muss auch häufiger etwas wegwerfen können. Einige ihrer Bücher schrieb sie unter dem Pseudonym Jane Somers. Sie wurden von ihrem Verlag prompt abgelehnt, in Großbritannien kaum verkauft. Dafür waren sie in Frankreich und Skandinavien Bestseller. Mit 88 Jahren war Doris Lessing 2007 die älteste Nobelpreis-Empfängerin. Sechs Jahre später starb sie mit 94 Jahren.

Übrigens war sie mit Gregor Gysi verschwägert. Ihre Schwägerin, die Schwester ihres zweiten Mannes Gottfried – eines deutschen Emigranten –, war Gregor Gysis Mutter. Das hat Doris Lessing uns allerdings verschwiegen.

Abends lernten wir Hughs Freund Shane aus Belfast kennen. Sie waren zusammen zur Schule gegangen. Shane studierte in Belfast, wurde Rechtsanwalt und arbeitete als Verteidiger in Terroristenprozessen. Als selbständiger Anwalt fiel sein Salär recht unterschiedlich aus. Dennoch ließ er es sich nicht nehmen, unseren Söhnen T-Shirts von seinem Lieblingssänger Bruce Springsteen zu schicken. Das fand Springsteen so cool, dass er ein paar Jahre später ein Konzert in der DDR gab. Besonders beeindruckend fand ich Shanes irischen Humor, der den schwarzen englischen durch absurde Pointen noch verfeinerte.

Unser Freund Hugh studierte in Oxford und wurde ein gefragter Simultandolmetscher. Er arbeitete weltweit und war auf Kongressen die englische Stimme von Kanzler Kohl. Er lebte in Deutschland und spricht besser hochdeutsch als ich. Da Gegensätze sich anziehen (er misst 2,04 Meter), verstanden wir uns sofort, als wir uns während meiner Arbeit bei Edition Leipzig kennenlernten. Er betreute britische – vor allem schottische – Studenten in Leipzig. Wir verdanken ihm unsere Zuneigung zu Schottland und großzügige Unterstützung bei unseren Reisen.

Bevor wir uns aus Edinburgh verabschiedeten, besuchten wir den Greyfriars Kirkyard, einen Friedhof auf dem prominente Edinburgher liegen. Nicht weit vom Eingang steht ein kleines Denkmal für einen Terrier. Greyfriars Bobby hielt 14 Jahre lang Wache auf dem Grab seines Besitzers, eines Polizisten. Über die Geschichte des treuen Vierbeiners gibt es Bücher und sogar zwei Filme. Rührend.

Geht man zehn Schritte weiter, so steht man vor einem Denkmal für 18 000 ermordete *Covenanters*, die sich im 17. Jahrhundert zur Presbyterianischen Kirche bekannten und dadurch in Opposition zum regierenden Haus der Stuarts gerieten.

Natürlich dachte ich gleich an unsere Familiengeschichte. Meine Vorfahren waren Protestanten, die 1732 mit 20 000 Glaubensbrüdern und -schwestern aus dem Salzburger Land ausgewiesen wurden. Nun gut, die Salzburger Exulanten (kein Schreibfehler!) wurden nicht ermordet. Aber sie verloren ihre Heimat, siedelten sich in Preußen, den Niederlanden und Amerika an. Oder in Ostpreußen. Wie die Familie Böhnke. Deshalb möchte ich auch ganz entschieden einen Migrationshintergrund für mich in Anspruch nehmen. Dabei hatten die Böhnkes noch Glück. Denn 50 Jahre früher hatten die aus dem Deferegger Tal ausgewiesenen Protestanten ihre Kinder zurücklassen müssen. Und wenn die Eltern Widerstand leisteten, wurden sie als Galeerensklaven verkauft. So herzlos war Kaiser Ferdinand der Gütige von Österreich nicht. Er vertrieb die Zillertaler Inklinanten (sic!) 150 Jahre später nur nach Schlesien, wo sie nach 110 Jahren wieder die Heimat verloren. 200 Jahre lang kümmerten sich die Regierenden dabei absolut nicht um die im Westfälischen Frieden niedergelegten Bedingungen. Übrigens ist der 1911 gegründete »Salzburger Verein e. V.« in Bielefeld bei Recherchen sehr hilfreich.

Als wir auf dem Piccadilly im Herzen Londons standen, empfand ich ein Gefühl tiefer Dankbarkeit. Wäre einer der verantwortlichen Genossen dort gewesen, ich hätte ihm die Hand geküsst. Oder ihm eine rote Mainelke geschenkt. Meine Frau sagte: »Kneif mich mal.« Und: »Mit 40 auf dem Piccadilly.« Sie war erstaunt, dass wirklich alles so aussah, wie sie es in der Volkshochschule ihren Schülern gezeigt hatte. (Die Fotos stammten aus dem Archiv des ADN.)

Ein wenig musste ich an Heinrich Heine denken: »Ich habe das Merkwürdigste gesehen, was die Welt dem staunenden Geiste zeigen kann, ich habe es gesehen und staune noch immer – noch immer starrt in meinem Gedächtnisse dieser steinerne Wald von Häusern und dazwischen der drängende Strom lebendiger Menschengesichter mit all ihren bunten Leidenschaften, mit all ihrer grauenhaften Hast der Liebe, des Hungers und des Hasses – ich spreche von London.«

Trotzdem gab es Überraschungen: An einem Baugerüst hing ein Zettel – »Wir bitten um Entschuldigung für die Unannehmlichkeiten, die wir Ihnen bereiten!« (Der Fußweg war eingeschränkt.)

In London nahmen wir auch an einem Treffen der *Translators Association* teil. Sie tagte in einem ganz normalen Wohnhaus, 84 Drayton Gardens. Etwa zehn Übersetzerinnen und Übersetzer hatten sich eingefunden. Die *Translators Association* ist Teil der *Society of Authors*, der britischen Schriftsteller-Gewerkschaft. Also alles so ähnlich wie in der DDR. Nur dass es kein Druckgenehmigungsverfahren gab. Und keinen Klaus Höpcke[1]. Und keinen Kurt Hager. Kein elftes Plenum und keine Biermann-Affäre. Also doch alles ganz anders.

Die literarischen Übersetzer*innen (auch die Übersetzerinnen!) verdienten fast doppelt so viel wie wir, obwohl die Verlage ständig versuchen, die Honorare zu drücken. Die jüngste Teilnehmerin begleitete uns nach dem Treffen. Wir unterhielten uns länger als eine Stunde. Sie hatte keine Vorstellung vom Leben in der DDR. Als sie erfuhr, dass wir vor unserer Rückreise nochmals vier Tage nach London kämen, lud sie uns zu sich ein. Und als sie hörte, dass wir für die Zeit noch kein Hotel hatten, durften wir sogar bei ihr übernachten.

Ihr Verband hatte bei weitem nicht die soziale Funktion wie der Schriftstellerverband in der DDR. Uns wurde 1987 sogar eine Urlaubsreise nach Ägypten angeboten. Ins feindlich-kapitalistische Ausland! Allerdings zum Preis von 4 200 Ostmark.

---

1 Stellvertretender Minister für Kultur in der DDR. Leiter der Hauptabteilung Verlagswesen und Buchhandel. Oberster Zensor in der DDR.

Die Fähre verbindet

Was als »Notgemeinschaft« entstand, hat sich zu einem festen Bestandteil in der Leipziger Kulturlandschaft entwickelt: DIE FÄHRE, Sächsischer Verein zur Förderung literarischer Übersetzung e.V. Der absoluten Verunsicherung der Übersetzer nach der Wende – schon übersetzte Bücher erschienen nicht, neue Aufträge blieben aus, da sich die Verlagslandschaft im Umbruch befand – folgte doch noch der Silberstreif am Horizont: Die Hälfte aller Mitglieder des Vereins bekamen wieder Aufträge.

Unser Verein wurde in den Januartagen des Jahres 1992 in Leipzig gegründet. Reinhild und ich waren Gründungsmitglieder. Rund 20 Übersetzerinnen und Übersetzer bewegten sich wie eine Fähre zwischen den Gestaden. Sie setzten über, indem sie aus der fremden in die eigene Sprache übersetzten. Der Verein bemüht sich darum, ausländische Literatur, deren Autor*innen und Übersetzer*innen vorzustellen und zu fördern. Das geschieht jedes Jahr in Bibliotheken, Schulen und bei freien Kulturinitiativen. Außerdem möchte er Interesse und Verständnis für fremde Kulturen und Lebensformen wecken. Dazu gibt es literarische Länder- und Städteabende, an denen neben der Sprache auch Musik und Gastronomie eine wichtige Rolle spielen. In den »Hieronymusrunden« unserer Textwerkstatt diskutieren wir aktuelle Übersetzungsprobleme oder beschäftigen uns mit einem Autor oder einer Autorin.

Zu unseren Gästen gehörten Vladimir Sorokin und die spätere Nobelpreisträgerin Swetlana Alexijewitsch, Marie N'Diaye aus

Ghana und Les Murray aus Australien. Der Südafrikaner John M. Coetzee, Literatur-Nobelpreisträger von 1993, weilte auf Einladung seiner Übersetzerin Reinhild Böhnke schon zweimal in Leipzig. Da er ein großer Verehrer von Johann Sebastian Bach ist, ließen es sich einige Thomaner nicht nehmen, ihn mit einer Motette an Bachs Grab zu begrüßen.

Aber nicht nur Autor*innen, auch Übersetzer*innen von Rang wurden literarisch interessierten Leipzigern vorgestellt. Swetlana Geier aus Berlin hat mit ihrer Neuübersetzung von Dostojewskis *Schuld und Sühne*, das jetzt *Verbrechen und Strafe* heißt, Furore gemacht. Burkhart Kroeber berichtete von seinen Übersetzungen der Bücher von Umberto Eco, besonders über *Der Name der Rose*.

Zur guten Tradition war die Zusammenarbeit mit dem »Haus des Buches« geworden, das sich auch an der Finanzierung von Veranstaltungen beteiligte. Sie begann kurz nach der Gründung unseres Vereins mit einer Lesung der Londoner Autorin Sarah Maitland. Ebenfalls 1992 trafen sich Dannie Abse und Reinhild zu einer Lesung aus dem autobiographischen Roman *Ash on a Young Man's Sleeve* (*Asche an eines jungen Mannes Ärmel*, Reclam) in Leipzig. Während der 93er-Buchmesse lasen Paul Bailey und sein Übersetzer Klaus Schirrmeister aus *An Immaculate Mistake* (*Ein makelloser Fehler*, Aufbau). Im literarischen Herbst 1994 gestalteten die Kinderbuchautorin Billy Rosen und ihre Übersetzerin Heike Brandt gemeinsam einen Abend in der Stadtbibliothek. Barry Hines wurde von Reinhild und mir im British Council einem vorwiegend jungen Publikum vorgestellt. Die wohl bedeutendste Übersetzerin aus dem Englischen, die im Osten Deutschlands lebte, Ana Maria Brock, Mitglied der FÄHRE, kam mit ihrem Gesamtwerk aus 40 Jahren am gleichen Ort zu Wort. Das Jahr 1995 begann mit einem literarisch-musikalisch-gastronomischen Ereignis: dem *Burns Supper* in der Alten Nikolaischule. Es wurde von einem Burns-Kenner aus Edinburgh zelebriert, der durch die Unterstützung des British Council anreisen konnte. Noch in dem gleichen Jahr fand ein Schülerwettbewerb statt (Nachdichtung eines *Nonsense*-Gedichtes von Edward Lear), der mit einer kleinen *Nonsense Show* abgeschlossen wurde.

Mitglieder der FÄHRE nahmen an Seminaren des British Council in Walbaberg und am Warwick Seminar on Literary Translation teil.

Das Bewusstsein zu schärfen für die Bedeutung der Literaturübersetzung und als Multiplikatoren aufzutreten, wenn es um die Verbreitung von Literatur aus Großbritannien geht, das ist wohl das herausragende Verdienst dieses kleinen engagierten Vereins.

Nicht unerwähnt soll das Logo bleiben, ein aufgeklapptes Buch, das von einer Figur wie ein Boot übers Wasser gerudert wird. Geschaffen wurde es von dem Leipziger Buchillustrator Egbert Herfurth, mit dem ich schon Hunderte von Kilometern gewandert bin.

Deswegen war es eine Ehre für mich, die Eröffnungsrede zu seiner Ausstellung in Naunhof zu halten.

EGBERT HERFURTH
AUSgezeichnet am 7. November 2018
Galerie Kugel Naunhof

»Meine sehr geehrten Damen, Herren und Diverse (wir wollen niemanden diskriminieren!), schön, dass Sie der Einladung gefolgt sind. Ausgezeichnet. AUSgezeichnet nennt Egbert Herfurth seine Ausstellung. Mit großem AUS. Auf dass man ja nicht auf die Idee kommen sollte, es hieße AUSGEZEICHNET. Wäre ja auch zu einfach.

Denn ausgezeichnet wurden seine Buchillustrationen und Plakate schon häufig. Von der Hans-Christian-Andersen-Ehrenliste bis zur Pawel-Steller-Medaille von Kattowitz in Polen.

Und 25 Schönste Bücher gehen ebenfalls auf sein Konto.

Warum Egbert Herfurth das AUS so groß geschrieben hat, erläutert er auf der Rückseite der Einladung für heute: »Am 25. November 2016 gab es einen festlichen Empfang zum 90. Geburtstag des bekannten Leipziger Schriftstellers Werner Heiduczek. Der Jubilar sprach davon, er sei ›ausgeschrieben‹. Da kam mir der Gedanke, was wohl ein Zeichner in so einem Moment äußern könnte, eigentlich nur, er sei ›ausgezeichnet‹. So kam es zum Titel ›AUSgezeichnet‹.

Ich verstehe das natürlich als einen Gag, einen Witz, als einen Scherz. AUSgezeichnet würde ja bedeuten: Egbert Herfurth wären die Ideen ausgegangen. Er hätte den Stift verlegt oder den Stichel. Das kann man sich beim besten Willen nicht vorstellen. Oder wie wir Sachsen sagen würden: AUSgezeichnet? – ÄWO!

51 Jahre umfasst das hier ausgestellte Werk von Egbert Herfurth. Vom Acrylstich bis zur Zeichnung, von der Lithografie bis zum Holzstich. Der Holzstich überwiegt bei ihm den Holzschnitt, obwohl der – soviel ich verstanden habe –- anstrengender ist.

Aber das ist für Egbert Herfurth ohnehin bezeichnend: Er sucht nicht den einfachsten Weg. Er kämpft. Mit dem Material. Mit der Idee. Seine als »liebevoll-ironisch« bezeichneten Darstellungen haben für mich etwas zutiefst Sächsisches. Sie kommen nicht einfach so daher. O nein. Sie ähneln dem sächsischen Witz. Sie kommen um die Ecke und vernichten nicht.

Und überall versteckt sich noch ein kleiner Gag. Der Ritter hat ein scharfes Schwert, auf dessen Spitze es sich ein kleiner Kanarienvogel gemütlich macht. Und der Staatsdiener hat zwei linke Hände. Achtung! Hier versteckt sich Widerstand gegen die Staatsgewalt. Da wird es doch ein Zeichenverbot geben. Aber nichts passiert. Die Zensoren verteilen keine Zensuren. Der Widerstand ist verpufft. Schade. Wo wir doch alle so gern im Widerstand waren. Wie unsere Vorväter. 40 Jahre lang haben sie Karl dem Großen die Stirn geboten. Im 9. Jahrhundert. – Na und? Wir wissen alle, wie lang 40 Jahre im Widerstand sein können.

Die Stärke des Sachsen ist seine Gelassenheit. – Und so sitzt bei Egbert Herfurth August der Starke als Goldener Reiter auf einem Kaninchen.

Kennen Sie den Unterschied zwischen Othello und einer Teekanne? Bei dor Deeganne da siedet deer Dee un bein Odelloh, da deedet der sie! Bei Egbert Herfurth sieht man, wie Othello einen Pfeil von einer Harfe auf den Tell-Knaben abschießt, der eine Teekanne auf dem Kopf trägt.

Manchmal wird Egbert auch Opfer seiner Nähe zum Buch. Schauen wir uns doch mal die Einladungskarte zur heutigen Ausstellung an: Ein Holzstich. Der Sündenfall. (Wir erinnern uns: In der Christenlehre wurden davon immer Gemäldereproduktionen gezeigt, wo genau dort Blätter davor waren.) Das ist hier Gott sei Dank nicht der Fall. Man kann alles sehen. Auch die Blätter. Aber die gehören zu einem Buch. Das hat die Schlange im Rachen. Eva legt verwundert den Zeigefinger an die Nase. Ja, wo ist denn der Apfel? Der stützt als Zwilling prominent Evas Kopf. Ihr Kinn ruht lasziv im Busen. – Also, sagen wir mal: lässig. Was will die Schlange mir sagen, scheint ihr Gesichtsausdruck zu vermitteln. Oder: Kann das Buch denn Sünde sein? Bei genauer Betrachtung stellt man allerdings fest: Die junge Frau ist Bibliotheksangestellte – mit Mittelscheitel.

Lieber Egbert, ich erinnere mich an eine Buchpremiere, die wir für Faber & Faber präsentierten, als sei es gestern gewesen. Das Buch hieß *Bücherwürmer tragen Brillen*.

Inzwischen tragen wir Brillen. Kein Wunder, die Veranstaltung war vor 25 Jahren. Wenn ich mich mit Freunden unterhalte, viele sind heute hier, fällt immer wieder der Satz: ›Eigentlich bin ich froh, dass ich schon so alt bin. Mein Gott, wenn ich an meine Enkel denke …‹

Aber wenn ich von Dir illustrierte Bücher anschaue, lieber Egbert, da möchte ich Kind sein, auch wenn ich den Hintersinn mancher Abbildung nicht verstehe. Drachen, Teufel und dicke Frauen – natürlich auch dicke Männer – lassen mich den schnöden Alltag vergessen und heben mich in eine Märchenwelt. So harre ich – aufgehoben im dreifach Hegel'schen Sinne, ich hoffe, Sie können mir noch folgen – der Dinge, die das Glück verheißen. (Ich glaube, die Renten sollen im Osten um vier Prozent steigen!)

Lieber Egbert, ich bewundre Dich!

Aber ganz besonders hat mir gefallen, dass Du auf unseren gemeinsamen Wanderungen insgesamt 107,4 Kilometer weit meinen Rucksack getragen hast.

Danke!«

Skatwandern

Das ist schon ein eigenartiges Wort: *Skatwandern.* Und ganz sicher habe ich das nicht im Sinn gehabt, als mich Egbert Herfurth, Buchillustrator in NVA-Uniform, 1972 in der »Pfeffermühlen«-Kneipe ansprach und mich fragte, ob ich Interesse hätte, einer Skatrunde beizutreten, die seit kurzer Zeit existierte. Ich hatte seit einem Jahr eine Arbeit, die mich ziemlich forderte. Eine Leitungstätigkeit. Dann die Auftritte mit einer Truppe ehemaliger Studenten. Politisches Kabarett. Das schrie ja gerade nach Entspannung. Ich sagte zu.

Die beiden anderen Mitspieler waren ein Formgestalter – heute Designer – und ein Kunsthistoriker. Alle aus Leipzig. Alle um die 30. Wir wollten uns reihum in der jeweiligen Wohnung treffen. Der Gastgeber war für die gastronomische Versorgung verantwortlich. Vor allem für genügend Bier.

Wandern war von Anfang an erforderlich für die Gäste. Denn sie mussten nach Mitternacht den Heimweg antreten. Taxis konnte man vergessen. Also blieben Schwarztaxi oder Wanderung. Oft genug bedeutete das: Fußmarsch von einer Stunde quer durch die Stadt.

So vergingen 15 Jahre. Wir wohnten inzwischen in anderen Wohnungen. Einer 30 Kilometer außerhalb der Stadt. Aber die Skatrunde fand weiterhin statt. Fünfmal im Jahr.

Dann verließ einer Leipzig. Mit Ausreiseantrag nach München. Genauer gesagt: in die Nähe von München. Wir mussten zu dritt weiterspielen. Aber nur vier Jahre. Dann war die Runde wieder vollständig. Inzwischen gab es auch genügend Taxis. Aber der Gedanke des Wanderns war so verinnerlicht, dass wir beschlossen, einmal im Jahr zu einer mehrtägigen Wanderung aufzubrechen. Natürlich mit Karten. Mit Skatkarten. Also: Skatwandern.

Im ersten Jahr begannen wir ganz bescheiden in den Voralpen: Auffahrt mit der Gondelbahn, großer Rundweg mit ergötzlichen Ausblicken, mangelhaftes Zeitmanagement, letzte Abfahrt ins Tal im Sprint erreicht.

Zum 20. Skat-Jubiläum nach Tirol. Aufstieg bei strömendem Regen. Frage: Kann einer ohne Brille noch die Wanderkarte lesen? Die Antwort habe ich vergessen! Hütte in 1475 Metern im Schnee. Die Bettwäsche im Rucksack durchgeweicht, aber das Bett war trocken. Abstieg am nächsten Morgen bei strömendem Regen. Der Alpensalamander konnte sich vor Kälte kaum bewegen. Kann auch ein Schwarzer Lurch gewesen sein, aber der konnte sich auch nicht bewegen. Oder war ich eingeschlafen? Einkehr beim Senner Hans auf der Bayeralm in einer winzigen Hütte. Brotzeit mit Speck und dazu Enzianschnaps. Hans: »Hohe Herrn und niedrige Wolken siegen immer!«

1997 Ettal in den Ammergauer Alpen: Von Schloss Linderhof zu den Brunnenkopfhäusern. In einer Wirtschaft haben wir Schutz vor dem Regen und mehrere Biere gefunden. Dann Gratwanderung zu den Pürschlinghäusern, wo etliche Biere unser harrten. Auf dem Weg ins Tal verlaufen. Ankunft nach Einbruch der Dunkelheit. Die Angst wurde mit viel Bier überwunden.

Zur Jahrtausendwende Ballonfahrt über den Ammersee in 3000 Meter Höhe. Mächtig, gewaltig. Ich bin seitdem ein »Aufsteigender Earl Gunter, lässig im Korb lehnender Edelmann der Abendströmung. Mit Feuer und Champagner getauft und in den Adelsstand der Ballonfahrer erhoben.«

Im Jahr darauf Schluderns in Südtirol. Waalwanderung an alten Bewässerungskanälen. Von dort stammt die Redewendung »Jemand das Wasser abgraben«. Über 1498 Höhenmeter auf die Spitzige Lun 2324 Meter(!). – Das war unser Rekord. Und ein einsamer Rekord waren die selbstgeschnitzten Holzfiguren, die wir in einem Dorf erwarben. Noch heute ziert ein Mischwesen zwischen Hirsch und Rauhaardackel mein Bücherregal.

2003 mit einem griechischen Freund auf die Halbinsel Athos. Zugang zur »Mönchsrepublik« nur mit Genehmigung des Außenministeriums. Zehn Tage von Kloster zu Kloster gewandert. Es gibt 20 Großklöster. 17 sind griechisch-orthodox, eins serbisch-orthodox, eins bulgarisch-orthodox und eins russisch-othodox. Frauen (und weibliche Haustiere mit Ausnahme von Hühnern, weil Eigelb zur Eitempera-Malerei für Ikonen gebraucht wird) dürfen Athos nicht betreten. Für Männer gibt es in jedem Kloster zur Begrüßung einen Schnaps und wahnsinnig süße Loukoumi aus geronnenem Sirup. In den meisten Klöstern gab es Schlafsäle. In einem aber keine Elektrizität. Die Morgenandacht um vier Uhr war eine Qual. In einem Kloster wurden während des Abendbrots Bibeltexte verlesen. Mit dem Ende der Lesung war die Mahlzeit vorbei. Teller, Becher und Gläser wurden uns entrissen. Selbst schuld, wer es bis dahin nicht geschafft hatte, sich satt zu essen! In dem russisch-orthodoxen Kloster lebten früher 1 000 russische Mönche, jetzt sieben. Nach einem Brand stand es 20 Jahre leer, die Restaurierung mittlerweile abgeschlossen.

Im Jahr darauf Almabtrieb in Tirol. Kühe mit Riesenglocken um den Hals und Blumenkränzen auf dem Kopf werden in ihre Ställe im Tal getrieben. Der Hirte war sturzbesoffen, hielt sich am Horn fest. Trotz Schneetreibens Aufstieg in knietiefem Schnee zum Veitsberg(!). Einheimischer riet uns ab. Falls das Gipfelkreuz aus dem Nebel erscheint, wird Gipfel bestiegen. Und so kam es. Eisiger Wind. Rettung: meine Taschenflasche Whisky.

2005 mal nicht in Bayern, Tirol oder Südtirol, sondern im Harz. Wir hatten ein schickes Ferienheim mitten im Wald. Wahrscheinlich früher Stasi? Nein, Akademie der Landwirtschaftswissenschaften. Höhepunkt: Stiftskirche Gernrode, meine Lieblingskirche.

Zwei Jahre später im Allgäu. Scheinbergjoch (1 764 Meter). Der kurzer Kammweg zum Gipfel war sehr alpin. Ortskundige fragen uns, wie wir Flachlandhasen es denn hier herauf geschafft hätten. Ich habe mir einen Wanderstock geborgt, da ich meinen zu Hause vergessen hatte. An einer Schrägwand führe ich ihn an der falschen Seite und schlittere fünf Meter nach unten. Geringe Verletzungen, der Schreck riesengroß. Dafür begrüßt uns auf der Alm fröhlich das Jungvieh. Da merkt man sein Alter.

2008 erlebten wir die Bayersoiner Blasmusik und echte Volkstänze mit deftigen Madeln.

Und schon zwei Jahre später Bad Reichenhall: Fahrt mit der Predigtstuhlbahn, die 1927 von der Leipziger Firma Bleichert gebaut wurde und noch die Original-Gondeln hat. Drei Gipfel – zwischen 1600 und 1700 Metern – geschafft. Dann 1200 Meter Abstieg. Nur Geröll. Totale Erschöpfung. Kurzer Schlaf und danach vier Stunden Skat gespielt! Ich habe nicht gewonnen.

2011 nicht weit von der österreichischen Grenze bayrische Tiroler Stanzlsänger in der Hotelgaststätte erlebt. Die Großfamilie sang gemeinsam und entschuldigte sich bei uns wegen der Ruhestörung. Wirtin hat einen »originalen« Trabbi als Geldanlage in der Scheune. Wir haben ein saftiges Trinkgeld gegeben.

2012 40 Jahre Skatrunde: Ausflug nach La Gomera ohne mich! Ich zog um. Zum fünfzehnten Mal und letzten Mal, wenn wir uns auf das Statistische Jahrbuch des Freistaates Sachsen verlassen können.

Im Oktober – zum Ausgleich für mich – Wandern im Chiemgau. Einen ganzen Tag in den Kendlmühlfilzen, dem größten zusammenhängenden Hochmoor Deutschlands. Das war ganz schön verfilzt!

Nach drei Jahren Pause waren wir wieder in Südtirol. In Brixen bei einem Wein- und Obstbauern. Der Gelbe Köstliche stammt von hier. Der Jungbauer und seine Freundin hatten ein neues Kind. Wir fragten, wann denn die Hochzeit sei. Darauf meinte er: »Heiraten möcht ich schon, aber der Pfarrer hat nie Zeit.«

Dolomiten-Wanderung. Motorrad-Paar aus Bulgarien fotografierte uns vor malerischem Hintergrund mit schroffem Felskamm, die Geisler Gruppe. Habe das Foto inzwischen mehrfach in der Reiseliteratur entdeckt. Merkwürdigerweise ohne uns!

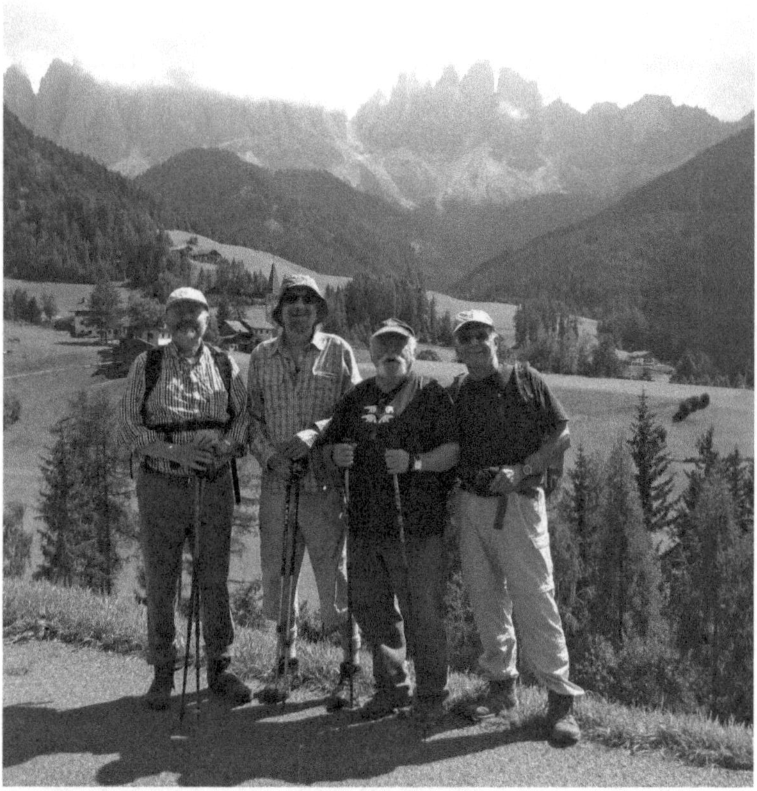

Skatwandern vor der Geisler-Gruppe (v. l.): Egbert Herfurth, Eckhard Hollann, Gunter Böhnke, Willmut Kumpfe

2016 Schiffsreise startet in Rheinsberg. Mal was anderes. Mit einem 15 Meter langen Boot sind wir auf der Havel bis zur Müritz gefahren. Bei Windstärke vier schlug das Boot ganz schön um sich. Und wir fanden die Rettungswesten nicht. Haben glücklich überlebt.

Im übernächsten Jahr in der Lüneburger Heide. Und siehe da: Es geht auch ohne Schiff und ohne Berge. Der größte Truppenübungsplatz der BRD ist jetzt ein faszinierendes Entschleunigungsareal. Und es gibt dort einen Schnaps mit 58 Prozent: Ratzebutz. Empfehlung: Nur in ganz winzigen Schlucken genießen.

Eine große Entdeckung für uns war das Kloster Wienhausen bei Celle. Nicht nur, dass es 1230 von Agnes von Landsberg (das liegt bei Halle!) gegründet wurde, es besitzt eine romanische und eine gotische Kirche, und die Zisterzienserinnen wurden nach der Reformation »automatisch« zu evangelischen Stiftsdamen.

1952 wurden bei Elektroarbeiten unter den Dielen Brillen aus dem 14. Jahrhundert sowie christliche und heidnische Kultgegenstände gefunden.

Auf dem Bauernhof, wo wir wohnten, gab es Schwalben, die Körner vom Boden aufpickten. Hat man so was schon gesehn? (Bei Schwalben schon. Aber nicht bei Mauerseglern!)

So viel zum Wandern. Die meisten Skatwanderungen hat Eckhard Hollmann organisiert. Er stammt aus Altenburg. Danke, Ecke! Wir haben natürlich jeden Abend Skat gespielt. Manchmal habe ich einen Stich mit geschlossenen Augen gemacht. Aber ich war mehr wach als nicht. Und jeden Abend hat ein anderer gewonnen. Wir spielen um die Zehntel. Der Gewinn kommt in die Kasse, die jedes Jahr zur Skatwanderkasse wird. An einem Abend hatten wir mal zwei Grand-Hand und einen Grand-Ouvert. Leider wussten wir nicht genau, wie das gespielt wird. Da haben wir in der Altenburger Skatfabrik angerufen. Nach 22 Uhr. Der Nachtpförtner konnte uns auch nicht helfen. Er war Rommé-Spieler.

So, nun werden Sie sicher im nächsten Sommer oder Herbst oder auch im Frühjahr ihr Ränzlein schnüren und sich auf unseren Spuren in die Berge stürzen (nicht von den Bergen!) oder in die Fluten der Müritz. Und Sie müssen beim Wandern auch nicht Skat spielen und Bier trinken. Aber Sie sollten mal am Wegrand verharren und einen Salamander beobachten oder ein Altargemälde bewundern.

Hamlet

Ich habe schon in den 50er-Jahren in einer West-Mannschaft Fußball gespielt. Bei Motor Dresden-Trachenberge West. Zum Zeitpunkt meines Eintritts in die damalige C-Jugend war ich schon ein erfahrener Fußballer. Seit meinem fünften Lebensjahr hatte ich in der Straßenmannschaft der Cottbuser Straße (hinterer Teil, von Kohlen-Scheffler bis zur 40. Grundschule) gespielt. Meist barfuß. Übrigens oft auf einem Platz zwischen dem Heizkraftwerk und dem Sportplatz an der Aachener Straße.

Mit sieben war ich Mittelstürmer bei Chemie Radebeul (VEB Arzneimittelwerk Dresden). Doping gab es trotzdem nicht. Fußballschuhe besaß ich auch noch nicht. Es wurde in Turnschuhen gespielt. Ich war Mittelstürmer. Das erste Spiel verloren wir auf 20 Zentimeter Schnee gegen die in Radebeul wohnenden Griechen 0:12. Ich bekam ein Paar Fußballschuhe, vorn mit Stahlkappen, geschenkt. Sie waren mir zu klein, und ich verlor die Nägel beider großer Zehen, doch mit zusammengebissenen Zähnen spielte ich bis zum Ende der Saison.

Dann ging ich zu Motor Neustadt. Als rechter Läufer. Der Sportplatz lag neben der Eisenbahnlinie rechts von der Leipziger Straße. Ab und zu verschwand bei einem langen Freistoß der Ball in einem vorüberfahrenden Güterzugwaggon. Nach Meinungsverschiedenheiten mit dem Trainer verabschiedeten sich mit mir noch sechs Spieler aus der Mannschaft. Wir wechselten geschlossen von Trachau nach Trachenberge.

Ich war zehn, nicht sehr schlank und wurde rechter Verteidiger. Das war gar nicht schlecht. Vorher war ich vierter Zwerg im »Schneewittchen« gewesen und hatte nur einen Satz gehabt. Jetzt hatte ich einen ganzen Platz und war zweiter von hinten.

Bei Motor Trachenberge lernte ich Kopfballabwehr. Bis dahin hatte ich Schiss gehabt, einen langen Pass mit dem Kopf anzunehmen. Und zwar seit dem Tag, als mir ein steiler Ball senkrecht von oben auf die Rübe geknallt war. Es war noch ein Lederball mit »Schnürchen«. Das heißt, der Ball hatte eine Gummiblase, die in eine Lederhülle gesteckt und aufgeblasen wurde. Dann wurde die Hülle mit einem Lederriemchen an der Öffnung zugeschnürt. Und diese Verschnürung hatte einen bleibenden Eindruck auf meinem Kopf hinterlassen.

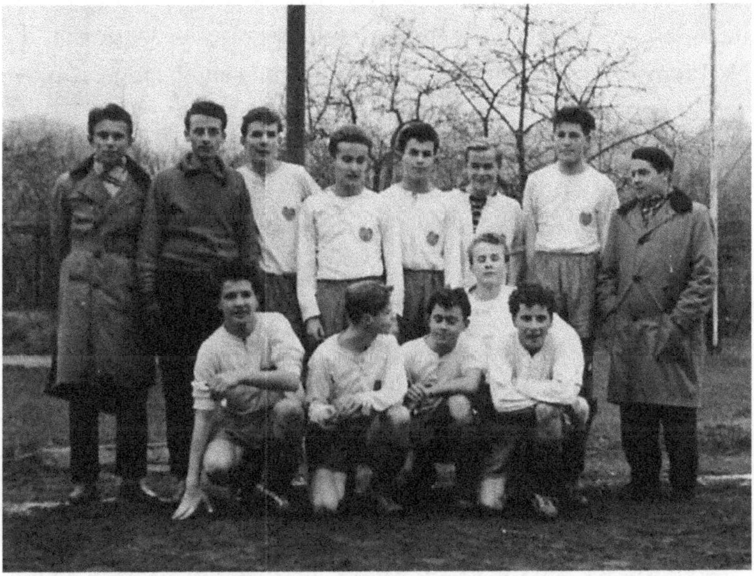

Motor Trachenberge-West: Gunter Böhnke (u. 3. v. l.)

Wesentlichen Anteil an unseren Erfolgen hatte unser Trainer »Conny« Konrad. Er war es vor allem, der uns beibrachte, nicht den Mut zu verlieren, wenn die Hälfte der Mannschaft in die B-

Jugend aufrückte und wir vom ersten auf den neunten Tabellenplatz abrutschten. Dafür waren wir im nächsten Jahr wieder alle zusammen und auf Platz eins in der Tabelle.

Ich bewunderte in unserer Mannschaft, die ab der B-Jugend fast ausschließlich aus Oberschülern bestand, besonders die Haralds: Harald Röhr, der wieselflinke Linksaußen, und Harald Walter, der beidbeinig schoss. (Natürlich nicht gleichzeitig!) Das spornte mich an, auch mit meinem linken, dem »Marmeladenbein«, zu schießen. Was ich schließlich fast perfekt konnte.

Wir waren eine gute Mannschaft. Wenn ich mich recht erinnere, wurden wir sogar Bezirksmeister. Auf jeden Fall haben wir Dynamo Dresden geschlagen. Und wissen Sie, gegen wen ich gespielt habe? Gegen Matthias Sammer – seinen Vater. Klaus Sammer war etwa 30 Zentimeter größer als ich und konnte mit den entsprechend längeren Beinen schneller rennen als ich. Bei ihm habe ich – einmalig in meinem Fußballerleben – sogar mal die Notbremse gezogen und ihn von hinten von seinen langen Beinen geholt. Außerhalb des Strafraums!

Ansonsten war ich ein fairer Spieler. Tore habe ich nur wenige geschossen. Darunter auch ein Eigentor. Bei der Rückgabe zum Tormann hatte ich das Tor weiter rechts vermutet. Dadurch schob ich den Ball platziert ins rechte Toreck.

Als 17-Jähriger spielte ich mit Ede Geyer in der Dresdner Bezirksauswahl. Und vielleicht wäre ich sogar in den DDR-Auswahlkader aufgerückt, wenn nicht die Bühne gelockt hätte. Ich wollte unbedingt Schauspieler werden und hatte seit meinem zwölften Lebensjahr schon am Dresdner Staatstheater als Kinderdarsteller gespielt. Auch im Fernsehen. Ich hatte mit Horst Schulze, Stefan Lisewski und Helga Piur gespielt.

So hörte ich kurz vor dem Abitur mit dem Fußballspielen auf. Ich bewarb mich an der Leipziger Schauspielschule.

Und den einzigen Spitznamen, den ich in meinem Leben bisher hatte, verdanke ich meinen Mitspielern bei Motor Trachenberge. Sie riefen mich auf dem Spielfeld nicht Gunter – sondern HAMLET.

Lob der Müdigkeit

Ich bin aber heute wieder müde! – Kennen Sie das auch: Kaum erwacht und schon so müde! Von wegen – Morgenstund hat Gold im Mund. Ich habe Amalgam im Mund und morgens immer so eine pelzige Zunge vom Rotwein.

Also am liebsten schlafe ich und träume, dass ich schlafe und träume. Dabei bin ich gar kein Träumer. Ich bin eben nur immer so schrecklich müde. Also immer nicht. Morgens nach dem Aufstehen, beim Zähneputzen bin ich eigentlich putzmunter. Doch dann, nach dem Rasieren, bin ich schon wieder sehr müde.

Aber ich kann nichts dafür. Ich bin als Kind auf den Kopf gefallen. Ja, bei einem Sturz vom Fahrrad. Das Rad hat sozusagen mein ganzes Leben bestimmt. Ich konnte bei einem Streit in der Schule niemals das Argument gebrauchen: Du denkst wohl, du kannst mich verarschen? Ich bin ja schließlich nicht auf den Kopf gefallen!

O doch! Und wer genauer hinsah, konnte es sogar sehen. Rechts oben an der Stirn hatte ich eine kleine »Delle«, und das rechte Ohr war immer etwas zerknautscht. Dieser Eindruck wurde noch dadurch verstärkt, dass ich den Kopf immer auf die rechte Seite drehte, wenn ich ihn während des Unterrichts auf der Schulbank ablegte.

Die Schulzeit habe ich eigentlich weitgehend verpennt. Die Lehrer*innen warfen päckchenweise Kreide nach mir – ohne jeden Erfolg. Aber irgendwie habe ich das Klassenziel doch immer geschafft. Wahrscheinlich bin ich im entscheidenden Moment dann doch aufgewacht. Jedenfalls behauptete das immer meine Frau. Mein Gott, ich sage »meine Frau«, und dabei weiß ich gar nicht, ob sie wirklich meine Frau ist. Da ich bei der Trauung ja kurz eingenickt war.

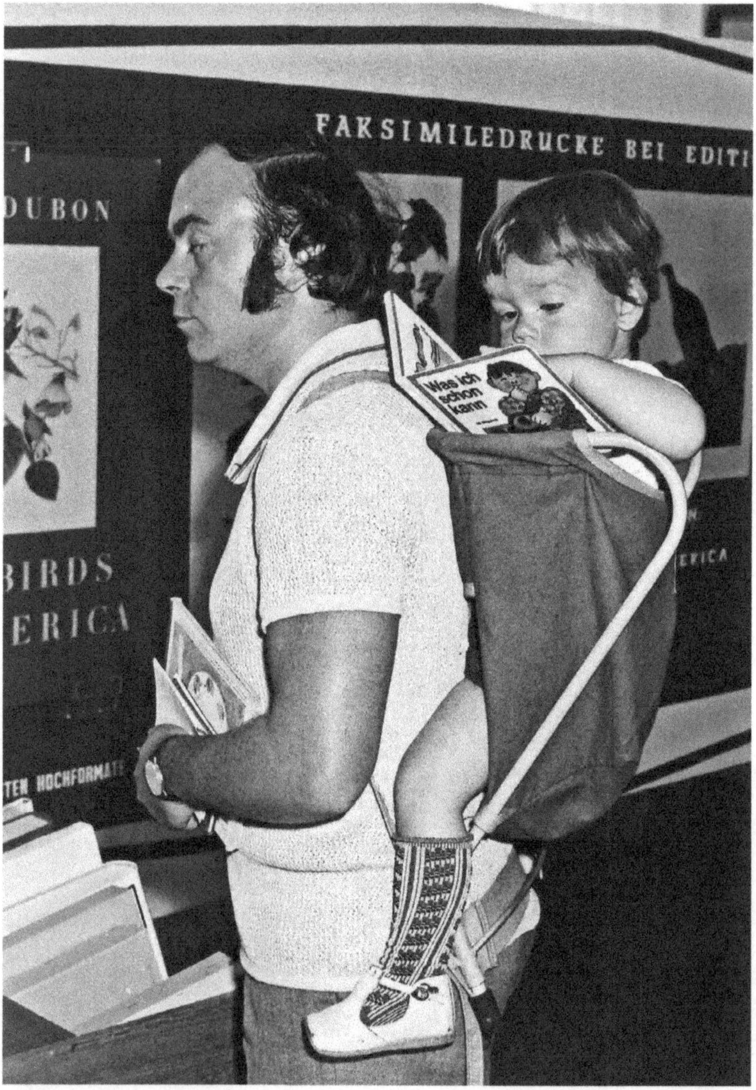

Mit geschlossenen Augen und Sohn Dietmar auf der Leipziger Buchmesse

Auf jeden Fall haben wir zwei putzmuntere Kinder. Das merkte ich vor allem, wenn ich müde von der Arbeit nach Hause kam und mich zur Ruhe setzen wollte. Das kam gar nicht in Frage. Jetzt mussten Märchen vorgelesen werden. Dornröschen hat es ja nur meinen Kindern zu verdanken, dass sie doch wachgeküsst wurde. Denn ich war mit dem Hofstaat schon längst entschlummert.

Bei der Leitungssitzung im Betrieb habe ich stets mit offenen Augen geschlafen, und wenn mein Kopf »wegnickte«, dachte der Chef: »Aha, der Kollege stimmt mir freudig zu.«

Damit war ich für eine politische Laufbahn prädestiniert. Ich wurde bei Parteiversammlungen nur zur Abstimmung geweckt und als Jasager hoch gehandelt. Ich habe mich – wie man im Politjargon sagt – hochgeschlafen. Und die verschlafenen Jahre werden mir sogar angerechnet. Beim Übergangsgeld und bei der Rente. Ja, ich habe einen tiefen Schlaf. Und je tiefer der Schlaf, desto höher der Posten.

Nun, ich will ja kein Minister werden. Weder im Innern noch in der Landwirtschaft. Minister bedeutete ursprünglich einmal Diener. Das war offenbar vor langer Zeit. Heute dient der Minister nicht mehr. Er verdient. Meist ziemlich viel Geld, manchmal Anerkennung, selten Verachtung. Gemacht wird der Minister vom Bundeskanzler. Oder die Ministerin von der Bundeskanzlerin. Die sind natürlich auch nicht zu beneiden. Sie müssen einen Diener machen, der nicht dient. Ich verstehe ihn. Schon als kleiner Junge habe ich das gehasst: Einen Diener zu machen.

Hier handelt es sich wohl eher um eine Traumsequenz.

Ä Schlafgrankr von Lene Voigt

Ich genne mei Lähm gladd verboofn,
Das liechd so in meinr Naddur.
Com Drange zum Hubbn und Loofn,
Da find' sich bei mir geene Schbur.

Mr had ja ooch seine Erglärunk
Fier jeder Gwarrdal bei dr Hand:
Im Friehlink, da isses de Gärunk,
Wenns eisld dr Länzwind dorchs Land.

Im Sommer da gommd's von dr Hiddze,
Das gann mir verdänggn gee Schwein;
Bevor ich zu Dohde mich schwiddze,
Da schlafch doch liewr glei ein.

Im Härbsde wärn gärzr de Dahche,
De Dämmerunk umduhsld's Gehärn.
Da wärd eeen ja ,s Wachn zur Blahche,
Drum schläfd mr da eechal so gärn.

Un was nu bedriffd gar dein Windr,
Das brauchd mr nich zu deffinieren,
Das wissen schon gans gleene Gindr:
Im Bädde gann geenr efreiren.

Aus: Der Gemütliche Sachse 22/1925

Wie wird man Schriftsteller?

*Politisch korrekt: Wie wird man Schriftsteller*in?*

Nein, nicht im Rathaus und beim Finanzamt eine Steuernummer holen und sich als Kleinunternehmer*in anmelden. Auch nicht einen Schreibtisch und einen PC sowie einen Stapel Papier kaufen. Und schon gar nicht Autogrammkarten drucken lassen oder das Literaturinstitut Leipzig (die Dichterschmiede) besuchen.

Schriftsteller*in wird man, wenn man fälschlicherweise als solche*r vorgestellt wird, obwohl man nur Autor*in ist. Jenes ist eine Berufsbezeichnung, dieses eine Gelegenheitstätigkeit.

Beim Lesen von Biografien merkt man schnell, was alles zum Lebensbild der Schriftsteller*innen gehört. Die meisten Autor*innen haben keine Ahnung davon. Ich habe herausgefunden, dass die Voraussetzungen für Schriftsteller*innen äußerst kompliziert sein können. Da bin ich meist froh, dass ich keiner bin.

Grundvoraussetzung für das Leben als Schriftsteller*in ist, einen Pleitegeier als ständigen Begleiter zu haben.

Den ersten Orgasmus darf man nicht vor dem 39. Lebensjahr erleben.

Es ist nicht schlecht, wenn man ein Nationalepos verfasst oder die ägyptischen Hieroglyphen entziffert.

Sollte man hässlich sein, wird dieser Umstand gemildert, wenn man Vergil, Lukrez und Horaz auswendig kann. Oder man ist im Hauptberuf Erb*in.

Zehn Kinder zu zeugen ist keine Voraussetzung für den Beruf. Wiewohl es sich günstig auswirkt, wenn man dabei nicht allein ist.

Es wirkt gut, wenn man etwa zehn Berufe vor der Schriftstellerei besessen hat. Ehefrauen zwölf.

Wenn du bettelarm bist (und das gehört sich eigentlich so), kommt meist ein Sponsor wie ein*e Zar*in oder ein*e Konzernchef*in des Wegs und hilft dir.

Im Gefängnis zu sitzen ist keine Schande, manchmal sogar die Voraussetzung für das Schreiben. Gesellschaftskritik ist dabei wirksamer als Eigentumsdelikte, es sei denn, diese werden als solche verstanden. Verstanden? – Macht nichts!

Schriftsteller*innen werden entweder nach oder vor dem Tode berühmt. Was besser ist, merkt man meist erst später. Aber zu zeitig ist es nie.

Bekommt man einen Nobelpreis, sollte man sich vor dem Feiern über die Zinsentwicklung informieren.

Wer Rilke nacheifern möchte, sollte seine Übertragung der Gedichte von Louise Labé aus Lyon lesen.

Es gibt Großwildjäger und Großschriftsteller. Karl May und Ernest Hemingway neigten zu beiden.

Böll meinte, ein Minimum an Anarchismus müsse in der Brust des Schriftstellers vorhanden sein. Am besten in der Linken.

Bernd-Lutz Lange 75

Am Abend des 13. Februar 1945 saßen zwei Mütter in Dresden-Pieschen mit ihren Kleinkindern im Bombenkeller. Zwischen ihnen lag ein »Luftkilometer«. Ein Haus war in der Markusstraße, nicht weit von der gleichnamigen Kirche. Das andere in der Stöckelstraße, neben dem Kleingartenverein »Sommerfrische«. Die Mütter bewegte nur ein Gedanke: Hoffentlich ist der Luftangriff der anglo-amerikanischen Bomber bald vorbei und wir kommen lebend aus dem Keller wieder nach oben.

Sie hatten Glück. Sie überlebten den Angriff, der die Stadt fast auslöschte. Die beiden Knaben wussten natürlich nicht, dass sie sich nach 22 Jahren in der Leipziger Messestadt bei der Gründung einer Kabarett-Truppe kennenlernen und nach weiteren 22 Jahren als Duo für 15 Jahre die Bühnen Mitteldeutschlands erobern sollten.

Bis dahin musste der jüngere der beiden, der im Juli 1944 in Ebersbach geborene Bernd-Lutz Lange, noch Tonnen von Komposterde bewegen und viele Liter Aperitif Lacour aus dem Hause Oerneclou trinken.

Eine Buchhändlerlehre wurde ihm gendermäßig verwehrt, und so lernte er Gärtner in der Landwirtschaftlichen Produktionsgenossenschaft »Sieg des Sozialismus« in Mosel bei Zwickau. Das Abitur konnte man ja am Abend in der Volkshochschule nachholen. Auch wenn die Erschöpfung von der Arbeit des Tages und die Rückenschmerzen den Mathematiknoten nicht direkt dienlich waren. Übrigens kann man heute noch eine Reihe von Pappeln bewundern, die Bernd-Lutz Lange damals gepflanzt hat – in der LPG, nicht in der Volkshochschule! Auf den Sieg des Sozialismus allerdings warten wir immer noch …

Das Leeren der Aperitif-Flaschen fiel nicht in die LPG-Zeit. Da war er schon Student an der Fachschule für Buchhändler in Leipzig. In der Gärtnerei wurde nicht getrunken, damit der Krümmungsgrad der Gurken die Toleranzgrenze nicht überschritt. Ob beim Ausgeizen von Tomaten Alkohol im Spiel war, konnte nicht eruiert werden. Aber Cocktailtomaten gab es damals wahrscheinlich noch gar nicht.

Vermutlich hatte die Fachschule eine Vereinbarung mit dem Café »Corso« im Gewandgäßchen. Die angehenden Buchhändler hatten jeden Mittwoch frei. Lesetag. Der fand natürlich im »Corso« statt. Die Lesungen dauerten manchmal den ganzen Tag. Dabei war der wichtigste Aspekt das Zuhören.

Natürlich gab es auch Dialoge. Besonders beliebt war das Gärtner-Latein. Bernd-Lutz Lange unterhielt sich mit seinem Gärtnerkollegen im »Corso«, indem sie sich lateinische Pflanzennamen als Rede und Antwort zuwarfen. So konnte man bei jungen Studentinnen punkten. Wenn sie nicht gerade das große Latinum hatten und man als »Wurzelsepp« enttarnt wurde.

Auf der Bühne ist Tarnung Bestandteil der Vereinbarung mit den Zuschauern. Diese sind gern bereit, sich verführen zu lassen, wenn es nur überzeugend genug vorgetragen wird. Und so wurde Bernd-Lutz Lange in seinen frühen Jahren zum Sänger, der bei den »Playboys«, der »KFZ-Band« und dann in der »Club-Band« in Zwickau Schlager in englisch, französisch und italienisch sang. Zum Glück besaß seine Tante das größte Ballhaus Zwickaus, die »Neue Welt«. Sein »Tintarella di Luna« war dermaßen verführerisch, dass er das Lied für die im Saal twistende Jungschauspielerin Angelica Domröse wiederholen musste. Vielleicht fußte seine Gesangskarriere auf der fleißigen Übung im Chor der methodistischen Kirche.

Da Bernd-Lutz Lange das Schleppen von Bücherkisten weitaus mehr zusagte als der Transport von Gurkenpaletten, war er nach der LPG buchhändlerische Hilfskraft geworden. Und kaum waren 35 Jahre um, da gehörte er zu den beliebtesten Autoren Mitteldeutschlands. Aber das ist ja nur die eine Seite. Ehe er Bücher zu schreiben begann, war er schon ein ausgewiesener Autor und Darsteller auf der Kabarettbühne.

So wurde er zum Mitbegründer der »academixer«. Ab 1988 spielten wir im Duo und besuchten in den nächsten 15 Jahren die wichtigsten Kabarettbühnen Deutschlands. Gleichzeitig besuchte Bernd-Lutz Lange diverse Flohmärkte und Haushaltauflösungen, die zur Konsolidierung des eigenen Hausstands und zur Entdeckung der sächsischen Mundart-Autorin Lene Voigt beitrugen.

In den 70er-Jahren war er wesentlich an der Produktion der aMessements im Rundfunk der DDR, Sender Leipzig, der dort präsentierten »Sächsischen Hitparade« (unvergesslich sein »Cowboy aus Magdeborn«) und dem ersten sächsischen Programm der »academixer«, DR SAGGSE – MÄNSCH UND MIEDOS beteiligt.

Zehn Jahre lang zeigten wir SO SINN MIR SAGGSN auf der Bühne und 1993 DER SACHSE VON KOPF BIS FUSS im MDR-Fernsehen. Mit der Serie »Leute gibt's« landeten wir auch in der ARD. Die meisten Texte schrieb Bernd-Lutz Lange. Das gilt auch für die Bühnenprogramme, die wir beide bis 2004 spielten. (Wenn ihm im Alltag etwas auffällt, wird es aufgeschrieben, kommt in eine Mappe, und fünf Mappen machen ein Programm!)

Danach spielte er mit Katrin Weber bis 2014. (Er wollte »mal was Schönes neben sich haben«.) Sie machte seitdem eine atemberaubende Karriere auf der Bühne und im MDR. Mit seinem 70. Geburtstag hat sich Bernd-Lutz Lange als Kabarettist von der Bühne verabschiedet. Als Autor ist er in seinen ehemaligen Spielstätten nun mit Lesungen präsent.

Sein Tagesablauf gleicht einem Uhrwerk. Sein Schritt beim täglichen Spaziergang durch den Wald ist olympiaverdächtig. Er ist Mitglied der Neuen Fruchtbringenden Gesellschaft, die die deutsche Sprache hegt.

Er hat 1984 den Leipziger Künstlerstammtisch »Gogelmohsch« gegründet.

2014 erhielt er das Bundesverdienstkreuz erster Klasse für den eindringlichen Appell der »Leipziger Sechs« zur Gewaltlosigkeit am 9. Oktober 1989 und seine Verdienste um die Erforschung der Geschichte der Juden in Leipzig.

Und 2019 wurde er Ehrenbürger seiner Heimatstadt Zwickau.

»In einer Männerfreundschaft ist einer dem anderen zugetan, lässt ihn aber, wie er ist; eine Frau, die ihren Mann liebt, wird stets um seine Umwandlung bemüht sein.« (Keith Chesterton)

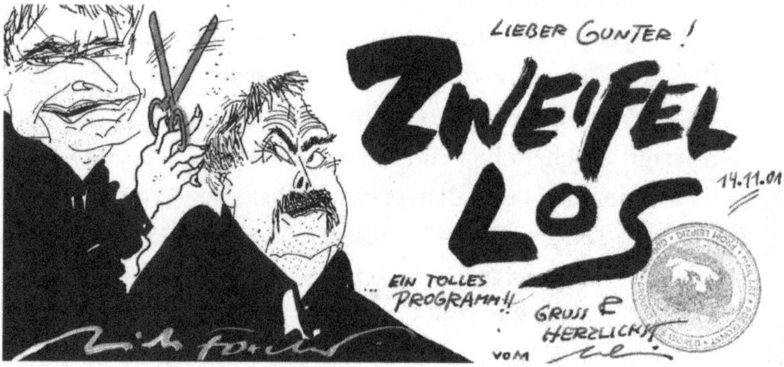
LIEBER GUNTER!
ZWEIFEL
LOS
14.11.01
EIN TOLLES PROGRAMM!!
GRUSS & HERZLICHST
VOM

Glückwunsch zur Premiere von Ulrich Forchner

Die Sächsische Hitparade

Ich glaube, wir waren die Ersten, die nicht nur sächsische Texte – vor allem Lene Voigt – im Rundfunk wieder aufleben ließen, sondern darüber hinaus mit der »Sächsischen Hitparade« ein Identifikationspotential für den sächsischen Hörer schufen, das es so noch nicht gegeben hatte.

Wir – das waren die »academixer« – hatten seit 1977 bei Radio DDR, Sender Leipzig in der Messewelle die sächsisch-satirische Sendung aMessement präsentiert. Neben historischen Texten sächsischer Autoren wie Lene Voigt und Hans Reimann liefen dort auch neue Texte von Jürgen Hart, Bernd-Lutz Lange und Christian Becher. Höhepunkte waren die »Sächsische Hitparade« und die Hörspielserie »Bäzold – dreimal bläken«. Dank des Redakteurs Werner Köhler passierten die Texte die »Abnahme«, und wir durften sogar live moderieren!

In der »Leipziger Volkszeitung« war jede Woche ein Stimmzettel für die Hitparade abgedruckt. Und die Hörer*innen konnten natürlich im Sender anrufen.

Die Texte spielten in Leipzig oder nahmen die großen und kleinen Probleme der Sachsen aufs Korn. Die Titel waren Gesprächsstoff in Leipzig. Und man konnte am Montag in der Straßenbahn Diskussionen über die Rechtmäßigkeit des Siegertitels erleben. Am beliebtesten waren »Dr letzte Gauboy von Magdeborn« von Richard Gose (Bernd-Lutz Lange), eine tragische Geschichte aus der Braunkohle, sein »Passagenlied« und »King Ewald« von Udo Scherbelberg (Jürgen Hart). Das Lied »Zur Messe is in Leibzich alles anders« wurde nach der Ausstrahlung verboten. Bernd-Lutz Lange meinte darin, dass man vor der Landung internationaler Fluglinien erst mal die Hühner von der Leipziger Rollbahn jagen müsse.

Noch eine Kuriosität: 1978 belegte ein Musette-Walzer den ersten Platz in der »Sächsischen Hitparade«, gesungen von Jürgen Hart und Gisela Oechelhaeuser. Der Text stammte von Jürgen Hart, die Musik vom »academixer«-Pianisten Christof Rueger. Der Titel war schnell vergessen. Bis er zwei Jahre später mit Jürgen Hart und der Musik von Arndt Bause in ganz Deutschland Furore machte: »Sing, mei Sachse, sing!« Diese Urfassung kann man noch hören auf der von Bernd-Lutz Lange mit Werner Köhler 2015 herausgegebenen CD »aMessement. Die Sächsische Hitparade 1980 – 1990«. Leider ist mein Titel »Harakiri-Mann« von 1988 nicht drauf, da nur die Nr.1-Hits aufgenommen wurden. Und dazu hat es bei mir leider nicht gereicht. Als kleiner Trost erreichte mich ein mit vierblättrigem Klee und einem Muhdschegiebchen geschmückter Brief: » Nur für den Harakiri-Mann. Lieber Harakiri-Mann! Es ist traurig zu hören, dass Sie auf keinem Platz sind. Aber vielleicht machen Sie das nächste Mal mit einem neuen Titel wieder mit. Ihr Lied ist sehr lustig vor allem die Suchanzeige. Aber die meisten Leute wollen lieber über Sachen, die in Leipzig oft gebraucht werden, über Sehenswürdigkeiten und vieles mehr (lachen). Ich selber habe ihren Titel getippt und der Allerletzte sind sie ja nicht. Für alles weitere wünsche ich ihnen viel Glück. Ihre Jana« (10 Jahre)

Liebe Jana, falls Du dieses Buch liest, würde ich Dir gern ein Exemplar der CD – mit Widmung – schenken.

Übrigens hatte Christian Becher um die Jahrtausendwende bei den »academixern« schon eine CD mit Schlagern der »Sächsischen Hitparade« unter dem Titel »Sommer vorm Kiew« herausgegeben. Der Untertitel lautete: »Eine musikalische Liebeserklärung an Leipzig in sächsischer Mundart und Spitzen zu den Unzulänglichkeiten, die nur der gelernte DDR-Bürger verstehen kann.«

Lene Voigt hat die Sachsen wirklich geliebt

Mit den »academixern« präsentierte der Leipziger Kabarettist Gunter Böhnke 1984 das erste »Lene-Voigt-Programm« in der DDR. Die Gedichte der sächsischen Dichterin hatte Böhnke aber schon als Kind gehört, bei seinem Großvater …

Wann haben Sie zum ersten Mal Gedichte von Lene Voigt gehört?

Lene Voigts Gedichte lernte ich bei meinem Großvater in Dresden kennen. Dort traf sich immer die ganze Familie zu Geburtstagen und Feiertagen, und es wurde gefeiert, getrunken und getanzt. Es wurden Lieder gesungen, aber immer auch sächsische Gedichte vorgetragen. Und als ich dann älter war, fragte ich meinen Großvater: »Sag mal, von wem stammen denn die schönen sächsischen Gedichte?« Und er sagte zu mir: »Da gibt es keinen Dichter. Das sind Volksdichtungen.« Tatsächlich waren es Gedichte von Lene Voigt. Aber das wusste keiner mehr.

Eigentlich das, was sich jeder Dichter erträumt: Dass seine Dichtungen im Volk lebendig sind.

Ganz genau. Lene Voigt war in diesem Sinne tatsächlich »Volkseigentum«.

Was ist für Sie das Besondere an Lene Voigts Gedichten?

Was mich am meisten beeindruckt an Lene Voigt, ist die Art,

wie sie über die Menschen spricht. Also sie hat die Sachsen wirklich geliebt.

Und es gibt ja von ihr neben den witzigen, humorvollen Texten auch sehr nachdenkliche Sachen, die nicht so bekannt sind – Gedichte, die sie anlässlich des Todes ihres kleinen Sohnes geschrieben hatte oder als sie von ihrem Geliebten verlassen wurde. Also es gibt nicht nur die berühmten sächsischen Gedichte, die »Sächsischen Balladen« und die »Sächsischen Klassiker«, sondern es gibt ganz anrührende Gedichte über Gegenstände des Alltags, übern Spielplatz oder über die Jahreszeiten …

Hinzu kommt: Es gibt keinen Dichter sächsischer Zunge, der so genial Märchen und Stücke aus der klassische Literatur von Wilhelm Tell bis zum Hamlet ins Sächsische übersetzt hat, ohne die Stücke zu beschädigen. Sie macht sich auch nicht lustig, sondern sie holt diese Dichtungen für den sächsischen Theaterbesucher oder Leser herüber.

Wie kam Lene Voigt dazu, klassische Literatur ins Sächsische zu übertragen?

Angeregt wurde sie zu diesen Arbeiten, so erklärte sie es selbst einmal, durch einen Theaterbesuch in Leipzig, wo ihr vor der Vorstellung eine Leipzigerin das ganze Stück, es waren Schillers »Räuber«, auf sächsisch erklärte. Das hatte sie tief beeindruckt.

Gibt es einen speziell sächsischen Humor?

Der sächsische Humor ist, etwa im Gegensatz zum Berliner Humor, den ich als brachial empfinde, oder dem bayerischen Humor, der sehr in sich ruht, immer geprägt von einem Gedenken, einer eigentümlichen Nachdenklichkeit und einer gewissen Selbstironie. Und diese Selbstironie, die haben nur wir Sachsen.

Warum wurde Lene Voigt in der DDR nicht publiziert?

In den ersten Nachkriegsjahren wurden Texte von Lene Voigt mitunter noch bei Veranstaltungen vorgetragen. Aber dann war sie bis in die 80er-Jahre hinein absolut vergessen.

Das Sächsisch galt damals als anrüchig. Sie wissen ja, Walter Ulbricht war der unbeliebteste Sachse. Und so war und ist der sächsische Dialekt für viele auch heute noch ein rotes Tuch. Viele sind ja durch »den Vopo« (den Volkspolizisten) und SED-Chef Walter Ulbricht zur Auffassung gelangt, genau das ist Sachsen oder das Sächsische: der Vopo und Walter Ulbricht. Andererseits durfte etwa im Kabarett kein Funktionär sächseln, weil man immer argwöhnte, das könnte als Ulbricht-Parodie aufgefasst werden.

1983 erschienen dann zum ersten Mal in der DDR in einem schmalen Heft Gedichte von Lene Voigt …

Damit begann die vorsichtige Renaissance Lene Voigts in der DDR. Aber Probleme gab es aber immer noch. Wir wollten damals zum Beispiel eine sächsische Schallplatte machen, unter anderem mit Texten von Lene Voigt. Und da kam ein Brief vom Chef der Plattenfirma »Litera« aus Berlin, der uns unmissverständlich schrieb: »Sie können erst eine sächsische Schallplatte machen, wenn es eine Berliner Platte gibt.« Lene Voigt und Sächsisch waren nicht erwünscht.

Ein Jahr später gab es einen mittlerweile legendären »Lene-Voigt-Abend« in Leipzig …

Ja, das war im März 1984, im »academixer«-Keller. Das Programm hieß »Unverwüstlich«. Ein Lene-Voigt-Programm mit Bernd-Lutz Lange, Katrin Hart, Gisela Oechelhaeuser und mir. Die Leute waren absolut begeistert. Und alle weiteren Programme waren stets bis auf den letzten Platz ausverkauft …

Das Interview wurde im Februar 2011 von Steffen Lüddemann vom MDR geführt.

Tausend kleine Katastrophen

Mein Kollege Bernd-Lutz Lange meinte einmal, als ich vor einer Vorstellung hinter der Spielstätte unsere Auftrittshemden in eine Pfütze gleiten ließ: »Dein Leben besteht aus tausend kleinen Katastrophen.«

Das halte ich für stark übertrieben. Es sind nämlich keineswegs tausend. Und wann das Missgeschick zur Katastrophe wird, ist halt eine Interpretationsfrage. Ich will versuchen, 17 Zwischenfälle, die mir spontan einfallen, zu beschreiben. Dann können Sie selbst urteilen, worum es sich handelt.

Vor kurzem war ich beim Yoga. Das heißt, ich bin eigentlich schon seit mehr als zehn Jahren in einer Yoga-Gruppe, die aus etwa zwölf Yoga-Perlen und mir (neuerdings ist noch ein zweiter Mann zu uns gestoßen) besteht. Wir kennen und mögen uns. Wir feiern gemeinsam runde Geburtstage (ab 44). Und wir yogen im Sommer auf der Wiese unter einem großen Baum. Das ist sehr angenehm. Es duftet, und man sieht Insekten, die von Vögeln gejagt werden. Beides werden wir nicht mehr lange beobachten können. Deshalb schätze ich Yoga.

Dennoch gibt es auch dort Zwischenfälle. Neulich war unser jüngstes Mitglied plötzlich schwanger. Da haben wir aber geguckt. Weil man nichts sah. Oder eine Perle hatte ihr Top vergessen. Sie musste im Kaschmirpullover yogen. Oder ich bin beim Meditieren eingeschlafen. Für Narkoleptiker hält Yoga diverse Fallgruben bereit: die tiefe Entspannung, die Spontanentspannung, die Meditation und die Dauerkerze. Bei allen Anwendungen schlummere ich weg. Glücklicherweise hat unsere Kursleiterin Christine mich im Auge. Es ist noch nichts Arges passiert. Auch, weil ich statt der Kerze nur das Teelicht schaffe.

Als wir das letzte Mal auf der Wiese waren, lagen wir auf dem Rücken und streckten die Arme in den Abendhimmel. Dabei entdeckte ich eine kleine gelbe Ameise, die sich mühsam durch den Urwald auf meinem linken Arm kämpfte. Ich wollte ihr helfen und blies sie herunter. Das hätte ich nicht tun dürfen. Denn im nächsten Augenblick spürte ich einen stechenden Schmerz im Auge. Die Ameise war senkrecht hinter mein weit geöffnetes Lid gestürzt. Wahrscheinlich hatte sie sich den Knöchel verstaucht, und der Schmerz hatte eine Ameisensäure-Inkontinenz verursacht. Ich unterdrückte einen Schmerzensschrei und führte die Übung brav zu Ende.

Also: Falls Sie Yoga machen, bitte achten Sie darauf, dass Übungen auf einer Wiese nur nach Entfernung der darauf patrouillierenden Ameisen durchgeführt werden.

Achtsamkeit ist auch geboten, wenn man von einem »Herrenfahrrad« absteigt. So zumindest nannte man in meiner Zeit ein Fahrrad mit einer Querstange, über die der Herr beim Auf- und Absteigen elegant sein ausgestrecktes Bein zu schwingen hatte. Ich besaß ein solches – Rad, nicht Bein – der Größe 28 Zoll. Es war eigentlich zu groß für mich. Ich fuhr sonst immer 26er Räder. Aber das Rad war das Geschenk eines Berliners. Das muss der Sachse natürlich dankbar annehmen. Zumal es vom Typ »Hercules« und schon 25 Jahre alt war. Es hatte eine Dreigang-Nabenschaltung, eine Plastikbox auf dem Gepäckträger und glänzende Stahlfelgen. Es avancierte zu meinem Stadtrad. Für Radtouren hatte ich noch ein Diamant-Rad, Baujahr 1999. Da ich nur mittelgroß bin, erreichte ich bei einem Halt – wenn ich auf dem Sattel saß – mit den Zehenspitzen nicht den Erdboden. An jeder Kreuzung musste ich vom Sattel. Auch das Abparken des Rades war nicht ganz ohne.

So hatte ich bei uns vorm Haus angehalten und wollte absteigen. Leider konnte ich wegen einer Arthrose im Knie das Bein nicht entsprechend elegant über den Sattel schwingen. Im Grunde genommen konnte ich es überhaupt nicht schwingen. Ich stand also vor dem Haus auf dem Fußweg, mit dem Rücken zur Straße. Das linke Bein stand auf dem Boden, das rechte lag waagerecht auf der Stange. Diese war so hoch, dass ich das Bein nicht mehr anheben konnte. Ich hätte jetzt das Rad langsam nach rechts und auf den Erdboden gleiten lassen können. Dabei war mir aber die Hauswand im Wege. Ich musste das Bein ja nur wenige Zentimeter heben, um mich vom Rad lösen zu können. So kam ich auf die geniale Idee, mich nach vorn zu beugen und ins Hosenbein zu fassen. Mit einem Ruck riss ich das Bein nach oben. Ich sah meinen Fuß auf mich zu rasen, der Schuh glitt über meinen Kopf hinweg, und der blaue Himmel umfing mich. Dann hörte einen hellen Knall wie bei einer Autokarambolage. Ich lag auf dem Boden, mein Fahrrad auf mir. Über mir tauchte ein Gesicht auf. »Können Sie mich sehen? Können Sie mich hören?«, fragte eine besorgte Stimme. Jemand hob mein Rad auf. Zwei junge Männer zogen mich an den Armen nach oben. »Ich bin nicht weg. Ich bin doch noch da.«, hörte ich mich sagen. Eine junge Frau brachte die Einzelteile meiner Gepäckbox, die auf der ganzen Straße verstreut waren.

Ich hatte einfach das Gleichgewicht verloren und war – auf einem Bein stehend – nach hinten gestürzt. Dabei war ich mit dem Hinterkopf auf die Stoßstange eines hinter mir parkenden Autos geknallt. Daher das martialische Geräusch. Ich hatte Glück im Pech. Wäre ich mit dem Kopf auf den Gehwegplatten aufgeschlagen …

Wer schon einmal in London war, wird sich ohne Zweifel an *Mind the gap* erinnern, die Durchsage, die – mehrfach wiederholt – jeden einfahrenden U-Bahn-Zug in der britischen Metropole begleitet. Wer dabei nach unten blickt, kann den Satz zusätzlich noch an der Bahnsteigkante lesen. Und darum geht es auch: um die Bahnsteigkante. Und um den Abstand von derselben zum Zug. Das ist die *gap*, die Lücke oder der Spalt. Und auf die oder den soll man achten. Damit man nicht hineinstürzt. Viele Jahre dachte ich, das sei eine britische Marotte, eine Übertreibung. Denn ich hatte nie jemanden da hineinrutschen sehen. Heute weiß ich, dass es sich dabei durchaus nicht um eine übertriebene politische Korrektheit handelt. Ich besitze einen kleinen Kofferträger aus Metall, der sich fast bis zur Unsichtbarkeit zusammenklappen lässt. Ich bin sehr stolz auf dieses Meisterstück moderner Technologie. Es hat allerdings einen kleinen Fehler. Ist der transportierte Koffer zu breit, so wirken die etwas zu kleinen Räder wie Seitwärtsbeschleuniger. Der Kofferträger dreht sich um die eigene Achse, und man verliert das Steuerungsvermögen. Möglicherweise auch seinen Koffer. Sie ahnen vielleicht schon, was mir passierte. Ja, genau so war es: Beim Aussteigen aus der U-Bahn bekam mein Kofferträger einen Drall, er drehte sich um 180 Grad und rutschte genau in den Spalt zwischen Zug und Bahnsteigkante. Natürlich hätte ich den Koffer mit einem Ruck am Griff hochziehen können. Aber oben auf den Koffer hatte ich eine Umhängetasche gebunden, die jetzt zwischen Koffer und Zug klemmte. Es war keine Frage, dass ich die Situation mit etwas Geduld hätte lösen können. Allerdings blieben mir zu meiner Aktion etwa 30 Sekunden, bis der Zug abfahren würde. Eins war mir klar: Ich würde den Koffer auf jeden Fall loslassen, wenn es ernst würde. Meine Frau meinte, es sei sehr ernst und ich sollte den Koffer loslassen. Ich ging zwei Schritt in Fahrtrichtung und zerrte an dem Koffer. Mit der anderen Hand griff ich nach der Umhängetasche und zog aus Leibeskräften. Der Zug ruckte an. Tasche, Koffer und Kofferträger wurden auf den Bahnsteig geschleudert. Ich klaubte meine Habseligkeiten zusammen. Als ich aufblickte, stand vor mir eine junge Frau mit rotem T-Shirt. Ich las in schwarzer Schrift: Mind the gap.

So, ich glaube, das reicht. Die restlichen 14 Begebenheiten kriegen wir später. Oder auch nicht.

Na gut, vielleicht noch eine kleine Katastrophe, die jedoch der Anfang einer freundschaftlichen Beziehung war: Zwischen 1994 und 1997 spielten Bernd-Lutz Lange und ich in Berlin (West) als

Gäste bei den »Wühlmäusen«. Das Theater wurde 1960 von Dieter Hallervorden gegründet. Es befindet sich heute am Theodor-Heuss-Platz.

Wir spielten noch in dem alten Theater in der Lietzenburger Straße. Geschäftsführerin war Hallervordens Schwester, Margot Michaelis. Am Abend nach der ersten Vorstellung saßen wir in fröhlicher Runde beisammen. Wir verstanden uns vom ersten Augenblick an, obwohl ich im Vorfeld zu den Vertragsverhandlungen betont hatte, dass ich »kapitalistische Machenschaften« ablehne. Ich habe keine Ahnung, worum es sich dabei handelte. Später stellte ich fest, dass alle Abrechnungen superexakt waren. (Ich habe nie wieder von einem Veranstalter die Abrisse der Eintrittskarten als Beleg für die Anzahl der Zuschauer bekommen!)

Unser erster gemeinsamer Abend endete gegen ein Uhr, und der Mann der Geschäftsführerin bestand darauf, mich in den Osten zu meinem Quartier zu fahren. Es befand sich in der Wallstraße. Ein Berliner Freund hatte mir die Schlüssel zu seiner Wohnung gegeben, weil er verreist war. Es war kurz vor zwei Uhr, als wir vor dem Haus ankamen. Alle Fenster waren dunkel. Ich fürchtete mich nicht und verabschiedete mich von Herrn und Frau Michaelis.

Der Haustürschlüssel passte nicht. Nach mehreren Versuchen musste ich aufgeben. Ich sah mich schon am Ufer der Spree mein Haupt auf den kleinen Koffer betten. Da kam ein Wagen um die Ecke. Die hintere Tür ging auf. »Steigen Sie doch einfach ein,« meinte Frau Michaelis. Sie hatte mit ihrem Mann gewartet, weil sie »so ein komisches Gefühl« hatte.

Ich habe auf der Liege im Michaelis-Wohnzimmer sehr gut geschlafen. Und das Frühstück war vorzüglich.

Unser Freund fand den neuen Haustürschlüssel nach seiner Rückkehr im Briefkasten. Man hatte vergessen, ihn zu informieren, dass just am Tag meiner geplanten Übernachtung das Schloss ausgewechselt worden war.

Der Kontakt zu Frau Michaelis besteht heute noch. Er ist keineswegs dienstlich und sehr herzlich.

In der südlichsten Leihbibliothek Europas

Seit 2005 reisen wir jedes dritte Jahr mit unseren Berliner Freunden Ingrid und Frank nach Kreta. Bis dahin waren wir in Griechenland nur zu einem Kurzurlaub auf der Insel Nissyros vor der türkischen Küste, und eine Wanderung mit meinen Skatbrüdern führte mich auf die Halbinsel mit dem heiligen Berg Athos.

Unser Hotel befindet sich am Südufer der Insel, an der Küste des Libyschen Meeres, in dem Örtchen Plakiás. Der Besitzer Christos serviert jeden Morgen das Frühstück. Wir sitzen auf dem Hof unter Oliven- und Zitronenbäumen, an denen wirklich welche hängen.

Vor 50 Jahren lebten hier sechs Fischerfamilien. Ein Bach teilt den Ort heute in die 182 linken und die 147 rechten Ortsbewohner. Dazu kommen jährlich mehrere tausend Touristen. Ein anderthalb Kilometer langer Sandstrand gesellt sich noch dazu. Am Strand gibt es zwei Bars, aber keine Toilette. Dafür am Ende desselben einen FKK-Streifen. Es gibt den Hausberg, den man in drei Stunden umrundet. Allerdings setzt man meist mehrmals an, da es keine Wegweiser gibt und man dann eben zwischen Felsblöcken und Stachelpflanzen steckenbleibt. Falls man sich an denselben festzuhalten versucht, kann es durchaus passieren, dass die Stacheln in einem stecken, bis der Mond sich dreimal rundet. Beruhigend ist, dass die Stacheln auch nach einem halben Jahr noch den Weg aus dem Handballen ans Licht finden.

Wandern rings um Plakiás ist möglich, aber nicht ungefährlich. Es gibt keine ausgeschilderten Wanderrouten und das einzige einigermaßen brauchbare Wanderheft stammt von einem Engländer aus den 70er-Jahren. Selbst mit passablen Englischkenntnissen entgeht man beim Gebrauch des Heftes den überall lauernden Fallen nicht. Wege sind überbaut worden, bei der Zahl von Brücken über sprudelnde Bäche treten Differenzen zwischen Beschreibung und Realität auf, ein markanter Baum existiert nicht mehr. Oft fällt die Entscheidung schwer, ob es sich um einen Weg oder einen Ziegentrampelpfad handelt. Auch kann ein Gitterzaun einen Wanderweg einfach abrupt beenden. Und bei der Suche nach einer Parallelverbindung können schnell ein paar Stunden vergehen. Die Wasservorräte waren für eine Vier-Stunden-Wanderung geplant, und schon sind sieben Stunden um. Die Sonne prasselt hernieder, die Wasserflaschen sind leer.

Hinzu kommt, dass man durch taktische Fehler in eine äußerst prekäre Lage geraten kann. Man braucht nur bei der Rast frisch gepressten Orangensaft statt Wasser zu trinken, die Wasserflaschen nicht ganz zu füllen, weil der Weg doch nur kurz ist, und einen Weg zu verpassen, der zurück zum Hotel führt. Und schon ist der Körper dermaßen dehydriert, dass man sieben Liter trinken kann, ohne danach einmal die Toilette besuchen zu müssen.

Natürlich kann man sich auch anderweitig beim Wandern Stress bereiten. Wir hatten für unseren Tagesausflug ein malerisches Tal mit einem sprudelnden Bach gewählt. Der Weg war vom Wasser ausgewaschen, und unsere Fortbewegung hätte einem Känguru sicher Bewunderung abgerungen. Als ich bemerkte, dass das Handy bei meinen Sprüngen gar nicht versuchte, die Hosentasche zu verlassen, wurde mir klar, dass es noch im Auto lag. Glücklicherweise waren wir erst eine knappe Stunde unterwegs, sodass die Wanderung sich um kaum zwei Stunden verlängern würde. Schließlich waren wir ja im Urlaub und nicht auf der Flucht.

An unserem kleinen Hyundai angekommen, sah ich das Handy auf dem Beifahrersitz. Ich steckte es in eine Reißverschlusstasche und begab mich wieder auf die Sprungpiste.

Das Tal schnitt sich tiefer und tiefer in das Felsmassiv ein. Riesige Platanen ließen das Bachufer im Schatten versinken. Überraschend fanden wir eine alte Wasserstelle von Marmorblöcken gefasst. Spuren der minoischen Kultur? Bei näherer Betrachtung: nur römische Restposten. Trotzdem ein idealer Platz für eine Rast. Es gab Schafskäse, Orangen, Bauernbrot und eine Flasche dunklen kretischen Wein. Der Mini-Korkenzieher hing am Zündschlüssel. Und der Zündschlüssel steckte in der Münztasche der Jeans. Normalerweise. Jetzt gerade nicht. Er war daneben in die Hosentasche gerutscht. Dachte ich. Doch hatte ich nicht vor einiger Zeit geniest? Ins Schnupftuch. Da musste ich den Zündschlüssel aus der Tasche gerissen haben. Auf dem grasbewachsenen Weg hatte man den Aufprall nicht gehört. Mir wurde flau im Magen. Unser Tagesziel hatten wir noch nicht erreicht. Doch eins war klar, wir mussten uns nicht springend, sondern Schritt für Schritt – die Blicke auf den Boden gerichtet – auf dem Weg zurück machen. Noch schien die Sonne. Und der Zündschlüssel war immerhin so groß wie ein Spiegelei. Sicher bedeutete die Suche nicht, die sprichwörtliche Stecknadel im Heuhaufen zu finden, aber ein Spiegelei zwischen Felsen war ebenfalls kein alltäglicher Anblick.

Also machten wir uns auf den Rückweg wie vier Spürhunde, den Kopf gesenkt. Die Blicke klebten am Boden.

Während des gesamten Rückwegs kreisten die Gedanken um den Zündschlüssel. Verschiedene Möglichkeiten für den Verbleib desselben wurden wieder und wieder durchgespielt:

Ersten: Der Schlüssel steckte nach mehr als drei Stunden noch im Schloss.

Zweitens: Jemand hat den Schlüssel gefunden und ins Auto gelegt.

Drittens: Das Auto ist abgeschlossen, ein Zettel nennt das nächste Polizeirevier.

Viertens: Das Auto ist weg!

Unser Gang wurde immer schneller. Als wir nach zwei Stunden auf die Landstraße einbogen, sahen wir den Hyundai. Er stand dort, wo ich ihn abgeparkt hatte. Der Schlüssel steckte im Schloss. Gerettet!

Das war leider nicht immer so, wenn ich bei Ausflügen das Auto parkte.

Vor ein paar Jahren waren wir zum Skifahren im Böhmerwald. Bevor wir auf die Piste gingen, hatten wir die Skier vom Auto genommen und sie angeschnallt. Die Rucksäcke waren gepackt. Ich verriegelte das Auto und steckte den Zündschlüssel in den Rucksack, der im Kofferraum lag. Die Hecktür war noch offen. Ich fragte meinen Freund, wie weit es zum Ziel sei. Er antwortete, und ich erwiderte: »Das ist ja ein Klacks!« Erleichtert schlug ich die Hecktür zu. Der Rucksack blickte mich durchs Heckfenster vorwurfsvoll an. Mein Zündschlüssel war gefangen.

Aber nicht für lange. Ein Anruf mit dem Handy in der ADAC-Zentrale in München. Standortabgleich. Ein Mechaniker würde kommen, aus Prag, 115 Kilometer. Ich musste alle technischen Daten des Passat durchsagen, bis zum Reifendruck. 90 Minuten müsste ich mich gedulden. Nach zwei Stunden bog ein Skoda mit Prager Kennzeichen auf die Landstraße ein. Ein junger, kräftiger Mann stieg aus und meinte: »Du gehen spazieren.«

Ich war zwar in den letzten zwei Stunden schon ausgiebig herumspaziert, fügte mich aber wortlos. Ich fragte noch, ob er die Schlüsseldaten brauche. Das war nicht der Fall.

Nach 20 Minuten kam ich zurück. Er winkte mir zu, ich solle weiterwandern. An der Tür lehnte ein leicht gebogener ein Meter langer Blechstreifen mit abgerundeten Ecken. Bevor ich um die Ecke bog, sah ich, wie der Mechaniker die offene Tür festhielt und mit der Faust gegen die Oberseite schlug. Nach Zweitschlüssel sah das Ganze nicht aus.

Schon nach drei Stunden konnte ich meinen Rucksack aus dem Kofferraum nehmen. Das beträchtliche Trinkgeld in Kronen wurde wortlos eingesteckt.

So. Und was hat das mit der südlichsten Leihbibliothek Europas zu tun?

Ganz einfach: Bei der Suche nach dem Wanderweg zur Alten Mühle im Norden von Plakiás stießen wir in der Nähe der südlichsten Jugendherberge Europas auf einen Bungalow, vor dem ein Aufsteller verkündete: »Lending Library – ›The most southerly lending library in Europe‹«. Also gleich neben der südlichsten Jugendherberge die südlichste Leihbibliothek Europas. Vielleicht gab es da sogar einen Zusammenhang.

Zwei englische Pensionistinnen waren mit dem Sortieren von Büchern beschäftigt. Sie machten die Arbeit dreimal in der Woche. Natürlich unentgeltlich.

Sie waren viele Jahre nach Plakiás in den Urlaub gefahren. Und als sie das Rentenalter erreicht hatten, wählten sie den Ort als ihren Wohnsitz. Jetzt unterhielten sie mit einigen anderen Briten die Bibliothek. Alle arbeiteten ehrenamtlich. Sie kümmerten sich um die 6 000 Bücher in 17 Sprachen. Neben englischen, deutschen, französischen und niederländischen Büchern gibt es auch einzelne Bücher in koreanisch und arabisch.

Der Chef der Jugendherberge, Chris Bilson, kam 2004 auf die Idee, dass Ausländer sich in den Wintermonaten in einem leerstehenden Zimmer zum Büchertausch treffen könnten. Innerhalb weniger Monate entwickelte sich daraus eine Bibliothek mit mehreren hundert Büchern. So zog man mit ihnen in eine Holzhütte ohne elektrisches Licht. Nach ein paar Jahren erhöhte der Besitzer die Miete ins Unbezahlbare. Überraschend half eine andere Leihfirma – der örtliche Mietwagenverleih – und stellte eine größere Garage zur Verfügung. Also wenn Sie in Plakiás auf Kreta Urlaub machen, wandern Sie zur Alten Mühle und besuchen Sie die parkenden Bücher. Sie wurden allesamt gespendet. Und für zwei Euro können Sie einen Monat lang Mitglied werden.

Projekte

Neulich stand ich vor dem Schrank mit den Mappen »Kabarett-Programme« 1966 bis 2013. Tatsächlich alle Kabarett-Programme, die ich in 47 Jahren gespielt habe. Die literarischen Programme von 2000 bis 2017 sind in dem Schrank daneben. Dort liegen auch die Mappen mit der Aufschrift »Projekte«. Es sind sechs bis acht.

In Bibliografien findet man die Bücher, Artikel und Beiträge in anderen Büchern eines Schriftstellers oder Wissenschaftlers. Was man nicht findet, was aber interessanter und aufschlussreicher als manche Veröffentlichung ist, sind die nicht veröffentlichten Werke, seien es Skizzen, Entwürfe oder vollendete Buchmanuskripte. Nun möchte ich nicht so unverfroren sein, das auf meine »Projekte« zu beziehen. Dass sie nicht veröffentlicht wurden oder auf die Bühne kamen, liegt natürlich daran, dass sie nicht fertig wurden. Und es ist nicht zu übersehen, dass sie manchmal nicht viel mehr waren als eine Ideenskizze. Aber es gab auch Vorhaben, für die ich mehrere Jahre recherchiert habe. Wenn auch nicht durchgängig. Das aufwändigste Projekt war zweifellos mein geplantes literarisch-biografisches Valentin-Programm »Karl Valentin – ein Sachse?«. Es wurde ein Wende-Opfer. Ich wollte das Leben des Münchners in seinen Bezügen zu Sachsen und zum Sachsen darstellen. Die Valentin-Szenen wollte ich mit einem Mitglied der Studentenbühne, dem Buchhändler Klaus Heyne, der eine Statur Karl Valentins besaß, besetzen. Liesl Karlstadt, die Partnerin Valentins, sollte ich sein. Die Körpergröße stimmte.

Die genaue Vorstellung, wie das Programm aufgebaut sein sollte, hatte ich noch nicht. Ich wollte zuerst alle verfügbaren Fakten über Karl Valentin zusammentragen und die bis dato nicht veröffentlichten Texte von 1940 bis 1947 sichten. So beantragte ich beim Rat des Bezirkes eine Studienreise nach München. Wir schrieben das Jahr 1988. Viel Hoffnung, dass die Reise genehmigt würde, hatte ich nicht. Andererseits hörte ich, wie viele Bekannte Besuchsreisen in den Westen genehmigt bekamen, auch zu ominösen »Tanten«, die 60 wurden.

Zu meiner Überraschung bekam ich eine Genehmigung. Für eine Woche. Natürlich ohne die Möglichkeit, mit 15 Deutsche Mark Reisekosten ausgestattet zu werden, wie die DDR-Rentner, wenn sie auf Besuchsreise gingen. Wahrscheinlich hatte ich ein paar Deutsche Mark aus den Veröffentlichungen meiner Übersetzungen in der Bundesrepublik. Aber unsere Freunde in München, die ich vor vielen Jahren auf der Dokfilmwoche in Leipzig kennengelernt hatte, luden mich ein. Christel und Hans Strobel arbeiteten im Filmgeschäft und leiteten ein Kinderfilmkino im Olympiadorf.

So konnte ich täglich im Münchner Stadtmuseum und im Stadtarchiv Dokumente über Karl Valentins Leben und Werk einsehen. Allein im Stadtarchiv handelte es sich um mehr als 1000 Manuskriptseiten. Im Valentin-Karlstadt-Musäum im Isarturm konnte ich mir ein Bild von Valentins Skurrilität machen. Im Schallarchiv des Bayerischen Rundfunks erfuhr ich, dass es keine Tonträger mit Aufnahmen von Karl Valentin aus den Jahren 1939/40 gibt, die noch nicht gesendet wurden. Im Filmmuseum konnte ich mir (dank der Vermittlung von Christel und Hans Strobel) ein paar seltene Valentin-Filme anschauen. In einer Sondervorführung!

Auf dem Viktualienmarkt fand eine Gedenkveranstaltung zum 40. Todestag Karl Valentins statt. Seine 77-jährige Tochter Gisela war auch da. Meine Bitte um ein Gespräch quittierte sie: »A gehens, mir is dös alles zu viel!«

In der Handschriftensammlung der Stadtbibliothek hatte ich den Fragebogen zur Entnazifizierung und das letzte Schriftstück von Karl Valentin in der Hand: einen Brief, in dem er eine Reise ankündigte. Niemand wusste etwas von dieser Reise. Am Montag danach starb Karl Valentin.

Ich traf Franziska Bilek, die Illustratorin der »Valentiniaden«. Als ich ihr erzählte, dass Karl Valentin nach dem Krieg kaum etwas zu essen hatte, schüttelte sie den Kopf und meinte: »Wenn ich das gewusst hätte – ich habe doch damals immer Speckseiten unter der Bluse durch die amerikanischen Kontrollen geschmuggelt.«

In keines meiner Projekte habe ich mehr Zeit und Kraft investiert als in »Karl Valentin – ein Sachse?« Aber als ich 1990 mit meiner Recherche fertig war, gab es bei den »academixern« andere Prämissen als ein Programm über den Münchner Komiker Karl Valentin, bei dem Brecht so viel gelernt hatte. Schade.

Aber es gab noch weitere Projekte, die ich nicht zum Leben erwecken konnte. Manche am Ende doch, aber ein paar Jahre später als geplant. Auf jeden Fall werden mich die noch ausstehenden Projekte bis etwa 2038 beschäftigen. Also bis ins 95. Lebensjahr. Da wird das Statistische Jahrbuch des Freistaates Sachsen aber den Kopf schütteln.

Es sei denn, man hieße Jünger. Dann würde man älter. Im Ernst. (Ernst Jünger wurde fast 103.)

Was wäre wenn …

… ist eine Redewendung, die meist dann benutzt wird, wenn etwas nicht geklappt hat. Eklatant in der Version: »Hätte der Hund nicht geschissen, hätte er den Hasen gekriegt.« Oder in jüngerer Zeit von einem Kanzlerkandidaten benutzt: »Hätte, hätte, Fahrradkette.«

In meinem Leben gab es immer wieder Weichenstellungen, die mein Leben in eine ganz andere Bahn geführt hätten, wenn ich mich nicht so, sondern anders entschieden hätte.

Angefangen hat es jedoch mit einer Entscheidung meiner Mutter, die mit 17 Jahren in die USA hätte gehen können. Dann wäre ich jetzt amerikanischer Staatsbürger. (Auch keine Freude mit Trump!) Oder wenn ich mit 17 eine Ausbildung zum Sportreporter begonnen hätte. Ganz zu schweigen von der beruflichen Entwicklung als Schauspieler. Auch Lehrer an der Kinder- und Jugendsportschule wäre ich um ein Haar geworden. Und Autor beim Kinderbuchverlag Berlin. Und Lehrer an der Humboldt-Universität Berlin. Sowie Lektor im Aufbau-Verlag. Oder Lehrer im Hochschuldienst an der Sektion Theoretische und Angewandte Sprachwissenschaft der KMU. 1979 hätte ich weiterhin Lektoratsleiter beim Verlag Edition Leipzig bleiben können. Oder ich wäre Universitätsmitarbeiter in der Anglistik geworden. 1990 wurde mir ein Sitz in der DDR-Volkskammer angeboten. Und 1992 sollte ich eigentlich in einem Programm – »Das ist doch keine Kunst« – mit Katrin Weber spielen. Auch ein Buch über PEGIDA sollte ich schreiben.

Warum ich all jene Wege nicht eingeschlagen habe und eben diesem folgte, hat ganz unterschiedliche Ursachen. Meist traf ich die Entscheidung selbst, mal nahmen Bürokratie oder Missgunst mir die Wahl ab, und vielleicht wurde ab und zu das Schicksal tätig oder die gütige Hand unseres Gottes. (Wobei ich kaum glaube, dass der Zeit hat, sich um einen mittelgroßen Sachsen aus der Leipziger Tiefebene zu kümmern, welcher nicht einmal regelmäßig den Gottesdienst besucht.)

Hätte ich jeweils den anderen Weg gewählt, so hätten die PEGIDIANER mir bei meinen Recherchen in ihrer Mitte die Fresse poliert, wenn sie mich erkannt hätten – was ja nicht ausgeblieben wäre.

Falls ich Anfang der 90er-Jahre mit Katrin Weber »Das ist doch keine Kunst« gemacht hätte, wäre der Einstieg ins Programm nicht so wirkungsvoll möglich gewesen wie später der ihre mit Bernd-Lutz Lange. Da saß ich nämlich unsichtbar auf der Bühne.

Hätte ich das Angebot angenommen, Anfang 1990 in die Volkskammer kooptiert zu werden, so wäre ich schon nach den ersten freien Volkskammerwahlen wieder rausgeflogen, denn das Neue Forum schnitt denkbar schlecht ab. Und ich bezweifle, dass ich einer der zwölf Abgeordneten gewesen wäre.

Wäre ich 1979 weiterhin Lektoratsleiter bei Edition Leipzig geblieben, so hätte mich meine nächste Dienstreise nach New York geführt. Ich hätte weiterhin Dienstreisen in diverse europäische Länder machen können, um dort unsere devisenträchtigen Bücher anzubieten. Aber ich hätte ab 1986 mit einem Verlagsleiter zusammenarbeiten müssen, mit dem ich mich überhaupt nicht verstand. Und fünf Jahre später wäre ich wie fast alle Mitarbeiter des Verlages arbeitslos gewesen.

Als Anglist an der Universität hätte ich vielleicht über einen marxistischen englischen Schriftsteller promovieren müssen (wahrscheinlich gab es nur einen!) und als Nichtgenosse wie im Verlag das Parteilehrjahr besuchen müssen. Das gab es allerdings bei den »academixern« auch.

Also es wäre alles ganz anders geworden – oder vielleicht doch nicht.

*Neben großen Kolleg*innen*

Wie wir alle wissen, hält das Leben komfortablerweise nicht nur Abstürze bereit, sondern gleichermaßen Aufstiege. Über das Maß lässt sich sicher streiten. Aber unzweifelhaft spielen Künstler*innen in unterschiedlichen Ligen. Das muss nicht am Können liegen. Aber der kürzlich verstorbene Bruno Ganz bewegte sich als Schauspieler auf anderen Bahnen als die »Berufsindianer« Pierre Brice und Gojko Mitic. Interessant wird es, wenn Darsteller an einem Punkt ihres Lebens gleichberechtigt nebeneinander stehen und 20 Jahre später ihre Wege weit auseinander liegen. Die Ursachen sind mannigfaltig. Viele Dinge spielen eine Rolle. Nicht nur Talent und Fleiß. Und es hängt auch nicht nur damit zusammen, wann sich wer wo aufhielt und mit wem zusammentraf.

Im Sommer 1997 wurden Bernd-Lutz Lange und ich nach Baden-Baden eingeladen, um im 157. Studio-Brettl des Südwestfunks aufzutreten. Eingeladen waren wir vom Abteilungsleiter der Unterhaltung Klaus Langer, der das Funkbrettl schon seit fast 20 Jahren leitete – und noch weitere sechs Jahre leiten sollte. Fast zeitgleich mit unserem Auftritt hauchte der Südwestfunk sein Leben aus. Er fusionierte mit dem Süddeutschen Rundfunk zum Südwestrundfunk. Im Rundfunkstudio saßen Gäste, die nicht wussten, welche Künstler*innen am Abend auftreten würden. Bei uns war das Geheimnis harmlos, denn in Baden-Baden kannte uns ohnehin niemand. Die Veranstaltung lief zweimal 75 Minuten. Es traten vier Kabarettist*innen auf. Zwei hatten die Bühne für je 40 Minuten, zwei für je 25. Die ersten beiden waren Dieter Nuhr (mit seinem zweiten Soloprogramm »Nu(h)r weiter so«) und wir, die beiden anderen Madeleine Sauveur (kein Künstlername!) und Franz-Josef Feimer. Wir kannten alle drei nicht. Daher wussten wir auch nicht, dass Madeleine einen Chanson-Meisterkurs bei Gisela May absolviert hatte und seit fünf Jahren eigene Kabarett-Programme präsentierte. Sie ist heute immer noch aktiv und mit ihrem Pianisten Clemens Maria Kitschen vor allem in Mannheim unterwegs. Franz-Josef Feimer war damals Richter am Landgericht Darmstadt und hat 2019 nach 35 Jahren mit seinem Programm »Finale« in Brühl die Bühne verlassen. Dieter Nuhr ist inzwischen neben Oliver Welke die Nummer eins im deutschen politischen Kabarett. Der eine im Ersten, der andere im Zweiten Deutschen Fernsehen. Sie sind sich beide um die Jahrtausendwende schon in Rudi Carells Show »7 Tage 7 Köpfe« begegnet. Nach der Veranstaltung saßen wir noch bei einem Glas beisammen. Dieter Nuhr war mein Gegenüber. Ich kann nicht bestätigen, dass er »Nuhr am Nörgeln« war, wie sein erstes Programm hieß. Leider kann ich mich an unser Gespräch im Detail nicht mehr erinnern. Auf jeden Fall kam der Osten nicht so gut weg, wie wir es uns gewünscht hätten. Ich konnte ja nicht wissen, dass Dieter Nuhr schon ein Jahr später den Deutschen Kleinkunstpreis erhalten würde. Dann hätte ich sicher besser zugehört. In der Veranstaltung war er als »Klempner vom Dienst« aufgetreten. Von der Presse erhielt er viel Lob. Mir war aufgefallen, dass seine Szenen durchaus an den DDR-Alltag erinnerten.

Besonders aufgefallen ist mir bei Urban Priol, der vielleicht noch neben Nuhr und Welke in der ersten Liga genannt werden müsste, dass in seiner Küche sieben Abfallbehälter standen. Für sieben verschiedene Abfallarten. So viele verschiedene Abfälle kannte ich gar nicht. Woher ich das weiß? Ganz einfach: Ich habe in seiner Küche etwas entsorgt. Vielleicht eine benutzte Kaffeefiltertüte. Urban Priol war Leiter der Kleinkunstbühne Kochsmühle in Obernburg. Die Bühne existiert heute noch. Sie vergibt jährlich den Obernburger Mühlstein als Kabarettpreis. Da bin ich aber froh, dass Bernd-Lutz Lange und ich den 1990 nicht bekommen haben. Es hätte auch gar nicht funktioniert, da der Mühlstein in der Mitte nur ein Loch hat, durch das man den Kopf stecken kann. Die Kleinkunstbühne hatte uns zum Gastspiel eingeladen. Übernachtet wurde bei den Mitgliedern des Theatervereins. Und wir waren bei Urban Priol, dem künstlerischen Leiter, einquartiert. Als ich ihn vor ein paar Jahren in Leipzig traf und davon erzählte, behauptete er, sich noch daran zu erinnern. Ich war erstaunt. Aber wenn ich an die endlosen Texte denke, die er beim alljährlichen Jahresrückblick im Fernsehen präsentiert, könnte es schon stimmen.

Wir erlebten 1997 einen richtigen Funk(en)regen. Im Sommer im Südwestfunk, die Leipziger »Lachmesse« im MDR, am 8. November eine Stunde bei Bayern II, beim WDR im »Funkbrettel« und eine Einladung vom Saarländischen Rundfunk für die Kabarettsendung mit Hanns Dieter Hüsch. Georg Schramm trafen wir beim SFB. Er war der Moderator des »Satirefestes« Anfang der 90er-Jahre. Er meinte damals, das sei seine erste Moderation dieser Art und war mächtig aufgeregt. In den Osten hatte er keine Kontakte – er wohnte in Konstanz –, und er gab mir seine Daten für eventuelle Auftritte. Die habe ich brav an die Lachmesse in Leipzig weitergeleitet. Es dauerte auch nicht lange, bis er im »academixer«-Keller spielte. Ob meine Aktion dabei eine Rolle spielte, weiß ich natürlich nicht. 2010 kündigte er am Stammtisch im Mixerkeller an, die Fernsehsendung »Neues aus der Anstalt« zu verlassen und sich wieder seinen Soloprogrammen zu widmen. Das tat er dann auch. Vier Jahre lang. Am 7. September 2014 endete seine letzte Tournee in der Stadthalle Chemnitz mit dem Programm »Die letzte Gardine – eine Lederhand packt ein«. Schon Mitte 2012 hatte er angekündigt, Ende 2013 nicht mehr als Solokabarettist auf Tour zu gehen. Er hat es also fast geschafft …

Offenbar ganz geschafft hat es Volker Pispers, der natürlich auch zur ersten Liga gehört. Er kündigte 2015 eine Pause an: »Meine Frau Barbara hat es viele Jahre lang ertragen, dass ich immer weg war, jetzt bin ich gespannt, ob sie es erträgt, wenn ich die ganze Zeit zu Hause bin.« Anfang der 90er-Jahre hatten wir in Mainz beim ZDF einen gemeinsamen Auftritt. Das heißt, wir waren an einem Abend nacheinander auf der Bühne. Er erzählte von einem Besuch in Dresden, wo ihm ein 17-Jähriger berichtete, wie er 40 Jahre unter den Kommunisten gelitten habe. Leider war seine Sächsisch-Imitation miserabel. Aber seitdem fand ich seine analytischen Programme große Klasse.

Thomas Freitag lernten wir bei einer Sendung in den Bavaria-Studios in München kennen, zu der RTL uns eingeladen hatte. Er erzählte von seiner Arbeit. Das am häufigsten gebrauchte Wort war »Kohle«. Und er versicherte uns, dass er genügend davon verdiene. Das bewies er auch während der Sendung. Er spielte einen Engel. Ich musste ihn stören. Er drehte sich um und gab mir eine Ohrfeige. Dafür bekam ich 200 Deutsche Mark extra. Und das vor der Währungsunion! Ich stellte mir die Schlange vor, die sich in Leipzig bei so einem Angebot gebildet hätte …

Wir durften auch zwei Personen kennenlernen, die die deutsche Kabarettlandschaft maßgeblich geprägt haben: Alexandra Kassen in Köln und Gerhard Woyda in Stuttgart. Sie leiteten viele Jahre lang das »Senftöpfchen« beziehungsweise das »Renitenztheater«. In beiden Theatern spielte ich zweimal. Im Kölner »Senftöpfchen« Anfang der 90er-Jahre mit Bernd-Lutz Lange und im Stuttgarter »Renitenztheater« 1992 mit Burkhard Damrau von den »academixern« und 2006 als Gast mit den »academixern«. Alexandra Kassen und Gerhard Woyda starben beide 2017. Sie waren 94 und 92 Jahre alt. Frau Kassen hat das Theater bis zuletzt mit ihrer Tochter geleitet, Gerhard Woyda war 2006 in den Ruhestand gegangen. Er hatte das Renitenztheater 1961 gegründet und danach die Leitung übernommen. Alexandra Kassen hatte das Kleinkunsttheater in Köln 1959 mit ihrem Mann Fred (der auch an der Gründung der »Lach- und Schießgesellschaft« beteiligt gewesen war) gegründet und nach seinem Tod 1972 allein geleitet.

Natürlich haben wir auch »ältere« Kollegen »aus dem Westen« kennengelernt. Mit ihnen haben wir nicht auf der Bühne gestanden. Aber wir haben viele vergnügliche Stunden am Stammtisch im »academixer«-Keller, in München oder in Zürich zusammen verbracht. Ich denke da vor allem an Dieter Hildebrandt, Emil Steinberger, an Franz Hohler und Gerhard Polt – die aber damals gar nicht älter waren. Das ist jedoch ein anderes Kapitel. Und ein besonderes Kapitel ist unser Zusammentreffen mit Rolf Ludwig. Mit ihm und seiner Frau Gisela erlebten wir in seinen letzten Lebensjahren immer wieder in Berlin recht fröhliche Abende. Mit wenig Alkohol! Und zum Ende immer sein Lieblingslied »Oh Himmel, strahlender Azur«. Zum Abschied hörte ich bei der Trauerfeier im Deutschen Theater recht realistische Beiträge, die – trotz aller Probleme – immer wieder den Menschen Rolf Ludwig würdigten. Und den Komödianten. Besonders beeindruckend war die Rede von Eberhard Esche, obwohl er meinte: »Und nun hat sich einer von uns zu Tode gekaspert.«

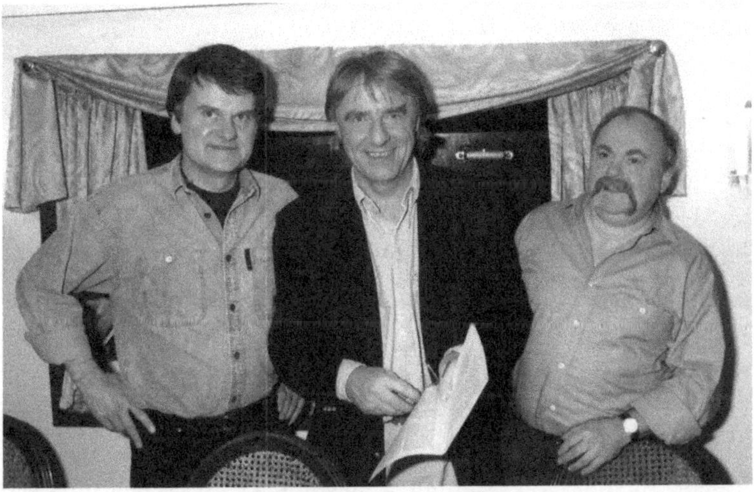

mit Emil Steinberger

Kurzer Abriss

Für die Aufzeichnung unseres Programms DAS KAFFEEGESPENST, das 1997 im »academixer«-Keller Premiere hatte und in dem Bernd-Lutz Lange, Tom Pauls und ich »Lieder, Balladen und Märchen von Lene Voigt und Witze aus dem schier unerschöpflichen Volksmund« präsentierten – begleitet von Rainer Vothel am Piano, Frank Czerny am Bass und Frank Berger am Schlagzeug –, übermittelte ich dem MDR einen biografischen Abriss, der mir heute noch gefällt:

»Gunter Böhnke ist ein echter Dresdner Leipziger, ein halber Ostpreuße und ein halber Sachse. Nach einer unbeschwerten Kindheit am Wilden Mann (Fußballer hinter dem Heller an der Heide) folgten der Kampf mit der Ameisensäure im VEB Arzneimittelwerk Dresden und mit der Aufnahmekommission an der Leipziger Schauspielschule. Beide Kämpfe gingen knapp verloren. Da Niederlagen zur Stärke führen, gelang der Sprung auf die Universitätsschulbank, die fünf Jahre besessen wurde. Die Besessenheit hielt an bis zur Tollkühnheit: Lehrdienstverweigerung, Kampf mit der Volksbildung – gewonnen! Taktischer Rückzug nach Berlin. Kurzes Intermezzo mit Einnahme eines Verlagslektorenschreibtisches abgeschlossen. Und die ganze Zeit nebenbei Kabarett: anfangs amatörisch, dann beamtet und schließlich frei.«

Die Idee zum KAFFEEGESPENST hatte Bernd-Lutz Lange, nachdem unser gemeinsames Programm SO SINN MIR SAGGSN fünf Jahre im »academixer«-Keller vor ausverkauftem Haus gelau-

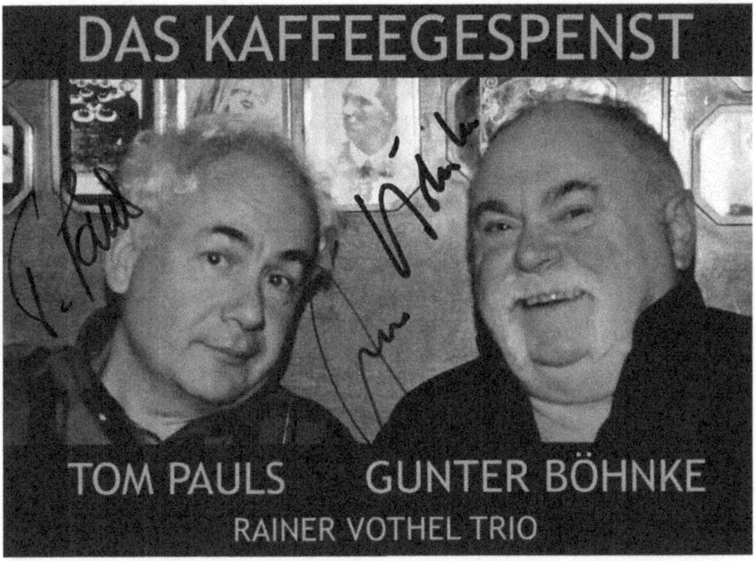

Tom Pauls und Gunter Böhnke »Das Kaffeegespennst«

fen war. (Es sollten zehn Jahre daraus werden!) Arbeitstitel war ROHDGÄBBCHEN UND HAMLET. Spielen sollten mit uns Tom Pauls und Wolfgang Stumph. »Stumpi« kannten wir noch aus den Zeiten des Amateurkabaretts. Und er hatte mich für einige Folgen seiner erfolgreichen ZDF-Serie »Salto Postale« als Mitspieler eingeladen. ER sagte leider ab, und so gaben wir das KAFFEEGESPENST zu dritt. Mit unseren drei Musikern natürlich.

Die Werbung kündigte das Programm so an: »Wenn Tom Pauls die böse Königin und Gunter Böhnke das Schneewittchen ist, muß Bernd-Lutz Lange aufpassen, dass rechtzeitig gestorben wird. Die Zuschauer im Saal sind aus dem Häuschen und halten sich die Bäuche. Sie sind von einem Virus befallen. Er heißt DAS KAFFEEGESPENST.«

Wenn Lange als Vorleser mal ein bisschen zu schnell war und die Königin-Perücke von Tom Pauls zu langsam auf seinem Kopf, da konnte es schon mal passieren, dass es von hinter der Bühne tönte: »Mensch, warte doch mal, ich bin noch nicht so weit!«

Nachdem Bernd-Lutz Lange sich 2014 als Kabarettist von der Bühne verabschiedet hat, spielen Tom Pauls und ich das Programm mit den Musikern noch ab und an im Tom-Pauls-Theater in Pirna. Das KAFFEEGESPENST ist rekordverdächtig. Es läuft seit 23 Jahren. Hoch lebe Lene Voigt!

Nibelungen

Im Januar 2016 hatte das Programm NIBELUNGEN Premiere. Untertitel: »Ein Beitrag zur Rettung der abendländischen Kultur«. Unter der Regie von Volker Insel, der schon mehrere »academixer«-Programme herausgebracht hatte, entstand ein Stück, das auf dem Originaltext von Friedrich Hebbel aus dem Jahre 1861 basierte. Zwischen die Hebbel-Texte improvisierten die Darsteller einen eigenen Beitrag, der in der Gegenwart spielte. Ich hatte nach der Improvisation einen Text über Bäume geschrieben. Und dieser Text wurde dann auch mein Beitrag zum Stück. Eigentlich eher zufällig. Und so blieb die Kombination des – aus meiner Sicht – sehr schönen, wenn auch beträchtlich gekürzten Hebbel-Textes mit den Alltagserfahrungen der Darsteller ein nicht ganz gelungener Versuch. Der beste Text stammte übrigens »von außen«. Ein Weiberstreit auf hohem Niveau wurde zwischen Kati Hart (Ute) und Barbara Trommer (Frigga) mit feministischem Florett ausgefochten. Den Text schrieb die Journalistin Janina Fleischer.

Am rührendsten fand ich während der Proben das Verständnis meiner Kollegen, wenn ich bei den langatmigen Vorbesprechungen immer mal einnickte. Das wurde dem älteren Kollegen freundlich nachgesehen. Natürlich habe ich den »jungen Leuten« nichts von Narkolepsie verraten.

Das Urteil der Zuschauer war geteilt. Die meisten Damen waren recht zufrieden. Die Herren meinten: »Ä bissel mehr Kabarett hättes schon sein dürfen.« Viele Zuschauer lobten uns: »Jetzt hab ich das Nibelungenlied endlich verstanden.«

Dabei haben wir nur die reichliche Hälfte des Hebbel-Textes gespielt: das *Vorspiel* und *Siegfrieds Tod. Kriemilds Rache* umfasst fünf Akte und hätte die Vorstellung um drei Stunden 20 Minuten verlängert.

Das »Deutsche Trauerspiel in drei Abtheilungen« nannten wir im Untertitel »Ein Beitrag zur Rettung des Abendlandes«.

Also ein bisschen Kabarett war doch dabei. Und fast alle Darsteller hatten die Möglichkeit, sich einen Monolog oder ein Lied zu schreiben, die dann die Spielhandlung unterbrachen. Die Texte ergaben sich meist aus Improvisationen, mit denen wir die Proben begonnen hatten.

Ich hatte als »Grüner« von meinen zahlreichen Aktionen zur Rettung von Bäumen berichtet, die meist erfolglos blieben. Und daraus entstand dann mein Monolog »Kampf der Bäume«. Peter Wohlleben hätte sich darüber gefreut. Und Hebbel auch. »Denn die wahre Interpretation des Nibelungenliedes ist grün.«

Übrigens: Ich spielte den König Gunther.

Was wird aus dem Tafelsilber?

Im Jahre 2006 schaffte es die Landeshauptstadt Dresden durch den Verkauf von 48 000 städtischen Wohnungen schuldenfrei zu werden. Erlös: 1,7 Milliarden Euro.

Da sagte sich der Leipziger Oberbürgermeister: Das können wir schon lange. Auch die Messestadt drückte ein enormer Schuldenberg. Und so kam die Stadtregierung auf die geniale Idee 49,9 Prozent der Stadtwerke zu verkaufen, obwohl diese jährlich 40 Millionen Gewinn machten. Sozusagen das städtische Tafelsilber. Auch über weitere Großverkäufe städtischen Eigentums wurde schon nachgedacht.

Aber der Oberbürgermeister hatte die Rechnung ohne seine Bürger*innen gemacht. Obwohl der Stadtrat ein Bürgerbegehren ablehnte, erreichte die Bürgerinitiative »Privatisierungsbremse« mit mehr als 20 000 Unterschriften die Zulassung eines Bürgerentscheids. Am 27. Januar 2008 stimmten 149 000 Leipziger für die Erhaltung des städtischen Eigentums. Das waren 87 Prozent der abgegebenen Stimmen.

Damit waren auch sämtliche Großverkäufe städtischen Eigentums in den nächsten drei Jahren wirksam verhindert. Der Bürgerentscheid bezog sich nämlich allgemein auf »kommunale Unternehmen und Betriebe, die der Daseinsvorsorge dienen«. Der Kommentar des Oberbürgermeisters Jung: »Ich setze künftig auf die weitere Stärkung der kommunalen Familie.« Mitinitiator des Bürgerentscheids Mike Nagler sah es so: »Das Ergebnis gibt der Po-

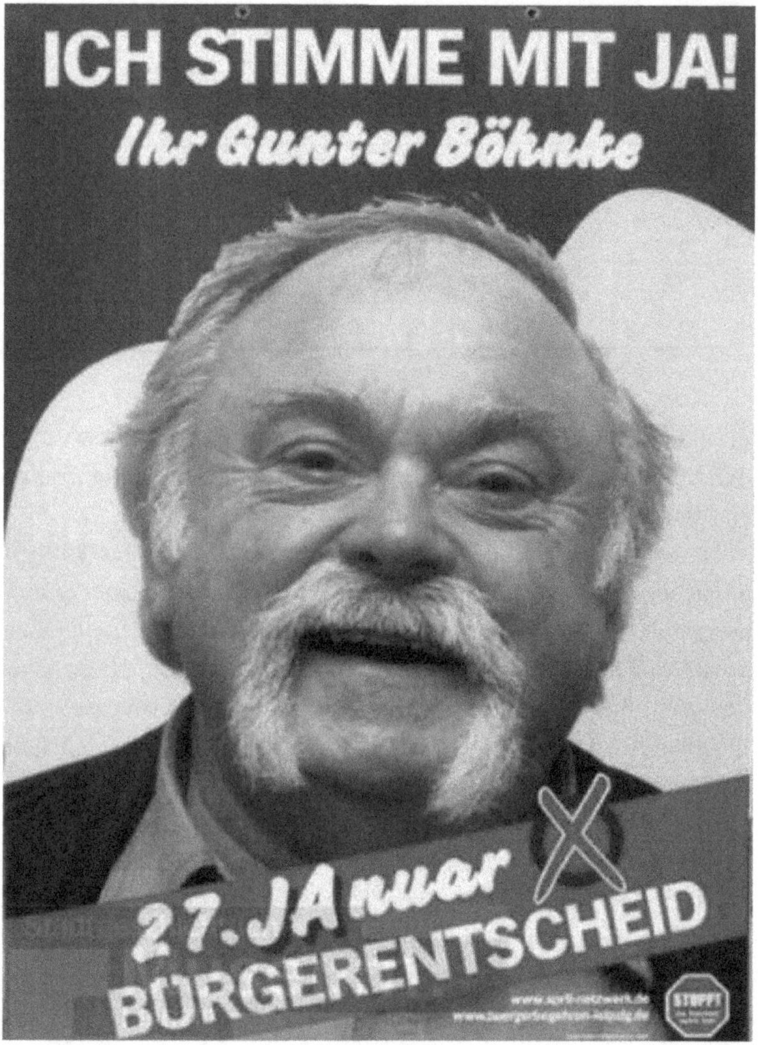
ICH STIMME MIT JA!
Ihr Gunter Böhnke
27. JAnuar
BÜRGERENTSCHEID

Tafelsilber

litik eine klare Richtungsvorgabe, wie sie künftig mit kommunalen Unternehmen umzugehen hat.« So funktioniert Demokratie.

Ich bin stolz darauf, dass ich mit meinem Gesicht für den Bürgerentscheid werben durfte. Auch wenn ich mir in jenen Wochen etwas zu oft in Leipzig entgegenblickte.

Poetenzuflucht im Poetenweg

In den nächsten Jahren werden in der Bundesrepublik bis zu 400 Milliarden Euro jährlich vererbt. Damit geht die Schere zwischen Armen und Reichen in unserer Republik weiter auseinander. Schon heute besitzen in unserem Lande zehn Prozent der Bevölkerung neunzig Prozent des Privateigentums.

Dass nicht jeder Erbe automatisch zum Scherenöffner werden muß, zeigt die *Stiftung Umverteilen!* Stiftung für eine solidarische Welt mit Sitz in Berlin. Der Erbe eines Pharmaunternehmens Dr. Gerhard Mann, Ulf Mann, gründete 1986 mit einem Stiftungskapital von 30 Millionen Deutsche Mark diese Stiftung. Sie fördert Internationalismus, kuturellen Austausch, Jugendarbeit, die Zusammenarbeit mit dem globalen Süden und Umweltschutz. Die Förderungen werden aus den Erträgen finanziert, die die Stiftung durch die Anlage ihres Vermögens erwirtschaftet. Dazu gehört auch der Ankauf von Grundstücken und Immobilien, um sie Projekten über Erbpachtverträge gegen einen entsprechenden Pachtzins zur Verfügung zu stellen.

Als wir unserer Übersetzerkollegin und Autorin Heike Brandt, die ehrenamtlich im Vorsitz der Stiftung arbeitet, von unserer Idee erzählten, in Leipzig ein Haus für verfolgte Schriftsteller*innen zu etablieren, fragte sie bei der Stiftung an, ob sie so ein Vorhaben unterstützen könnte. Wir wohnten in einer großen Stadtvilla aus dem Jahre 1918, die in der DDR von der Leipziger Wohnungsbaugesellschaft übernommen worden war und an die Alteigentümer zurückgegeben werden sollte. Die wollten das Haus naürlich so schnell wie möglich verkaufen. Die Villa war wie alle ähnlichen Objekte in einem traurigen Zustand und musste saniert werden.

Das Grundstück war etwa 2 000 Quadratmeter groß. Das Haus besaß 44 Zimmer, darunter Veranstaltungsräume, mehrere Balkone und eine Terrasse. Hinter der Villa lagen ein verwilderter Garten und zwei Garagen. Wir wohnten im Dachgeschoss, in der ehemaligen Dienstmädchenwohnung. Nach vorn blickten wir über die Straße – den Poetenweg – auf das Gohliser Schlösschen. Deshalb sollte das Haus für verfolgte Schriftsteller »Poetenzuflucht im Poetenweg« heißen.

Das Erdgeschoss sollte an eine kulturelle Institution vermietet werden. Damals hatte sich das Polnische Kulturinstitut dafür interessiert. Im ersten Stock sollten die Wohnungen für die Schriftsteller*innen sein. Und im Dachgeschoss wären wir gern wohnen geblieben. Wir hätten uns um die Dichter gekümmert und sie betreut.

Die *Stiftung Umverteilen!* hätte das Grundstück für circa 1,6 Millionen Deutsche Mark erworben, saniert und per Erbpacht an die Stadt Leipzig gegeben. Die Mieteinnahmen hätten sich auf etwa 100 000 Deutsche Mark pro Jahr belaufen. Die Stadt hätte sich mit 30 000 Deutschen Mark Erbbaupachtzins pro Jahr beteiligen müssen.

Wir stellten dem Kulturbürgermeister der Stadt Leipzig das Projekt vor. Er versprach, das Haus auf die Denkmalschutzliste stellen zu lassen und das Projekt im Kulturamt vorzustellen.

Nach geraumer Zeit erhielten wir auf Nachfrage die Auskunft, dass die Stadt das Projekt nicht unterstützen könne, da die anfallenden 30 000 Deutschen Mark von der Kommune nicht aufgebracht werden könnten. Und es wäre günstiger, wenn wir den Antrag auf Denkmalschutz für das Haus selbst stellen würden. Außerdem wäre die Wohnung für ein*e verfolgte Schriftsteller*in definitiv zu groß.

Immerhin hatten sich für das Projekt die Leipziger Messechefin Dr. Wohlfahrt, der Denkmalpfleger Dr. Hocquél, der Leipziger Dichter Dr. Karasholi, der Leipziger Maler Peter Sylvester und der Vorsitzende der »Freien Literaturgesellschaft« in Leipzig, Dr. Ebersbach, ausgesprochen.

Aber so ist das eben im Leben: Eine gute Idee allein nützt noch lange nichts, wenn es nicht gelingt, Verbündete für die Umsetzung zu finden.

Und jemanden, der die Idee nicht nur gut findet, sondern auch bereit ist, dafür etwas zu tun. Aber wahrscheinlich muss erst ein Leidensdruck entstehen, ehe der Mensch (und besonders der in einer Verwaltung) bereit ist, sich für die gute Idee zu engagieren. Schade!

Arno Amselhain

Wenn ich auch nie einen Spitznamen (außer »Hamlet« in der Fußballmannschaft) hatte, so wurde mir doch als Sänger in der Sächsischen Hitparade ein Künstlername zuteil, der in der Realität fußte. Ich ging als *Arno Amselhain* an den Start.

Der Name geht zurück auf meine Aktivitäten als Amselfreund. Ich habe jahrelang Amseln beobachtet, von der Eiablage bis zur Nestflucht der Jungen. Ich habe sie vor Übergriffen von Katzen geschützt. (Immer eine Batterie leerer Bierflaschen auf dem Fensterbrett zum Garten.) Ich habe nestflüchtende Junge abends wieder ins Nest gestopft. Dazu benutzte ich Gummihandschuhe, weil – so dachte ich – die Amseleltern die Jungen wegen des Menschengeruchs an ihren Federn nicht mehr füttern würden. Was natürlich Quatsch ist.

Meine Hauptbeschäftigung war durchaus anderer Natur. Sobald sich eine Amsel mit Grashalmen im Schnabel unserem Balkon näherte, wusste ich Bescheid: Hier wird ein Nest gebaut. Und so war es auch. In wenigen Tagen entstand das Nest in einem Blumenkasten. Kleine Zweige, trockene Grashalme, Federn und schließlich feuchte Erdklumpen ließen ein rundes Nest entstehen, in dem sich das Amselweibchen immer wieder drehte. Dann beguckte sie den Bau und nickte zufrieden. Sie legte jeden Tag ein Ei. Halb so groß wie ein Hühnerei und blaugrün gescheppert. Vier Eier lagen im Nest. Das Weibchen saß den ganzen Tag auf den Eiern und verließ nur zur Futtersuche gen Abend das Nest.

Nach zehn Tagen schlüpfte das erste Junge. Die anderen folgten im Zehn-Stunden-Abstand. Sie waren nackt, und die Augen lagen unter dunklen »Klappen« verborgen. Schnabel und Krallen waren schon gut ausgebildet. Sobald sich die Mutter dem Nest näherte, reckten die Jungen die Hälse, auf denen die Köpfe wie Sturmbälle im Wind hin und her schwankten. Dazu piepten sie lautstark. Die Regenwürmer oder Insekten wurden tief in den Schlund geschoben. War ein Junges satt, dann hörte es auf zu piepen. Aber wann kam das schon mal vor ... Die Amseleltern fütterten abwechselnd. Vom Morgengrauen bis in die Abenddämmerung. Für mich war die Zeit nach dem Schlüpfen der Jungen immer ziemlich anstrengend. Weil ich beim Beobachten der Vögel immer mal einnickte und weil ich nicht vergessen durfte, die Jungvögel jeden Tag zu messen und ihr Gewicht zu schätzen. Und alles fein säuberlich ins Amseltagebuch einzutragen. Immerhin verzehnfacht sich ihr Gewicht vom Schlüpfen bis zur Nestflucht. Interessant war, dass die Eltern beim Füttern auch gleich die Kotballen ihrer Kinder runterschluckten. So blieb das Nest sauber.

Dadurch, dass ich fast meine gesamte Freizeit vor dem Vogelnest zubrachte, erhöhte sich auch mein Gewicht! Außerdem musste ich beständig darauf achten, dass mein Kopf bei einer Schlafattacke nicht aufs Nest fiel und so das Füttern verhinderte. Die Jungen waren nach 14 Tagen flügge. Sie flatterten aus dem Nest. Richtig fliegen konnten sie noch nicht. Sie hockten auf unserem Balkon und wurden von den Eltern fleißig gefüttert. Nach drei Tagen war der Balkon »zugeschissen«. Leider handelte es sich nicht um Guano, den wir hätten verkaufen können.

Die jungen Amseln waren fast so groß wie ihre Eltern, bettelten aber immer noch um Futter. Nach einer Woche reichte es den Eltern. Sie reagierten nicht mehr auf das Betteln. Und siehe da: Die Jungen suchten sich selbst ihr Futter. Ich verstaute Lineal, Schreibblock und Kugelschreiber im Schreibtisch und wartete aufs nächste Frühjahr.

Ich habe auch schon mal versucht, fünf Amselküken das Leben zu retten. Ich hatte beobachtet, dass die Amseleltern sich beim Füttern beziehungsweise Nestwärmen exakt alle acht Stunden abwechselten. An einem Vormittag fiel mir auf, dass das Männchen ziellos im Garten herumhüpfte und die Jungen nicht fütterte. Vom Weibchen keine Spur. Ich ging in den Garten und fand das Weibchen tot auf dem Komposthaufen. Am Abend hatte ich einen Jungen aus unserem Haus mit dem Luftgewehr gesehen …

Das Nest befand sich hinter dem Fenstergitter eines Lagerhauses. Am Abend hatte das Weibchen noch gefüttert. Also wäre das Männchen längst mit Füttern wieder dran. Es machte aber keinerlei Anstalten, seinen Pflichten nachzukommen. Also nahm ich schweren Herzens das Nest mit in unsere Küche. Darin lagen fünf unterschiedlich entwickelte nackte Junge, ausgekühlt und bewegungslos. Ich stellte das Nest vor den Gasdurchlauferhitzer. Nach ein paar Minuten begannen die Amseljungen sich zu bewegen. Ich klopfte auf den Nestrand. Die Vögel reckten die Hälse und rissen die Schnäbel auf, die innen hellorange waren. Jetzt musste ich füttern. Vom Frühstück lag noch ein Käsebrot auf dem Tisch. Aber ich war nicht sicher, ob Amseln die Scheibe aus der Käserei Lehmann mochten. Auch hatte ich nie beobachtet, dass die Amseln Käsebrot gefüttert hätten. Ich wusste, anfangs bestand der Speiseplan der kleinen Amseln aus kleinen Regenwürmern oder – wenn es trocken war – Mücken und kleinen Spinnen. Die Mücken würden erst abends auftauchen und Spinnen gab es in unserer Küche keine. Regenwürmer würde ich im Komposthaufen finden. Aber ich durfte keine Zeit verlieren. Also rief ich in einer Zoo-Handlung an und schilderte meinen Fall. »Es handelt sich also um einen Notfall?« Die Stimme des Mannes wurde ganz sanft. »Und Sie sind sicher allein zu Haus? – Dann trinken Sie jetzt erst mal einen Schnaps. Am besten einen Magenbitter. Fühlen Sie sich besser? – Also, Sie müssen Mehlwürmer nehmen. Und einfach in die offenen Schnäbel reinstopfen.« Ich bedankte mich. Magenbitter hatten wir nicht. Und Mehlwürmer auch nicht. Sicherheitshalber schaute ich in allen Mehltüten nach. Kein einziger Wurm zu entdecken. Also lief ich schnell in den Garten hinaus. Am Fuß des

Komposthaufens hatten die Amseln kleine Regenwürmer gesucht. Und das machte ich jetzt auch. Genau wie die Vögel. Allerdings brauchte ich die Würmer nicht aufpicken. Ich sammelte sie auf eine Untertasse. Dann ging ich wieder in die Küche und legte die Würmchen auf ein Holzbrett, um sie zu zerschneiden. In schnabelgerechte Portionen. Mit einem kleinen Stöckchen schob ich die Wurmportionen in den Schlund – der Amseljungen. Dort befand sich eine Art Spatel, der das Futter abwärts in den Magen schob. Fünf aufgereckte Schnäbel musste ich versorgen. Da die Portionen klein waren, ging es ganz gut. Mehrmals holte ich Nachschub aus dem Garten. Nach einer halben Stunde bekamen die kleinen Amseln ein Art Schluckauf. Die Würmer waren ihnen nicht bekommen. Ich sagte ihnen, sie sollten die Luft anhalten. Aber der Schluckauf wurde noch schlimmer. Und mit einem tiefen Seufzer verstarb das dickste Amselkind. Die anderen folgten ihm bald. Am längsten lebte die allerkleinste Amsel. Das war eine kleine Tragödie. Das Futter war doch artgerecht … Aber vielleicht hätte ich es einspeicheln sollen. Am Nachmittag vergrub ich das Nest mit den Verstorbenen im Garten unter der großen Platane. Ein kleines Holzkreuz markierte den Fleck.

Selbst ein Arno Amselhain konnte die echten Amseleltern nicht ersetzen

Abgesang

So, das wars. Erstaunlich, wie schnell das Leben verrinnt. Je älter, desto schneller. Nein, das ist missverständlich. Das soll nicht heißen: Je älter man wird, desto schneller wird man. Das bedeutet: Je älter man wird, desto schneller vergehen die Jahre. Ist ja auch ganz logisch – es geht bergab, deshalb läuft das Leben immer schneller. Auch wenn die täglichen Abläufe in ihrer Verrichtung immer langsamer werden. Immer noch erstaunlich ist, wie lange ich brauche, bis ich einen eingehenden Brief öffne, ihn lese, ihn ablege (Zwischenablage!), ihn verlege, ihn suche (manchmal über Tage), ihn finde (das Adrenalin rauscht durch den Körper) – und ihn doch nicht beantworte. Das betrifft natürlich nicht die Autogrammpost. Oder eher selten. Also beantwortet wird sie schon …

In der DDR haben wir gelernt, dass es immer bergauf ging. Deshalb war es auch so belastend und schwierig. Nach 1990 war alles neu: vom Klopapier bis zur Verfassung. Unsere Brüder und Schwestern im Westen mussten sich nur die Null vor unseren Postleitzahlen merken. Das Einzige, was sich nicht geändert hat, ist meine Schlummersucht. Ob im Gewandhaus oder bei den Frühnachrichten im Fernsehen. Glücklicherweise breche ich beim Erzählen eines Witzes kurz vor der Pointe nicht zusammen. Bei starken Emotionen kann die Stimme schon mal versagen. Sie bricht dann nicht ab, sondern die Artikulation wirkt wie bei 2,8 Promille. Auch nicht direkt angenehm.

Aber sonst habe ich alles im Griff. Also im Handschuhfach. Modafinil. Genau gesagt: Vigil. Ein Muntermacher. Der das Herz hochschlagen lässt. Im wahrsten Sinne des Wortes. Die Welt erscheint im Sonnenlicht. So, als wäre eine dämpfende Gardine weggezogen worden. Alles wird sichtbar, alles ist frei.

Die überwältigende Realität mit all ihren Ängsten und Beschränkungen fügt sich ein in das tägliche Leben mit vertrauten Abläufen und den beruhigenden Ritualen vom Zähneputzen bis zum Schnürsenkel binden.

Mit ein wenig Demut und einer richtigen Portion Gottvertrauen kann das Leben ganz erträglich werden. Und möglicherweise ist die Zukunft gar nicht so schlimm. Wir müssen nur dran glauben.

Aus dem Neujahrs-Gebet eines alten Pfarrers aus dem Jahre 1864 aus Münster:

»Lieber Herr & Gott! Setz dem Überfluß Grenzen & laß die Grenzen überflüssig werden. Nimm den Ehefrauen das letzte Wort & erinnere die Männer an ihr erstes. Gib den Regierenden ein besseres Deutsch & den Deutschen eine bessere Regierung. Schenke uns und unseren Freunden mehr Wahrheit & der Wahrheit mehr Freunde. Bessere solche Beamte, die wohl tätig, die aber nicht wohltätig sind, & laß die rechtschaffend sind, auch Recht schaffen. Sorge dafür, dass wir alle in den Himmel kommen, aber wenn Du es willst, noch nicht gleich.«

Was mir (dienstlich) besonders gefiel

2011 rief mich Frau Pichele an und teilte mir mit, dass ihr die TV-Sendung »Komische Einheit« sehr gut gefallen habe. Besonders, dass ich am Schluss meine eigene Meinung frank und frei gesagt habe. »So was ist mir lieber, als wenn der Papst kommt.«

»The report we shot with you was a great success and of all the films we made in our East German Cities series, I can safely say it is our favourite.« Mark James, BBC 1997.

(Der Bericht, den wir mit Ihnen gedreht haben, war ein großer Erfolg, und ich kann sicher sagen, er gefiel uns am besten von allen Beiträgen, die wir in unserer Serie über Ostdeutschland gemacht haben.)

»Heute möchte ich gerne ein paar Zeilen an Sie schreiben und Ihnen Dank sagen für die Zeit, die ich bisher durch Sie und Ihre Fernsehauftritte in den letzten Jahrzehnten zusammen mit Ihrem Kollegen Bernd Lutz Lange erleben durfte.« (W. Haase)

»Nach der großen Veranstaltung und dem anschließenden Trubel des Rückbaus möchte ich es heute nicht versäumen, Ihnen und Ihren Musikern ein herzliches Dankeschön auszusprechen. Die Gäste waren begeistert trotz ihres kurzen Auftrittes und der vorangegangenen langen Reden. Noch am späten Abend hörte man Gäste lächelnd aus Ihrem Programm zitieren.« (S. Lorenz)

»Sehr geehrter Herr Lange, sehr geehrter Herr Böhnke, anlässlich Ihres letzten gemeinsamen Auftrittes im Akademixerkeller in Leipzig möchten wir, der Rotary Club Detmold-Blomberg, die Gelegenheit nutzen, Ihnen ein großes »Dankeschön« zu überbringen.

Sehr haben wir die insgesamt sieben Abende genossen, an denen Sie seit 1991 in unserer Region gastierten. Für viele von uns waren Ihre Auftritte mit dem Rainer-Vothel-Trio nicht nur Momente der ausgelassenen Unterhaltung; vielmehr stellten sie auch eine Möglichkeit dar, die – damals noch recht junge – deutsch/deutsche Völkerverständigung zu verbessern. Gerade die Augenblicke, in denen wir den ›östlichen‹ Spiegel vorgesetzt bekamen, reflektierten wir am stärksten.

Wir hoffen natürlich alle, daß Sie AUCH NACH VIERZIG Jahren gemeinsamer Arbeit nicht Ihren scharfen Blick hinter die Kulissen der Gesellschaft verlieren werden und uns auch in Zukunft als Besucher und auch als Freunde in Erinnerung behalten.«

»Mein lieber Gunter, ganz liebe Grüße zum neuen Jahr. Diese sind verbunden mit dem ganz, ganz herzlichen Dank für die wunderschöne Mitgestaltung des Silvesterprogramms. Es ist schon so, mein lieber Gunter, das war wirklich etwas Hochkarätiges. Wir sind uns sicher, daß wir nahezu 2 000 Zuschauer heiter und freudvoll in den Silvesterabend begleitet haben.

Dein Reinhard Kühn«

Vita Gunter Böhnke – Teil 2

1990	freier Kabarettist (Kleinunternehmer) Januar: Gastspiel mit Bernd-Lutz Lange und Pianist Andreas Peschel in der »Lach- und Schießgesellschaft« in München
1992	Großbritannien mit Tercel (Linkssteuerung!) über Waterloo, Dünkirchen.
bis 1993	Gastspiele in München, Düsseldorf, Hamburg, Stuttgart, Bremen, Hannover, Berlin …
bis 1998	Ausstrahlung aller Programme im DFF, später MDR, Sendungen in der ARD (»Nachschlag«), 3-sat, WDR, SR, SWR, BR; diverse MCs, CDs und Videos
1993	Gastspiel in den USA (St. Louis, Dallas und Los Angeles) mit Bernd-Lutz Lange und Pianist Rainer Vothel
1994	MDR: »Der Sachse von Kopf bis Fuß« (zwölf Folgen) ARD: »Nachschlag«, beides mit Bernd-Lutz Lange
1995	Gastspiel in Jerusalem, Tel Aviv und Haifa mit Bernd-Lutz Lange und Rainer Vothel, Ausflug nach Bethlehem und Jericho (unter palästinensischer Verwaltung) und ans Tote Meer
1995	Übersetzung aus dem Englischen ins Sächsische: »De wuhdsche Schdrahsse« von Keith Chesterton
1996	»Dürfen die denn das? 75 Jahre Kabarett in Leipzig.« Forum-Verlag, Leipzig – Mitautor BBC (Radio 3 & 4): The New Face of Germany

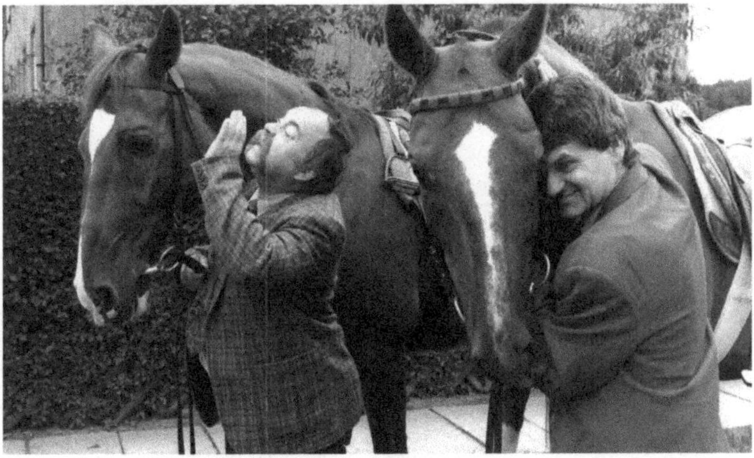

Der Pferdeflüsterer

1998 »Leute gibts« (sechs Folgen) – MDR
»Ein Sachse beschnarcht sich die Welt« Gustav Kiepenheuer Leipzig, 4. Auflage 2008 (Aufbau-Taschenbuch-Verlag)

1999 Gastspiel in Brüssel mit Bernd-Lutz Lange und Rainer Vothel in der Vertretung des Freistaates Sachsen (zwölf Mitarbeiter, davon zwei(!) Sachsen)
Bernd-Lutz macht ein halbes Jahr Pause:
»Abgefahren« (Soloprogramm) mit dem Rainer-Vothel-Trio
»Das Geheimnis des Bliemchengaffees« mit Angelika Wiedemann und Karsten Wolf
»Die alten Knacker vom NF«, Veranstaltung in der methodistischen Gemeinde mit ehemaligen Mitgliedern des Neuen Forum Leipzig

2000 »Leute gibts« (neun Folgen) MDR (vier ARD)

2001 »Jazz und Limericks« mit Stephan König, Thomas Moritz und Frank-Endrik Moll
Geburt der Enkeltochter Clara (Robert und Antje Böhnke)
erster Neuwagen: VW-Passat

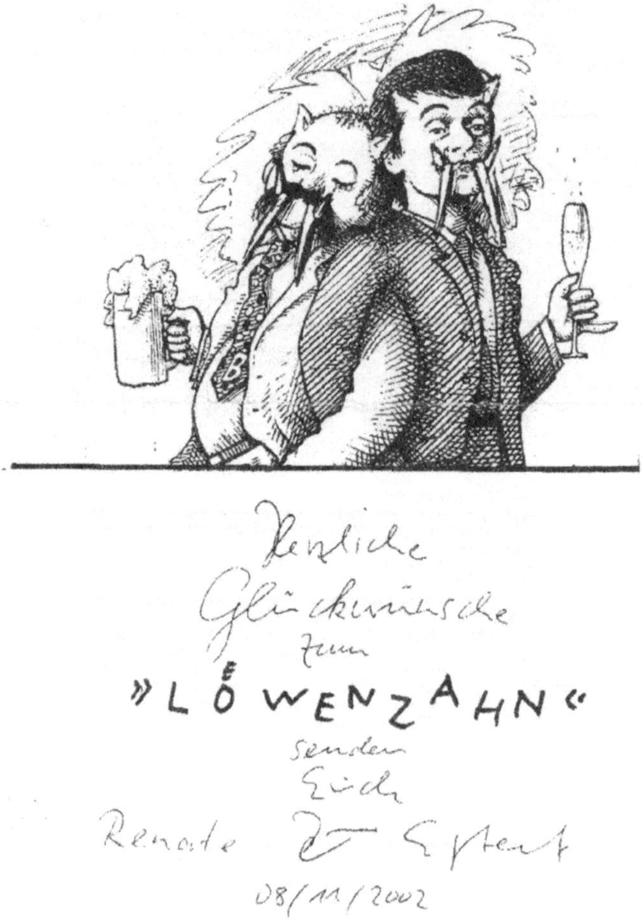
Herzliche
Glückwünsche
zum
»LÖWENZAHN«
senden
Euch
Renate Egbert
08/11/2002

Gratulation zum »Löwenzahn« von Egbert Herfurth

Programm ZWEIFEL LOS mit Bernd-Lutz Lange und dem Rainer-Vothel-Trio

Mit dem Floß unters Eis Kiepenheuer, Leipzig

2003 »gemeinsam sind wir schwächer« mit Barbara Trommer

MDR (bis 2005): »Käses Rundfahrt« mit Barbara Trommer (sieben Folgen) in Altenburg, Zwickau, Reit im Winkel, Lübeck, Goslar, Bamberg – und im Harz

2003 60. Geburtstag »vergessen« – auf Tour an der Ostsee!
»MDR trifft« in MDR-Kultur

2004 Abschiedsvorstellung mit Bernd-Lutz Lange (bis 2013 »Kaffeegespenst« mit Tom Pauls und BLL) auch im MDR
»Bis der Arzt kommt«, MDR. Vier Wochen Dreh in Bad Elster.
BBC – Mit Michael Palin (Monty Python) drei Stunden in Leipzig gedreht: »Osteuropa« – auch als Buch erschienen

2005 Kreta (1) mit unseren Freunden Ingrid und Frank

2006 »Immer aufs Böse« – ein heiteres Kabarettprogramm mit philosophischem Nachgeschmack mit Frank Sieckel
40 Jahre Kabarett. Schonzeit für Ideale, Hohenheim-Verlag, Stuttgart und Leipzig
Quer durch Leipzig mit dem Rad, Pro Leipzig (2. Auflage – Mitautor)
»Leere Töpfe, volle Bäuche« (»academixer«) mit Anke Geißler und Peter Treuner

2007 »Wenn der Kopf aber nun ein Loch hat« – Lauter Unsinn ganz leise mit der Gruppe STEPS (Thomas Moritz – b, Jörg Leistner – p, Frank-Endrik Moll – dr)

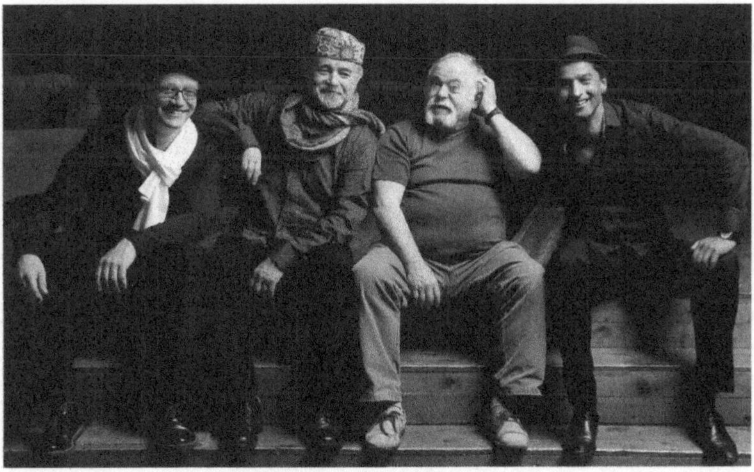

Säggs'sches Ginsdlorbluhd

2008 Shakespeare-Tagung in Wien

2009 Geburt der Enkelin Anna-Leska (Dietmar & Valeska Böhnke)
Der Sachse liebt das Reisen sehr (Aufbau-Verlag)
»Schwarz – rot – goldig« »academixer«-Programm
Schlagerrevue – 60 Jahre BRD

2012 *50 einfache Dinge, die sie über Leipzig wissen* sollten Westend-Verlag, Frankfurt am Main.
Der Sachsenradler 88 Touren mit Gunter Böhnke Pro Leipzig
Nuruddin Farah *Netze* S. Fischer. Übersetzung mit Reinhild
BBC TV – Stephen Fry (Gespräch: die Sprache der Diktatur) – nicht gesendet
Skatwandern (40 Jahre) auf La Gomera ohne mich

2015 2. Auflage *50 einfache Dinge*

2016 Schottland mit Robert und Clara

2017 Äolische Inseln mit *studiosus*
»Nibelungen« »academixer«

2019 März: 3. Auflage (neuer Titel): *Wo die schönen Mädchen auf den Bäumen wachsen*
August: Skatwandern Bayern: Wankspitze, Garmisch, Penzberg, Moorsee, Staffelsee, Wieskirche, Andechs
August: Ostsee-Gastspiel: Born, Ahrenshoop, Graal-Müritz, Wieck
September: Köthen – Neue Fruchtbringende Gesellschaft: Rede zur Deutschen Sprache
Oktober: »Fähre« in Halberstadt
Dezember: Haus des Buches: Moderation bei Volker Braun und Alain Lance

2020 Januar: Ein neues Kniegelenk im St.-Elisabeth-Krankenhaus Leipzig
15.2. Auto fahren möglich
11.6. academixer-Vorstellung (Ausweichspielstätte) »Säggs'sches Ginsdlorbluhd« (erste Vorstellung seit dem 14.3.)

Nachwort

Färdsch!